# 神经系统疾病康复护理

刘伟丽　刘宇佳　储　芳　主编

河南科学技术出版社

·郑州·

**图书在版编目（CIP）数据**

神经系统疾病康复护理 / 刘伟丽，刘宇佳，储芳主编. —郑州：河南科学技术
出版社，2023.9
ISBN 978-7-5725-1239-1

Ⅰ.①神…　Ⅱ.①刘…②刘…③储…　Ⅲ.①神经系统疾病—康复医学②神经
系统疾病—护理　Ⅳ.①R741.09②R473.74

中国国家版本馆CIP数据核字（2023）第134921号

出版发行：河南科学技术出版社
　　　　　地址：郑州市郑东新区祥盛街27号　　邮编：450016
　　　　　电话：（0371）65788613　65788629
　　　　　网址：www.hnstp.cn
责任编辑：马晓薇
责任校对：牛艳春
封面设计：中文天地
责任印制：张艳芳
印　　刷：河南文华印务有限公司
经　　销：全国新华书店
开　　本：720 mm×1 020 mm　1/16　　印张：20.75　　字数：350千字
版　　次：2023年9月第1版　　2023年9月第1次印刷
定　　价：78.00元

# 《神经系统疾病康复护理》
# 编写人员名单

主　编　刘伟丽　刘宇佳　储　芳

副主编　姚　欣　许平英　吴婉璐　王　蕾

　　　　果莹莹　刘翠翠　郭秀秀

编　委　（按姓氏笔画排序）

　　　　丁秋雨　王　欢　王媛媛　田　飞

　　　　刘　琦　杨　帆　陈　诚　赵泽露

# 前　言

随着社会老龄化以及疾病的慢性化趋势，在疾病谱中神经系统疾病的比重越来越突出。神经系统疾病具有"疾病与障碍共存"的特点，大多神经系统疾病会产生不同程度的肢体功能障碍以及继发的各种障碍，在病情稳定后，可通过康复治疗与护理的早期介入来预防相关并发症，缩短康复周期，有效提高患者预后。

本书编写从临床实际工作出发，突出神经系统疾病康复护理的专科性及实用性，内容结构层次清晰。

上篇为神经康复概述及常用评定量表，简述神经康复及护理的相关概念、护理内容及临床意义，讲解神经系统结构功能与疾病关系，介绍常用评定量表，为后面章节中各个疾病临床工作做铺垫。

中篇从"病"的角度出发，对常见的神经系统疾病进行分类，并对各个神经系统疾病分别从概述、病因、所引起的主要功能障碍、康复评定、康复治疗方案、康复护理措施和对患者康复指导等方面进行介绍，侧重临床康复护理的可操作性和实用性。

下篇从"神经康复治疗护理常规与护理技术"的角度出发，介绍了与神经康复密切相关的康复治疗护理常规，如物理治疗、作业治疗、手法治疗、注射治疗、中医传统疗法等；还介绍了临床常用康复护理技术，如轴线翻身技术、膀胱再训练技术、轮椅减压训练技术及辅助器具的使用指导等，注重实用性、可行性和可指导性。

　　本书旨在促进广大神经康复护理人员在临床工作中更好地掌握神经系统疾病的康复护理及延续护理。读者阅读后，可在短时间内对神经系统疾病康复护理有一个清晰的了解。本书末尾附参考文献，便于读者进一步学习并迅速查找某部分内容或某一概念。

　　本书参编人员是长期从事神经内科临床和研究工作的专业人员，具备丰富的理论知识和实践基础，全体参编人员高度的责任心、团结的协作精神和诚恳的工作态度有力地保障了本书的质量。由于专业发展和知识更新速度较快，书中涉及学科知识较多，参编人员的知识结构和康复护理经验有限，书中若有错误之处，恳请各位同行及广大读者批评指正，以便及时修订。

刘伟丽

2023 年 7 月

# 目 录
## CONTENTS

1

# 中篇　神经系统常见疾病康复护理

## 下篇　神经康复治疗护理常规与护理技术

# 神经康复概述及评定量表

# 第一章

# 绪 论

## 第一节 神经康复相关概述

### 一、神经系统疾病

神经系统疾病具有起病急、病情重、症状广泛而复杂的特点，是导致人类死亡和残疾的主要原因之一。随着社会和医学科学的发展，我国神经系统疾病谱也发生了相应的变化，帕金森病等老年变性病呈日益增多趋势；随着人们生活方式和环境的改变，脑血管疾病的发病趋于年轻化。近年来神经系统疾病诊断、治疗技术与康复护理有显著发展，但神经康复的发展仍然面临许多严峻的问题，比如如何落实卒中患者的早期康复干预以减少其致残率、提高其生活质量等。这些都给医学康复治疗及护理工作带来了新的挑战。

### 二、医学康复与神经康复

医学康复（medical rehabilitation）是利用医疗护理手段促进康复，包括医学领域使用的一切治疗、护理方法和康复所特有的医疗护理措施、功能训练等，在我国还要发挥传统医学的优势，将中药、针灸、推拿（按摩）、气功等康复技术合理地应用于康复治疗中。

神经康复（neurological rehabilitation）是研究由神经系统疾病所致的功能障碍，以及由此引起的并发症，如吞咽障碍、肩手综合征、下肢深静脉血栓形成的康复预防、康复评定和康复治疗；亦是研究非神经系统疾病所致的神经系统损伤，特别是中枢神经系统的损伤，以及如何恢复或提高已经丧失或减弱的神经系统功能，使患者即使存在某些不可逆的损伤，仍然尽可能提高其活动能力和社会参与能力的潜能。

### 三、康复护理与神经康复护理

康复护理（rehabilitation nursing）是护理学和康复医学结合所产生的一门专科护理技术，是指在康复计划的实施过程中，由护士配合康复医师和治疗师等康复专业人员，对康复对象进行基础护理和实施各种康复护理专门技术，以预防继发性残疾，减轻残疾的影响，达到最大限度的功能改善，促使其重返社会。

神经康复护理（nerve rehabilitation nursing）是康复护理十分重要的组成部分，与康复护理的目的一致，即减轻神经康复患者功能障碍的程度，尽可能促进或改善各方面的功能，预防或改善继发性的功能障碍，最大限度地提高或恢复其生活自理能力，使其重返家庭，回归社会，最终提高其生存质量。

### 四、神经康复护理内容

神经康复护理是为了适应神经康复治疗的需要，在康复护理学基础上结合神经康复学发展起来的一门专科康复护理技术，是康复护理一个重要的分支。因此，神经康复护理的内容既要体现康复护理的内涵，又要突出神经康复护理的特色。

1.**康复护理**　康复护理包括基础护理及康复护理技术两部分。

（1）基础护理：是康复护理的基础。因此，康复护理必须体现基础护理的内容。如对患者进行基础护理中的一般评估（如体温、脉搏、血压、压疮等）；观察患者的病情并做好相应的记录；执行康复医生开出的相关临床诊疗的医嘱（如完成各类检查、给予必要的药物治疗等）；完成基础护理中的健康教育（如合理饮食、出院后按时随诊）等。

（2）康复护理技术：包括两大类。一类是作为康复护士需要了解的、与康复密切相关的康复治疗技术，如物理治疗、作业治疗、言语治疗、康复工程、传统疗法等；一类是作为康复护士需要掌握的技术，如体位的摆放、呼吸训练与排痰、吞咽训练、肠道与膀胱护理、皮肤护理以及心理护理等。

2.**神经康复护理特色**

（1）预防神经系统疾病继发性功能障碍：继发性功能障碍是指患者病伤残后，由于没有得到康复治疗或适宜的康复护理导致的功能障碍。例如，脑卒中后患者由于体位摆放不正确导致偏瘫侧肢体的痉挛、足下垂等。适时介入神经康复护理,可以有效预防神经系统疾病后继发性功能障碍。

（2）协助实施神经康复治疗:有些适宜技术在医生或康复治疗师的指导下,康复护士可以积极协助或在监督下由患者完成。这些适宜技术包括:神经系统疾病患者的正确体位摆放、体位转移和肢体的主动训练、膀胱功能再训练、接受言语治疗患者的言语交流等。

（3）团队协作:神经内、外科医生,护士,康复治疗师,电生理技师组成了一个治疗团队,相互之间协调和合作是神经康复治疗及护理的可靠保障。

### 五、神经康复护理的临床意义

神经康复护理发挥着其他医疗活动无法替代的作用,是实现神经康复总体计划的重要组成部分,并且贯穿于神经康复的整个过程。神经康复护理特别是在维持患者生命、保障患者健康、促进与提高其生活自理能力方面,在患者重返家庭、重返社会的过程中起着重要的作用。

## 第二节 神经系统结构功能与疾病关系

神经系统（nervous system）是人体最精细、结构和功能最复杂的系统,按解剖结构分为中枢神经系统（脑、脊髓）和周围神经系统（脑神经、脊神经、内脏神经）,按其功能又分为躯体神经系统和自主神经系统。神经系统疾病是指神经系统与骨骼肌由于血管病变、感染、变性、肿瘤、遗传、中毒、免疫障碍、先天发育异常、营养缺陷和代谢障碍等所致的疾病。神经系统疾病的主要临床表现为运动、感觉和反射障碍,如病变累及大脑时,常常出现意识障碍与精神症状。

### 一、周围神经系统

1. **脑神经** 脑神经共有 12 对,采用罗马数字命名。除第Ⅰ、Ⅱ对脑神经进入大脑外,其他 10 对脑神经均与脑干互相联系（图 1-2-1）。脑神经的主要解剖及生理功能见表 1-2-1。

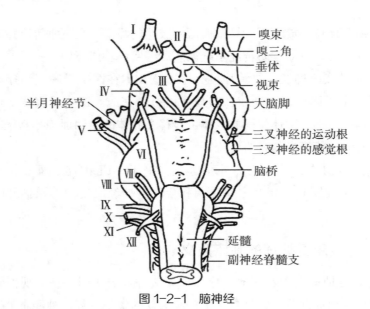

图 1-2-1　脑神经

Ⅰ.嗅神经；Ⅱ.视神经；Ⅲ.动眼神经；Ⅳ.滑车神经；Ⅴ.三叉神经；Ⅵ.展神经；Ⅶ.面神经；Ⅷ.前庭蜗神经；Ⅸ.舌咽神经；Ⅹ.迷走神经；Ⅺ.副神经；Ⅻ.舌下神经

表 1-2-1　脑神经的主要解剖及生理功能

| 脑神经 | 性质 | 进出颅部位 | 连接脑部位 | 功能 |
| --- | --- | --- | --- | --- |
| 嗅神经（Ⅰ） | 感受性 | 筛孔 | 端脑 | 传导嗅觉 |
| 视神经（Ⅱ） | 感受性 | 视神经孔 | 间脑 | 传导视觉 |
| 动眼神经（Ⅲ） | 运动性 | 眶上裂 | 中脑 | 支配上睑提肌、上直肌、下直肌、内直肌、下斜肌 |
| 滑车神经（Ⅳ） | 运动性 | 眶上裂 | 中脑 | 支配上斜肌 |
| 三叉神经（Ⅴ） | 混合性 | 眶上裂（眼支）圆孔（上颌支）卵圆孔（下颌支） | 脑桥 | 传导面部、鼻腔及口腔黏膜感觉，支配咀嚼肌 |
| 展神经（Ⅵ） | 运动性 | 眶上裂 | 脑桥 | 支配外直肌 |
| 面神经（Ⅶ） | 混合性 | 内耳门 – 茎乳孔 | 脑桥 | 支配面部表情肌、泪腺、唾液腺，传导舌前 2/3 的味觉及内耳、外耳道感觉 |
| 前庭蜗神经（Ⅷ） | 感受性 | 内耳门 | 脑桥 | 传导听觉及平衡觉 |
| 舌咽神经（Ⅸ） | 混合性 | 颈静脉孔 | 延髓 | 传导舌后 1/3 味觉及咽部感觉，支配咽肌、腮腺 |
| 迷走神经（Ⅹ） | 混合性 | 颈静脉孔 | 延髓 | 支配咽喉肌和胸腹内脏运动 |
| 副神经（Ⅺ） | 运动性 | 颈静脉孔 | 延髓 | 支配胸锁乳突肌和斜方肌 |
| 舌下神经（Ⅻ） | 运动性 | 舌下神经管 | 延髓 | 支配舌肌 |

（1）嗅神经：嗅神经的主要功能为传导嗅觉。一侧中枢病变不出现嗅觉丧失，但可有嗅幻觉发作，患者常发作性地嗅到臭鸡蛋、烧胶皮等特殊气味，见于颞叶癫痫的先兆期或颞叶海马附近的肿瘤。双侧嗅觉减退或缺失，见于鼻炎、鼻部肿物及外伤等。

（2）视神经：视神经的主要功能为传导视觉。视觉通路的不同部位受损可出现不同程度的视觉障碍和视野缺损。如视神经本身病变、受压迫或颅内高压引起的视神经损害导致同侧视力下降或全盲；垂体瘤、颅咽管瘤压迫视交叉可引起视野缺损、双眼颞侧偏盲或全盲；枕叶视中枢刺激性损害可使对侧视野出现闪光型幻视等。多发性硬化及变性疾病可导致视神经萎缩而出现视力减退、对光反射减弱或消失。

（3）动眼神经：动眼神经的主要功能为上提眼睑，使眼球向上、下、内运动，收缩瞳孔括约肌。动眼神经完全损害时表现为眼外斜视、上睑下垂、瞳孔对光反射消失及瞳孔散大等，常见于颅内动脉瘤、结核性脑膜炎、颅底肿瘤等。

（4）滑车神经：滑车神经的主要功能是调节眼球运动。受损时表现为眼球向外下方活动受限，下视时出现复视。

（5）三叉神经：主要功能是支配颜面部感觉和咀嚼运动。三叉神经周围性损害时刺激性症状主要表现为三叉神经痛；破坏性症状主要表现为三叉神经分布区域痛、温、触觉减弱或消失，咀嚼肌麻痹、张口时下颌向患侧偏斜，多见于颅中窝脑膜瘤、鼻咽癌颅底转移及三叉神经节带状疱疹病毒感染等。三叉神经核性损害可表现为同侧面部洋葱皮样分离性感觉障碍、咀嚼肌无力或瘫痪，常见于延髓空洞症、延髓背外侧综合征及脑干肿瘤等。

（6）展神经：主要功能是支配眼球运动。展神经损伤可产生眼内斜视、外展运动受限，伴有复视，常见于鼻咽癌颅内转移、脑桥小脑脚肿瘤或糖尿病等。

（7）面神经：主管面部的表情运动、味觉和腺体（泪腺和唾液腺）的分泌，以及内耳、外耳道等处的皮肤感觉。面神经损伤根据不同部位分为中枢性和周围性，下运动神经元损伤导致周围性面神经麻痹，临床表现为病灶同侧面肌瘫痪，上运动神经元损伤导致中枢性面神经麻痹，仅表现为病灶对侧下面部表情肌瘫痪。

（8）前庭蜗神经：分为蜗神经与前庭神经。蜗神经的主要功能为传导听觉，蜗神经损伤时主要表现为听力障碍和耳鸣。前庭神经的功能为反射性调节机体的平衡与机体对各种加速度的反应，前庭神经损害可表现为眩晕、眼球震颤及平衡障碍。

（9）舌咽神经：主要功能是主管味觉、唾液的分泌、吞咽及呕吐反射。舌咽神经损伤可出现咽部感觉减退或丧失、咽反射消失、舌后 1/3 味觉丧失和咽肌轻度瘫痪。

（10）迷走神经：主要功能是主管咽部的感觉和运动，调节内脏活动以及与呕吐的反射活动有关。迷走神经麻痹时可表现为发音困难、声音嘶哑、呛咳、吞咽障碍、咳嗽无力、心动过速及内脏活动障碍等。

舌咽、迷走神经彼此相邻，常同时受损，表现为声音嘶哑、吞咽困难、饮水呛咳及咽反射消失，称延髓麻痹或真性延髓麻痹。一侧损伤时出现患侧咽部感觉缺失，咽反射消失，见于吉兰－巴雷综合征等。双侧皮质延髓束损害时才出现构音障碍和吞咽困难，常见于两侧大脑半球的血管病变。

（11）副神经：主要功能是支配头部转动和举肩运动。一侧副神经损伤可表现为同侧胸锁乳突肌瘫痪（头无力转向对侧）和斜方肌瘫痪（肩下垂、抬肩无力）；双侧副神经损害表现为双侧胸锁乳突肌无力，头不能前屈，直立困难，多呈后仰位，仰卧位时不能抬头。

（12）舌下神经：主要功能是支配舌肌运动。一侧舌下神经核上性病变时，伸舌偏向病灶对侧，无舌肌萎缩及肌束颤动，称中枢性舌下神经麻痹，常见于脑血管病等。舌下神经及核性病变时表现为患侧舌肌瘫痪，伸舌偏向患侧；若双侧病变则伸舌受限或不能，同时可伴有舌肌萎缩和肌束颤动，见于肌萎缩侧索硬化或延髓空洞症等。

2. **脊神经**　脊神经是与脊髓相连的周围神经，共有 31 对，其中颈神经 8 对，胸神经 12 对，腰神经 5 对，骶神经 5 对，尾神经 1 对。

脊神经病变的临床表现是感觉、运动、反射和自主神经功能障碍，其部位和范围随受损神经的分布而异。如前根损害表现为支配节段下运动神经元性瘫痪，不伴有感觉障碍；后根损害则出现呈节段分布的感觉障碍，常有剧烈疼痛；神经丛和神经干损害为分布区的感觉障碍，常伴有疼痛、下运动神经元性瘫痪和自主神经功能障碍；神经末梢损害为四肢远端对称分布的手套－袜套样感觉障碍，常伴运动和自主神经功能障碍等。

## 二、中枢神经系统

中枢神经系统由脑和脊髓组成。脑又分为大脑、间脑、脑干和小脑（图1-2-2）。

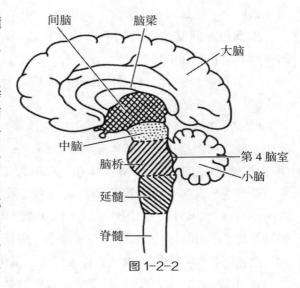

图1-2-2

1. **大脑** 由大脑半球、基底核和侧脑室组成。大脑表面为大脑皮质所覆盖，皮质表面有脑沟和脑回，大脑半球分为额叶、颞叶、顶叶、枕叶、岛叶和边缘系统。大脑皮质各部分在整体功能的基础上有其独特的生理作用。以下叙述大脑半球各脑叶以及内囊和基底核受损的局部症状。

（1）额叶：是大脑发育中最高级的部分，有4个主要的脑回，即中央前回、额上回、额中回和额下回。额叶受损时主要引起随意运动、言语、颅神经、自主神经功能及精神活动等方面的功能障碍。

（2）顶叶：受损时主要导致各种感觉、知觉、空间关系等方面的障碍。顶叶的感觉联合区域可进行多种感觉信息与言语的整合，该部分受损会导致书写、阅读障碍等。

（3）颞叶：受损后主要引起听觉、语言、记忆以及精神活动障碍。临床上主要以大脑中动脉病变常见。颞叶受损后可出现不同类型的失语症表现。

（4）枕叶：枕叶损害主要出现视觉障碍、记忆缺陷和运动知觉障碍等。主要表现为视物模糊、偏盲、视野缺损及失明等，可伴有共济运动障碍。

（5）岛叶：岛叶损害多引起内脏运动和感觉的障碍。

（6）边缘系统：包括边缘叶、杏仁核、丘脑前核、乳头体核以及丘脑下部等，损害时出现情绪变化、记忆力丧失、幻觉、行为异常等精神障碍和内脏活动障碍。

（7）内囊：完全损害，病灶对侧可出现偏瘫、偏身感觉障碍及偏盲，称为三偏综合征，见于脑出血及脑梗死。

（8）基底神经节：是锥体外系统的中继站，它与大脑皮质及小脑协同调节随意运动、肌张力和姿势反射，也参与复杂行为的调节。

2. **间脑**　间脑位于大脑半球与中脑之间，是脑干与大脑半球的连接站。间脑可分为丘脑和下丘脑。

（1）丘脑受损时出现对侧偏身各种感觉消失或减退，刺激性病灶引起偏身疼痛，称为丘脑性疼痛。

（2）下丘脑损伤的表现：①中枢性尿崩症，表现为多饮、烦渴、多尿、尿比重低、尿渗透压低。②体温调节障碍，表现为中枢性高热和不能忍受温暖的环境、体温过低等。③摄食异常，表现为食欲亢进、过度肥胖或厌食、拒食、消瘦等。④睡眠 - 觉醒障碍，表现为失眠、过度睡眠，甚至嗜睡或昏迷。⑤生殖与性功能障碍，出现性早熟、性功能障碍等，可伴行为异常。⑥自主神经功能障碍，出现血压不稳、心率改变、多汗、腺体分泌障碍与胃肠功能失调，严重者发生应激性溃疡，临床表现为上消化道出血。

3. **小脑**　其功能为调节肌张力、维持身体平衡，控制姿势步态和协调随意运动。小脑病变主要症状为共济失调，多见于小脑肿瘤、脑血管病、遗传变性疾病等。

4. **脑干**　脑干损伤会导致：①交叉性瘫痪，病变同侧脑神经的周围性麻痹、对侧肢体中枢性瘫痪和偏身感觉障碍。②意识障碍，昏迷不醒。③去大脑僵直，出现伸肌紧张亢进的角弓反张状态。④定位体征，两侧瞳孔极度缩小呈针尖样、两眼球同侧偏斜提示脑桥损伤；循环、呼吸功能严重障碍提示延髓损伤。

5. **脊髓**　各种原因引起的脊髓结构、功能的损害，会造成运动、感觉、自主神经功能障碍。颈脊髓损伤造成上肢、躯干、下肢及盆腔脏器的功能损害时称四肢瘫；胸段以下脊髓损伤造成躯干、下肢及盆腔脏器功能障碍而未累及上肢时称截瘫。

# 第二章

# 神经系统疾病常见功能障碍评定及相关评定量表

## 第一节　神经系统疾病的康复评定

神经系统疾病康复评定是神经康复的重要内容和前提，它对康复治疗目标和康复治疗效果起着判定作用，且有利于其预后的测评。原则上，在疾病的早期就应进行康复评定，之后还应定期评定。现有神经康复评定涉及的内容较多，常用的评定方法如下。

1. **脑损害严重程度评定**　常用格拉斯哥昏迷量表（Glasgow coma scale，GCS）和脑卒中临床神经功能缺损程度评分标准来进行。

2. **运动功能评定**　神经运动功能评定包括肌力、关节活动度、肌张力、痉挛、步态分析、平衡功能等，常用的方法有 Brunnstrom 偏瘫运动功能评价表、Fugl-Meyer 运动功能评分表等，可根据临床需要选用。

3. **肌张力评定**　上肢运动神经损伤出现痉挛性瘫痪，痉挛造成严重的运动功能障碍，临床常需要进行评定，现以改良 Ashworth 肌张力评定量表应用较广泛。

4. **日常生活活动能力评定**　日常生活活动（activity of daily living，ADL）能力评估常用改良 Barthel 指数量表（modified Barthel index，BI）、快速残疾评估量表（rapid disability rating scale，RDRS）和日常生活活动能力评定量表（ADL 评定量表），生活质量评估常采用世界卫生组织生存质量测定量表简表（WHOQOL-BRER 量表）、简明调查问卷 -36 项（SF-36）以及生活满意度量表（satisfaction with life scale，SWLS）。

5. **感知觉功能评定**　感觉是人脑对直接作用于感受器官的客观事物个别

属性的反映，个别属性包括大小、形状、颜色、硬度、温度、味道、声音等。感觉功能评定可分为浅感觉检查、深感觉检查、复合感觉检查。

**6. 语言功能评定** 失语症多采用波士顿诊断性失语检查法（Boston diagnostic aphasia examination，BDAE）中的失语症严重程度分级标准评定。

**7. 言语障碍评定** 构音障碍评估多采用我国修订的中文版 Frenchay 评定法。

**8. 吞咽障碍评定** 临床筛查常用吞咽障碍筛查项目列表、进食评估问卷调查工具（EAT-10），以及洼田饮水试验。饮水后无呛咳或语言清晰度可预测吞咽障碍是否存在。

**9. 认知障碍评定** 认知是脑的高级功能活动，是获取和理解信息，进行判断和决策的过程，包括注意、记忆、学习、思维、执行功能等。常用的评定方法有简易精神状态检查量表（mini-mental state examination，MMSE）、神经行为认知状态测试（neurobehavioral cognitive status examination，NCSE）等。

**10. 心理评定** 常用的方法有汉密尔顿抑郁评定量表、Zung 抑郁自评量表等。

**11. 营养风险筛查评定** 常用的方法有营养风险筛查评分表（nutritional risk screening，NRS 2002）。

## 第二节　格拉斯哥昏迷量表

格拉斯哥昏迷量表（Glasgow coma scale，GCS）见表 2-2-1。

表 2-2-1　格拉斯哥昏迷量表（GCS）

| 睁眼反应 | 计分 | 言语反应 | 计分 | 非偏瘫侧运动反应 | 计分 |
|---|---|---|---|---|---|
| 自动睁眼 | 4 | 回答正确 | 5 | 按吩咐动作 | 6 |
| 呼唤睁眼 | 3 | 回答错误 | 4 | 刺痛能定位 | 5 |
| 刺痛睁眼 | 2 | 乱说乱讲 | 3 | 刺痛能躲避 | 4 |
| 不能睁眼 | 1 | 只能发音 | 2 | 刺痛肢体屈曲 | 3 |
| | | 不能言语 | 1 | 刺痛肢体过伸 | 2 |
| | | | | 不能运动 | 1 |

注：格拉斯哥昏迷量表包括睁眼、言语和运动反应 3 个项目，应用时，应分别测 3 个项目并计分，再将各个项目的分值相加求其总和，即可得到患者意识障碍的客观评分。GCS 量表总分 3~15 分，8 分以下为昏迷；3~5 分为特重型损伤，预后差；6~8 分为严重损伤；9~12 分为中度损伤；13~15 分为轻度损伤，预后良好。应用 GCS 评估病情反应时，必须以最佳反应计分。该评分方法操作简单，临床广泛应用。

# 第三节　美国国立卫生研究院卒中量表（NIHSS）

美国国立卫生研究院卒中量表（National Institute of Health Stroke Scale, NIHSS）见表 2-3-1。

表 2-3-1　美国国立卫生研究院卒中量表（NIHSS）

| 项目 | 得分 | 项目 | 得分 |
|---|---|---|---|
| 1. 意识与定向力 | | 6. 下肢的运动（下肢抬高 30°，常常在卧位评测下肢是否在 5 秒内落下） | |
| ①意识水平 | | | |
| 清醒 | 0 | 保持 5 秒 | 0 |
| 嗜睡 | 1 | 不到 5 秒 | 1 |
| 昏睡 | 2 | 不能抗重力 | 2 |
| 昏迷 | 3 | 直接落下 | 3 |
| | | 截肢或关节融合 | 9 |
| ②定向力问题（现在的月份和患者的年龄。回答必须正确，接近的答案不得分） | | 7. 肢体共济失调（指鼻试验和跟膝胫试验） | |
| | | 无 | 0 |
| 两个问题均回答正确 | 0 | 上肢或下肢共济失调 | 1 |
| 一个问题回答正确 | 1 | 上下肢体均共济失调 | 2 |
| 两个问题均回答不正确 | 2 | 截肢或关节融合 | 9 |
| ③定向力命令（睁眼闭眼，健侧手握拳与张开） | | 8. 感觉 | |
| | | 正常 | 0 |
| 两个任务均执行正确 | 0 | 部分缺失 | 1 |
| 一个任务执行正确 | 1 | 明显缺失 | 2 |
| 两个任务均执行不正确 | 2 | | |
| 2. 凝视功能（只评测水平凝视功能） | | 9. 忽视 | |
| 正常 | 0 | 没有忽视 | 0 |
| 部分凝视麻痹 | 1 | 存在一种类型的忽视 | 1 |
| 完全性凝视麻痹 | 2 | 存在一种以上类型的忽视 | 2 |
| 3. 视野 | | 10. 语言 | |
| 没有视野缺失 | 0 | 没有失语 | 0 |
| 部分偏盲 | 1 | 轻中度失语 | 1 |
| 完全偏盲 | 2 | 重度失语 | 2 |
| 双侧偏盲 | 3 | 完全性失语 | 3 |
| 4. 面瘫 | | 11. 构音障碍 | |
| 正常 | 0 | 无 | 0 |
| 轻度瘫痪 | 1 | 轻度至中度障碍 | 1 |
| 部分瘫痪 | 2 | 重度障碍 | 2 |
| 完全性瘫痪 | 3 | | |

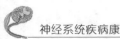 

续表

| 项目 | 得分 | 项目 | 得分 |
|---|---|---|---|
| 5.上肢的运动（如果坐位，上肢前屈90°，手掌向下，如果卧位，上肢前屈45°，观察上肢是否在10秒前落下） | | | |
| 保持10秒 | 0 | | |
| 不到10秒 | 1 | | |
| 不能抗重力 | 2 | | |
| 直接落下 | 3 | | |
| 截肢或关节融合 | 9 | | |

注：美国国立卫生研究院卒中量表是国际上公认的、使用频率最高的脑卒中评定量表，有11项检测内容，得分低说明神经功能损害程度重，得分高说明神经功能损害程度轻。

# 第四节  MRC 肌力分级标准

英国医学研究委员会（Medical Research Council，MRC）肌力分级标准见表2-4-1。

表2-4-1  MRC 肌力分级标准

| 分级 | 评级标准 |
|---|---|
| 0 | 无可测知的肌肉收缩 |
| 1 | 可触及或可观察到肌肉有收缩，但无关节运动 |
| 1+ | 可触及或可观察到肌肉有强力收缩，或去除肢体重力的影响，关节能活动到最大活动范围的50%以下 |
| 2– | 去除肢体重力的影响，关节能活动到最大活动范围的50%以上，但不能达到最大活动范围 |
| 2 | 去除肢体重力的影响，关节能活动到最大活动范围 |
| 2+ | 抗肢体本身重力，关节能活动到最大活动范围的50%以下 |
| 3– | 抗肢体本身重力，关节能活动到最大活动范围的50%以上，但不能达到最大活动范围 |
| 3 | 抗肢体本身重力，关节能活动到最大活动范围，但不能抗任何阻力 |
| 3+ | 可抗轻度阻力，关节能活动到最大活动范围的50%以下 |
| 4– | 能抗中等阻力，关节能活动到最大活动范围的50%以上，但不能达到最大活动范围 |
| 4 | 能抗中等阻力，关节能活动到最大活动范围 |
| 4+ | 能抗充分阻力，关节能活动到最大活动范围的50%以下 |
| 5– | 能抗充分阻力，关节能活动到最大活动范围的50%以上，但不能达到最大活动范围 |
| 5 | 能抗充分阻力，关节能活动到最大活动范围 |

注：肌力评估是测定受试者在主动运动时肌肉或肌群产生的最大收缩力量，是评估神经、肌肉功能状态的一种检查方法，也是评估神经、肌肉损害程度和范围的一种重要手段。

## 第五节　改良 Ashworth 肌张力评定量表

改良 Ashworth 肌张力评定量表（modified Ashworth scale，MAS）见表 2-5-1。

表 2-5-1　改良 Ashworth 肌张力评定量表

| 分级 | 肌张力 | 评级标准 |
|---|---|---|
| 0 | 软瘫 | 被动活动肢体无反应 |
| 1 | 低张力 | 被动活动肢体反应减弱 |
| 2 | 正常 | 被动活动肢体反应正常 |
| 3 | 轻、中度增高 | 被动活动肢体有阻力反应 |
| 4 | 重度增高 | 被动活动肢体有持续性阻力反应 |

注：肌张力是指肌肉组织在静息状态下的一种不随意的、持续的、微小的收缩，即在做被动运动时所显示的肌肉紧张度。正常的肌张力能够维持主动肌和拮抗肌的平衡运动，使关节有序固定，肢体保持一定的姿势，有利于肢体协调运动，是一种定量评估方法，检查者根据被动活动肢体时所感觉到的肢体反应或阻力将其分为 0~4 级。

## 第六节　Brunnstrom 偏瘫运动功能评价表

Brunnstrom 偏瘫运动功能评价表见表 2-6-1。

表 2-6-1　Brunnstrom 偏瘫运动功能评价表

| | 运动特点 | 上肢 | 手 | 下肢 |
|---|---|---|---|---|
| 1 级 | 无随意运动 | 弛缓，无随意运动 | 弛缓，无随意运动 | 弛缓，无随意运动 |
| 2 级 | 引出联合反应 | 开始出现共同运动或其成分不一定引起关节运动 | 无主动手指屈曲 | 最小限度的随意运动开始出现共同运动或其成分 |
| 3 级 | 随意出现的共同运动 | 痉挛加剧，可随意引起共同运动，并有一定的关节运动 | 能全指屈曲，钩状抓握，但不能伸展，有时可由反向引起伸展 | 1. 随意引起共同运动或其成分<br>2. 坐位和立位时髋、膝、踝可屈曲 |

续表

|  | 运动特点 | 上肢 | 手 | 下肢 |
|---|---|---|---|---|
| 4级 | 共同运动模式被打破，开始出现分离运动 | 痉挛开始减弱，出现一些脱离共同运动模式的运动：<br>1. 手能置于腰后部<br>2. 上肢前屈90°（肘伸展）<br>3. 屈肘90°，前臂能旋前、旋后 | 能侧方抓握及拇指带动松开，手指能伴随着进行小范围的伸展 | 开始脱离共同运动的运动：<br>1. 坐位，足跟触地，踝能背屈<br>2. 坐位，足可向后滑动，使屈膝＞90° |
| 5级 | 肌张力逐渐恢复，有分离精细运动 | 痉挛减弱，基本脱离共同运动，出现分离运动：<br>1. 上肢外展90°（肘伸展，前臂旋前）<br>2. 上肢前平举及上举过头（肘伸展）<br>3. 肘伸展位，前臂能旋前、旋后 | 1. 用手掌抓握，能握圆柱状及球形物，但不熟练<br>2. 能随意全指伸开，但范围大小不等 | 从共同运动到分离运动：<br>1. 立位，髋伸展位能屈膝<br>2. 立位，膝伸直，足稍后前踏出，踝能背屈 |
| 6级 | 运动接近正常水平 | 痉挛基本消失，协调运动正常或接近正常 | 1. 能进行各种抓握<br>2. 全范围地伸指<br>3. 可进行单个指活动，但比健侧稍差 | 协调运动大致正常：<br>1. 立位，髋能外展超过骨盆上提的范围<br>2. 坐位，髋可交替地内、外旋，并伴有踝内、外翻 |

注：Brunnstrom 评定法是一种常用于脑卒中神经系统损伤患者偏瘫肢体运动功能的评定方法，是一种定性或半定量的评估方法。根据脑卒中恢复过程中的变化，将手、上肢及下肢运动功能分为 6 个阶段或等级。应用 Brunnstrom 评定法，能精细观察肢体完全瘫痪之后，先出现共同运动，以后又分解成单独运动的恢复过程。

# 第七节　简化 Fugl-Meyer 运动功能评分法

简化 Fugl-Meyer 运动功能评分法见表 2-7-1。

表 2-7-1　简化 Fugl-Meyer 运动功能评分法

| 评估内容 / 评分 | 0分 | 1分 | 2分 |
|---|---|---|---|
| Ⅰ. 上肢（共33项，各项最高分为2分，共66分） | | | |
| 坐位与仰卧位 | | | |
| 1. 有无反射活动 | | | |
| （1）肱二头肌 | 不能引起反射活动 | | 能引起反射活动 |
| （2）肱三头肌 | 不能引起反射活动 | | 能引起反射活动 |
| 2. 屈肌协同运动 | | | |
| （3）肩上提 | 完全不能进行 | 部分完成 | 无停顿地充分完成 |
| （4）肩后缩 | 完全不能进行 | 部分完成 | 无停顿地充分完成 |
| （5）肩外展 ≥ 90° | 完全不能进行 | 部分完成 | 无停顿地充分完成 |
| （6）肩外旋 | 完全不能进行 | 部分完成 | 无停顿地充分完成 |
| （7）肘屈曲 | 完全不能进行 | 部分完成 | 无停顿地充分完成 |
| （8）前臂旋后 | 完全不能进行 | 部分完成 | 无停顿地充分完成 |
| 3. 伸肌协同运动 | | | |
| （9）肩内收、内旋 | 完全不能进行 | 部分完成 | 无停顿地充分完成 |
| （10）肘伸展 | 完全不能进行 | 部分完成 | 无停顿地充分完成 |
| （11）前臂旋前 | 完全不能进行 | 部分完成 | 无停顿地充分完成 |
| 4. 伴有协同运动的活动 | | | |
| （12）手触腰椎 | 没有明显活动 | 手仅可向后越过髂前上棘 | 能顺利进行 |
| （13）肩关节屈曲90°，肘关节伸直 | 开始时手臂立即外展或肘关节屈曲 | 在接近规定位置时肩关节外展或肘关节屈曲 | 能顺利充分完成 |
| （14）肩0°，肘屈 | 不能屈肘或前臂不能旋前 | 肩、肘位正确，基本上能旋前、旋后 | 顺利完成 |
| 5. 脱离协同运动的活动 | | | |
| （15）肩关节外展90°，前臂旋前 | 开始时肘关节屈曲，前臂偏离方向，不能旋前 | 可部分完成此动作或在活动时肘关节屈曲或前臂不能旋前 | 顺利完成 |

续表

| 评估内容/评分 | 0分 | 1分 | 2分 |
|---|---|---|---|
| （16）肩关节前屈举臂过头，肘伸直，前臂中立位 | 开始时肘关节屈曲或肩关节外展 | 肩屈曲、肘关节屈曲、肩关节外展 | 顺利完成 |
| （17）肩屈曲30°~90°，肘伸直，前臂旋前旋后 | 前臂旋前旋后完全不能进行或肩肘位不正确 | 肩、肘位置正确，基本上能完成旋前旋后 | 顺利完成 |
| 6.反射亢进 | | | |
| （18）检查肱二头肌、肱三头肌和指屈肌3种反射 | 至少2~3个反射明显亢进 | 1个反射明显亢进或至少2个反射活跃 | 活跃反射≤1个，且无反射亢进 |
| 7.腕稳定性 | | | |
| （19）肩0°，肘屈90°时，腕背屈 | 不能背屈腕关节达15° | 可完成腕背屈，但不能抗拒阻力 | 施加轻微阻力仍可保持腕背屈 |
| （20）肩0°，肘屈90°时，腕屈伸 | 不能随意屈伸 | 不能在全关节范围内主动活动腕关节 | 能平滑地不停顿地进行 |
| 8.肘伸直，肩前屈30°时 | | | |
| （21）腕背屈 | 不能背屈腕关节达15° | 可完成腕背屈，但不能抗拒阻力 | 施加轻微阻力仍可保持腕背屈 |
| （22）腕屈伸 | 不能随意屈伸 | 不能在全关节范围内主动活动腕关节 | 能平滑地不停顿地进行 |
| （23）腕环形运动 | 不能进行 | 活动费力或不完全 | 正常完成 |
| 9.手指 | | | |
| （24）集团屈曲 | 不能屈曲 | 能屈曲但不充分 | 能完全主动屈曲 |
| （25）集团伸展 | 不能伸展 | 能放松主动屈曲的手指 | 能完全主动伸展 |
| （26）钩状抓握 | 不能保持要求位置 | 握力微弱 | 能够抵抗相当大的阻力 |
| （27）侧捏 | 不能进行 | 能用拇指捏住一张纸，但不能抵抗拉力 | 可牢牢捏住纸 |
| （28）对捏（拇指、示指可夹住一根铅笔） | 完全不能 | 捏力微弱 | 能抵抗相当的阻力 |
| （29）圆柱状抓握 | 不能保持要求位置 | 捏力微弱 | 能够抵抗相当大的阻力 |

| 评估内容／评分 | 0分 | 1分 | 2分 |
|---|---|---|---|
| （30）球形抓握 | 不能保持要求位置 | 捏力微弱 | 能够抵抗相当大的阻力 |
| 10. 协调能力与速度（手指指鼻试验连续5次） | | | |
| （31）震颤 | 明显震颤 | 轻度震颤 | 无震颤 |
| （32）辨距障碍 | 明显的或不规则的辨距障碍 | 轻度的或规则的辨距障碍 | 无辨距障碍 |
| （33）速度 | 较健侧长6秒 | 较健侧长2~5秒 | 两侧差别＜2秒 |
| Ⅱ. 下肢（共17项，各项最高分为2分，共34分） | | | |
| 仰卧位 | | | |
| 1. 有无反射活动 | | | |
| （1）跟腱反射 | 无反射活动 | | 有反射活动 |
| （2）膝腱反射 | 无反射活动 | | 有反射活动 |
| 2. 屈肌协同运动 | | | |
| （3）髋关节屈曲 | 不能进行 | 部分进行 | 充分进行 |
| （4）膝关节屈曲 | 不能进行 | 部分进行 | 充分进行 |
| （5）踝关节背屈 | 不能进行 | 部分进行 | 充分进行 |
| 3. 伸肌协同运动 | | | |
| （6）髋关节伸展 | 没有运动 | 微弱运动 | 几乎与对侧相同 |
| （7）髋关节内收 | 没有运动 | 微弱运动 | 几乎与对侧相同 |
| （8）膝关节伸展 | 没有运动 | 微弱运动 | 几乎与对侧相同 |
| （9）踝关节跖屈 | 没有运动 | 微弱运动 | 几乎与对侧相同 |
| 坐位 | | | |
| 4. 伴有协同运动的活动 | | | |
| （10）膝关节屈曲 | 无主动运动 | 膝关节能从微伸位屈曲，但屈曲＜90° | 屈曲＞90° |
| （11）踝关节背屈 | 不能主动背屈 | 主动背屈不完全 | 正常背屈 |

续表

| 评估内容/评分 | 0分 | 1分 | 2分 |
|---|---|---|---|
| 站位 | | | |
| 5.脱离协同运动的活动 | | | |
| （12）膝关节屈曲 | 在髋关节伸展位时不能屈膝 | 髋关节0°时膝关节能屈曲，但<90°，或进行时髋关节屈曲 | 能自如运动 |
| （13）踝关节背屈 | 不能主动活动 | 能部分背屈 | 能充分背屈 |
| 仰卧 | | | |
| 6.反射亢进 | | | |
| （14）检查跟腱、膝和膝屈肌三种反射 | 2~3个明显亢进 | 1个反射亢进或至少2个反射活跃 | 活跃的反射≤1个且无反射亢进 |
| 7.协调能力和速度（跟—膝—胫试验，快速连续做5次） | | | |
| （15）震颤 | 明显震颤 | 轻度震颤 | 无震颤 |
| （16）辨距障碍 | 明显不规则的辨距障碍 | 轻度规则的辨距障碍 | 无辨距障碍 |
| （17）速度 | 比健侧长6秒 | 比健侧长2~5秒 | 比健侧长2秒 |
| 总结：上肢运动评分_____分　下肢运动评分_____分 | | | |

注：简化 Fugl–Meyer 运动功能评分法是在 Brunnstrom 评定法的基础上制订的偏瘫综合躯体功能的定量评定法，其内容包括上肢、下肢、平衡、四肢感觉功能和关节活动度的评测，省时、简便、科学。

评分标准：各单项评分全部完成为2分，部分完成为1分，不能完成为0分。其中上肢运动评分总分为66分，下肢运动评分总分为34分，上下肢运动评分合计100分。测试者可以根据受试者最后的评分对其运动障碍严重程度进行评定。

运动障碍程度分级：总分<50分表示患肢有严重的运动障碍；50~84分表示患肢有明显的运动障碍；85~95分表示患肢有中等的运动障碍；96~99分表示患肢有轻度的运动障碍。

# 第八节　改良 Barthel 指数量表

改良 Barthel 指数量表（modified Barthel index，MBI）见表 2-8-1。

表 2-8-1 改良 Barthel 指数量表

| ADL 项目 | 完全依赖 | 较大帮助 | 中等帮助 | 最小帮助 | 完全独立 |
|---|---|---|---|---|---|
| 进食 | 0 | 2 | 5 | 8 | 10 |
| 洗澡 | 0 | 1 | 3 | 4 | 5 |
| 修饰（洗脸、刷牙、刮脸） | 0 | 1 | 3 | 4 | 5 |
| 穿衣 | 0 | 2 | 5 | 8 | 10 |
| 控制大便 | 0 | 2 | 5 | 8 | 10 |
| 控制小便 | 0 | 2 | 5 | 8 | 10 |
| 上厕所 | 0 | 2 | 5 | 8 | 10 |
| 床椅转移 | 0 | 3 | 8 | 12 | 15 |
| 行走（平地 45 米） | 0 | 3 | 8 | 12 | 15 |
| 使用轮椅 ※ | 0 | 1 | 3 | 4 | 5 |
| 上下楼梯 | 0 | 2 | 5 | 8 | 10 |

※ 只有在行走评定为完全依赖时，才评定轮椅使用。

注：改良 Barthel 指数是在 Barthel 指数的基础上进行了改良，将每一项的评定等级进一步细化，评定简单、可信度高，不仅可以用来评定治疗前后的功能状况，而且可以预测治疗效果、住院时间及预后。评分标准：总分 100 分。60 分以上者虽有轻度残疾，但是生活基本自理；40~60 分者为中度残疾，生活需要帮助；20~40 分者为重度残疾，生活需要很大帮助；20 分以下者完全残疾，生活完全依赖他人。

# 第九节 日常生活活动能力评定量表

日常生活活动能力评定量表（ADL 评定量表）见表 2-9-1。

表 2-9-1 日常生活活动能力评定量表（ADL 评定量表）

| 圈上最适合的情况 | | | |
|---|---|---|---|
| 1. 使用公共车辆 | 1 | 2 | 3 | 4 |
| 2. 行走 | 1 | 2 | 3 | 4 |
| 3. 做饭菜 | 1 | 2 | 3 | 4 |
| 4. 做家务 | 1 | 2 | 3 | 4 |
| 5. 吃药 | 1 | 2 | 3 | 4 |
| 6. 吃饭 | 1 | 2 | 3 | 4 |

| 圈上最适合的情况 | | | | |
|---|---|---|---|---|
| 7. 穿衣 | 1 | 2 | 3 | 4 |
| 8. 梳头、刷牙等 | 1 | 2 | 3 | 4 |
| 9. 洗衣 | 1 | 2 | 3 | 4 |
| 10. 洗澡 | 1 | 2 | 3 | 4 |
| 11. 购物 | 1 | 2 | 3 | 4 |
| 12. 定时上厕所 | 1 | 2 | 3 | 4 |
| 13. 打电话 | 1 | 2 | 3 | 4 |
| 14. 处理自己的钱财 | 1 | 2 | 3 | 4 |

注：ADL 评定受多种因素影响，年龄、视、听或运动功能障碍，躯体疾病，情绪低落等，均影响日常生活功能。对 ADL 评定结果的解释应谨慎。该量表项目细致，简明易懂，比较具体，便于询问。评定采用计分法，易于记录和统计，非专业人员亦容易掌握和使用。评分标准：1. 自己完全可以做；2. 有些困难；3. 需要帮助；4. 根本无法做。

# 第十节　简易精神状态检查量表（MMSE）

简易精神状态检查量表（mini-mental state examination,MMSE）见表 2-10-1。

表 2-10-1　简易精神状态检查量表（MMSE）

| 序号 | 项目 | 评分 | |
|---|---|---|---|
| 1 | 今年的年份是什么？ | 1 | 0 |
| 2 | 现在是什么季节？ | 1 | 0 |
| 3 | 今天是几号？ | 1 | 0 |
| 4 | 今天是星期几？ | 1 | 0 |
| 5 | 现在是几月份？ | 1 | 0 |
| 6 | 你现在在哪一省（市）？ | 1 | 0 |
| 7 | 你现在在哪一县（区）？ | 1 | 0 |
| 8 | 你现在在哪一乡（镇、街道）？ | 1 | 0 |
| 9 | 你现在在哪一层楼上？ | 1 | 0 |

| 序号 | 项目 | 评分 | |
|---|---|---|---|
| 10 | 这里是什么地方？ | 1 | 0 |
| 11 | 复述：皮球 | 1 | 0 |
| 12 | 复述：国旗 | 1 | 0 |
| 13 | 复述：树木 | 1 | 0 |
| 14 | 100 – 7 是多少？ | 1 | 0 |
| 15 | 辨认：铅笔 | 1 | 0 |
| 16 | 复述：四十四只石狮子 | 1 | 0 |
| 17 | （闭上眼睛）请念出这句话，并按上面意思去做 | 1 | 0 |
| 18 | 用右手拿纸 | 1 | 0 |
| 19 | 将纸对折 | 1 | 0 |
| 20 | 手放在大腿上 | 1 | 0 |
| 21 | 说一个完整的句子 | 1 | 0 |
| 22 | 93–7 是多少？ | 1 | 0 |
| 23 | 86–7 是多少？ | 1 | 0 |
| 24 | 79–7 是多少？ | 1 | 0 |
| 25 | 72–7 是多少？ | 1 | 0 |
| 26 | 回忆：皮球 | 1 | 0 |
| 27 | 回忆：国旗 | 1 | 0 |
| 28 | 回忆：树木 | 1 | 0 |
| 29 | 辨认：手表 | 1 | 0 |
| 30 | 按样作图 | 1 | 0 |

注：MMSE 是用于评定老年认知功能障碍等级的量表，并且被用于检查阿尔茨海默病早期老年性痴呆治疗的效果，但对于治疗后的改变，其敏感性差。此量表因为设计合理和简洁，应用广泛。评分标准：满分 30 分，正确为 1 分。文盲 ≥ 17 分；小学 ≥ 20 分；初中及以上 ≥ 24 分。

# 第十一节　汉密尔顿焦虑量表

汉密尔顿焦虑量表（Hamilton anxiety scale，HAMA）见表2-11-1。

表2-11-1　汉密尔顿焦虑量表（HAMA）

| 项目 | 得分 | | | | | 说明 |
| --- | --- | --- | --- | --- | --- | --- |
| | 无症状 | 轻微 | 平等 | 较重 | 严重 | |
| 1. 焦虑心境 | 0 | 1 | 2 | 3 | 4 | 担心，担忧，感到有最坏的事情要发生，容易激惹 |
| 2. 紧张 | 0 | 1 | 2 | 3 | 4 | 紧张感，易疲劳，不能放松，易哭，颤抖，感到不安 |
| 3. 害怕 | 0 | 1 | 2 | 3 | 4 | 害怕黑暗、陌生人、独处、动物、乘车或旅行及人多的场合 |
| 4. 失眠 | 0 | 1 | 2 | 3 | 4 | 难以入睡，易醒，睡眠不深，多梦，梦魇，夜惊，醒后感疲倦 |
| 5. 认知功能 | 0 | 1 | 2 | 3 | 4 | 或称记忆、注意障碍，注意力不能集中，记忆力差 |
| 6. 抑郁心境 | 0 | 1 | 2 | 3 | 4 | 丧失兴趣，对以往爱好缺乏快感，忧郁，早醒，昼重夜轻 |
| 7. 肌肉系统症状 | 0 | 1 | 2 | 3 | 4 | 肌肉酸痛，活动不灵活，肌肉抽动，肢体抽动，牙齿打战，声音发抖 |
| 8. 感觉系统症状 | 0 | 1 | 2 | 3 | 4 | 视物模糊，发冷发热，软弱无力，浑身刺痛 |
| 9. 心血管系统症状 | 0 | 1 | 2 | 3 | 4 | 心动过速，心悸，胸痛，血管跳动感，昏倒感，期前收缩 |
| 10. 呼吸系统症状 | 0 | 1 | 2 | 3 | 4 | 胸闷，窒息感，叹息，呼吸困难 |
| 11. 胃肠道症状 | 0 | 1 | 2 | 3 | 4 | 吞咽困难，嗳气，消化不良，肠动感，肠鸣，腹泻，体重减轻，便秘 |
| 12. 生殖泌尿系症状 | 0 | 1 | 2 | 3 | 4 | 尿频、尿急，停经，性冷淡，过早射精，勃起不能，阳痿 |
| 13. 自主神经症状 | 0 | 1 | 2 | 3 | 4 | 口干、潮红，苍白，易出汗，起"鸡皮疙瘩"，紧张性头痛，毛发竖立 |
| 14. 会谈时行为表现 | 0 | 1 | 2 | 3 | 4 | 紧张，不能松弛，忐忑不安，咬手指，紧握拳，摸弄手帕，面肌抽动，不停顿足，手发抖，皱眉，表情僵硬，肌张力高，叹息样呼吸，面色苍白；吞咽，呃逆，安静时心率快，呼吸过快（20次/分以上），腱反射亢进，震颤，瞳孔放大，眼睑跳动，易出汗，眼球突出 |

注：汉密尔顿焦虑量表能很好地衡量治疗效果，一致性好，长度适中，简便易行，用于测量焦虑症及患者的焦虑程度，是当今应用最广泛的焦虑量表之一。评分标准：总分<7分，没有焦虑；>7分，可能有焦虑；>14分，肯定有焦虑；>21分，有明显焦虑；>29分，可能是严重焦虑。

# 第十二节　汉密尔顿抑郁量表

汉密尔顿抑郁量表（Hamilton depression scale，HAMD）见表 2-12-1。

表 2-12-1　汉密尔顿抑郁量表（HAMD）

| 项目 | 分值 |
| --- | --- |
| 1. 抑郁情绪<br>0 没有<br>1 只在问到时才诉述<br>2 在访谈中自发地表达<br>3 不用言语也可从表情、姿势、声音或欲哭中流露出这种情绪<br>4 患者的自发言语和非语言表达（表情、动作）几乎完全表现为这种情绪 | |
| 2. 有罪感<br>0 没有<br>1 责备自己，感到自己已连累他人<br>2 认为自己犯了罪，或反复思考以往的过失和错误<br>3 认为目前的疾病是对自己错误的惩罚，或有罪恶妄想<br>4 罪恶妄想伴有指责或威胁性幻觉 | |
| 3. 自杀<br>0 没有<br>1 觉得活着没有意义<br>2 希望自己已经死去，或常想到与死有关的事<br>3 消极观念（自杀念头）<br>4 有自杀行为 | |
| 4. 入睡困难，初段失眠<br>0 没有<br>1 主诉有入睡困难，上床半小时后仍不能入睡（要注意患者平时入睡的时间）<br>2 主诉每晚均有入睡困难 | |
| 5. 睡眠不深，中段失眠<br>0 没有<br>1 睡眠浅，多噩梦<br>2 半夜（晚 12 点钟以前）曾醒来（不包括上厕所） | |
| 6. 早醒，末段失眠<br>0 没有<br>1 有早醒，比平时早醒 1 小时，但能重新入睡（应排除平时的习惯）<br>2 早醒后无法重新入睡 | |

| 项目 | 分值 |
|---|---|
| 7. 工作和兴趣<br>0 没有<br>1 提问时才诉述<br>2 自发地直接或间接表达对活动、工作或学习失去兴趣，如感到无精打采，犹豫不决，不能坚持或强迫自己去工作或活动<br>3 活动时间减少或成效下降，住院患者每天参加病房劳动或娱乐不满 3 小时<br>4 因目前的疾病而停止工作，住院者不参加任何活动或没有他人帮助便不能完成病室日常事务（注意不能凡住院就打 4 分） | |
| 8. 阻滞（指思想和言语缓慢，注意力难以集中，主动性减退）<br>0 没有<br>1 精神检查中发现轻度阻滞<br>2 精神检查发现明显阻滞<br>3 精神检查进行困难<br>4 完全不能回答问题（木僵） | |
| 9. 激越<br>0 没有<br>1 检查时有些心神不宁<br>2 明显心神不宁或小动作多<br>3 不能静坐，检查中曾起立<br>4 搓手、咬手指、扯头发、咬嘴唇 | |
| 10. 精神性焦虑<br>0 没有<br>1 问时诉述<br>2 自发地表达<br>3 表情和言语流露出明显忧虑<br>4 明显惊恐 | |
| 11. 躯体性焦虑（指焦虑的生理症状，包括口干、腹胀、腹泻、打嗝、腹绞痛、心悸、头痛、过度换气和叹气，以及尿频和出汗）<br>0 没有<br>1 轻度<br>2 中度，有肯定的上述症状<br>3 重度，上述症状严重，影响生活或需要处理<br>4 严重影响生活和活动 | |

续表

| 项目 | 分值 |
|---|---|
| 12. 胃肠道症状<br>0 没有<br>1 食欲减退，但不需要他人鼓励便自行进食<br>2 进食需要他人催促或请求，需要用泻药或助消化药 | |
| 13. 全身症状<br>0 没有<br>1 四肢、背部或颈部沉重感，背痛、头痛、肌肉疼痛，全身乏力或疲倦<br>2 症状明显 | |
| 14. 性症状（指性欲减退、月经紊乱等）<br>0 没有<br>1 轻度<br>2 重度<br>3 不能肯定，或该项对被评者不适合（不计入总分） | |
| 15. 疑病<br>0 没有<br>1 对身体过分关注<br>2 反复考虑健康问题<br>3 有疑病妄想<br>4 伴有幻觉的疑病妄想 | |
| 16. 体重减轻<br>0 没有<br>按病史评定：<br>1 患者叙述可能有体重减轻；2 肯定体重减轻<br>按体重记录评定：<br>11 周内体重减轻超过 0.5 千克；21 周内体重减轻超过 1 千克 | |
| 17. 自知力<br>0 知道自己有病，表现为忧郁<br>1 知道自己有病，但归咎于伙食太差、环境问题、工作过忙、病毒感染或需要休息<br>2 完全否认有病 | |
| 18. 日夜变化（如症状在早晨或傍晚加重，先指出哪一种，然后按其变化程度评分）<br>0 早晚情绪无区别<br>1 早晨或傍晚轻度加重<br>2 早晨或傍晚严重 | |

续表

| 项目 | 分值 |
|---|---|
| 19. 人格解体后现实解体（指非真实感或虚无妄想）<br>0 没有<br>1 问及时才诉述<br>2 自然诉述<br>3 有虚无妄想<br>4 伴幻觉的虚无妄想 | |
| 20. 偏执症状<br>0 没有<br>1 有猜疑<br>2 有牵连观念<br>3 有关系妄想或被害妄想<br>4 伴有幻觉的关系妄想或被害妄想 | |
| 21. 强迫症状（指强迫思维和强迫行为）<br>0 没有<br>1 问及时才诉述自发诉述 | |
| 22. 能力减退感<br>0 没有<br>1 仅于提问时方引出主观体验<br>2 患者主动表示有主观能力减退感<br>3 需要鼓励、指导和安慰才能完成病室日常事务或个人卫生<br>4 穿衣、梳洗、进食、床铺或个人卫生均需要他人协助 | |
| 23. 绝望感<br>0 没有<br>1 有时怀疑情况是否会好转，但解释后仍能接受<br>2 持续感到没有希望，但解释后仍能接受<br>3 对未来感到灰心、悲观和失望，解释后不能解除<br>4 自动地反复诉述"我的病好不了了"或诸如此类的情况 | |
| 24. 自卑感<br>0 没有<br>1 仅在询问时诉述有自卑感，不如他人<br>2 自动地诉述有自卑感<br>3 患者主动诉述自己一无是处或低人一等<br>4 自卑感达妄想的程度，如"我是废物"等类似情况 | |

注：总分越高，病情越重。HAMD 大部分项目采用 0~4 分的 5 级评分法。评分标准：（0）无；（1）轻度；（2）中度；（3）重度；（4）极重度。总分＜8 分，无抑郁状态；总分 8~20 分，可能有抑郁症；总分 20~35 分，可能为轻、中度抑郁；总分＞35 分，可能为重度抑郁。

# 第十三节　营养风险筛查评分表（NRS 2002）

营养风险筛查评分表（NRS 2002）见表 2-13-1。

表 2-13-1　NRS 2002 营养风险筛查评分表

| | |
|---|---|
| 疾病 | 评分 1 分：髋骨骨折、慢性疾病急性发作或有并发症、血液透析、肝硬化、一般恶性肿瘤患者、糖尿病 |
| | 评分 2 分：腹部大手术、脑卒中、重度肺炎、血液恶性肿瘤 |
| | 评分 3 分：颅脑损伤、骨髓移植 |
| | BMI < 18.5（3 分）<br>注：因严重的胸腔积液、腹水水肿得不到准确的 BMI 值时，无严重肝、肾功能异常者，用白蛋白替代的（3 分） |
| | 体重下降 > 5%：3 个月内（1 分）；2 个月内（2 分）；1 个月内（1 分） |
| | 1 周内进食量较从前减少：25%~50%（1 分）；51%~75%（2 分）；76%~100%（3 分） |
| 年龄 | 年龄 > 70 岁（1 分） |
| | 年龄 < 70 岁（0 分） |

注：

1. 体重指数 BMI ＝体重（kg）/身高（m）$^2$；卧床患者 BMI=14.42-14.63× 身高（m）$^2$+0.61× 上臂围 +0.46× 小腿围

2. NRS 2002 总评分包括三个部分的总和，即疾病严重程度评分＋营养状态低减评分＋年龄评分。

3. 总分 ≥ 3 分：患者有营养不良的风险，需营养支持治疗，报告医生，转介营养师。总分 < 3 分：视病情变化评估其营养状况，如放化疗副作用引起进食明显减少、腹部大手术或疾病特殊状况需长期禁食等情况时需评估。

4. 疾病状态：对于表中未明确列出诊断的疾病参考以下标准。

（1）1 分：慢性疾病因出现并发症而住院治疗；患者虚弱但不需要卧床；蛋白质需要量略有增加，但可以通过口服补充剂来弥补。

（2）2 分：患者需要卧床，如腹部大手术后，蛋白质需要量相应增加，但大多数人仍可以通过肠外或肠内营养支持得到恢复。

（3）3 分：患者在重症病房中靠机械通气支持，蛋白质需要量增加而且不能被肠外或肠内营养支持所弥补，但是通过肠外或肠内营养支持可使蛋白质分解和氮丢失明显减少。

中篇

# 神经系统常见疾病康复护理

# 第三章

# 神经系统疾病常见功能障碍的护理

## 第一节　躯体运动障碍的康复护理

### 一、概述

神经系统疾病导致神经系统活动性的丧失，改变了肌张力和运动模式，如偏瘫患者的上肢和下肢会呈现异常运动模式。上肢是以屈肌张力增高为主的运动模式，下肢是以伸肌张力增高为主的运动模式。上肢是肩关节内收、内旋，肘关节屈曲，前臂旋前，腕关节屈曲，掌指关节屈曲。下肢是髋关节外展、外旋，膝关节伸展，踝关节下垂、内翻。异常的运动模式会给患者的日常生活带来较大影响。康复护理的目的是纠正或改善患者的异常运动模式。

### 二、躯体功能障碍的评定

躯体功能障碍的评定，包括患者肌力的评定、肌张力的评定和Brunnstrom 分级的评定，详见第二章第四、五、六节。

### 三、康复护理

#### （一）体位摆放

在神经系统疾病急性期时，大部分患者的患侧肢体呈弛缓状态。急性期过后，患者逐渐进入痉挛阶段。长时间的痉挛会造成关节挛缩、关节半脱位和关节周围软组织损伤等并发症。早期实施良肢位的摆放可防止痉挛或对抗痉挛姿势，保护关节；早期诱发分离活动，有效预防各种并发症的发生，为后期康复打下良好的基础。

神经系统疾病患者的良肢位摆放包括以下几种。

**1. 仰卧位**　头部垫枕，患侧肩胛和上肢下垫一长枕，上臂旋后，肘与腕均伸直，掌心向上，手指伸展位，整个上肢平放于枕上；患侧髋下、臀部、大腿外侧放垫枕，防止下肢外展、外旋；膝下稍垫起，保持伸展微屈（图3-1-1）。

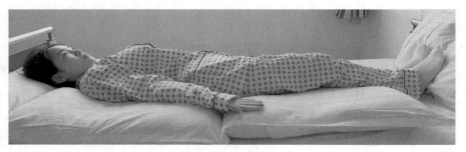

图 3-1-1　仰卧位

护理注意事项：

（1）该体位尽量少用，易引起压力性损伤。

（2）该体位患者易受紧张性颈反射的影响，激发异常反射活动，强化患者上肢的屈曲痉挛和下肢的伸肌痉挛。

**2. 健侧卧位**　协助患者健侧在下，患侧在上，头部垫枕，患侧上肢伸展位置于枕上，使患侧肩胛骨向前向外伸，前臂旋前，手指伸展，掌心向下；患侧下肢向前屈髋屈膝，并完全由枕头支撑，注意足不能内翻悬在枕头边缘（图3-1-2）。

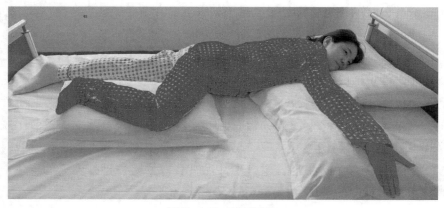

图 3-1-2　健侧卧位

3. **患侧卧位** 协助患者患侧在下，健侧在上，头部垫枕，患臂外展前伸旋后，患侧肩部尽可能前伸，以避免受压和后缩，上臂旋后，肘与腕均伸直，掌心向上；患侧下肢轻度屈曲位放在床上，健腿屈髋屈膝向前放于床上或长枕上，健侧上肢放松，放在胸前的枕上或躯干上（图3-1-3）。

护理注意事项：

（1）该体位是最重要的体位，是偏瘫患者的首选体位。

（2）患者可通过自身体重对患侧肢体进行挤压，刺激偏瘫肢体的运动和感觉的恢复。

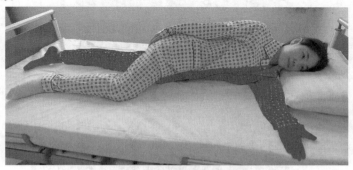

图 3-1-3 患侧卧位

4. **床上坐姿** 摇高床头，使床头与地面呈75°角，协助患者保持脊柱直立位，将足够多的枕头放于患者后背支撑；患侧上肢肩关节给予软枕垫起，将双上肢放于床上餐板或调节板上，保持肘关节伸直；髋关节屈曲至直角的适宜角度，膝关节下可垫一软枕，保持膝关节微屈（图3-1-4）。

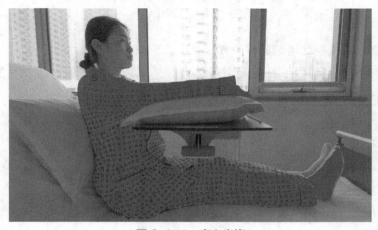

图 3-1-4 床上坐姿

护理注意事项：床上坐位难以使患者的躯干保持端正，容易出现半卧位姿势，加重躯干的屈曲，激化下肢的伸肌痉挛。

**5. 轮椅坐姿**　选择合适的轮椅，患者坐轮椅时保持躯干伸直，靠着椅背，姿势可前伸亦可屈曲靠近自己。保持身体稍前倾，髋、膝、踝关节屈曲90°，双脚面着地或放于轮椅脚踏板上（图3-1-5）。

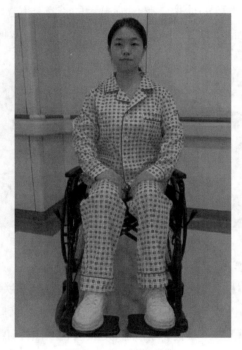

图 3-1-5　轮椅坐姿

**（二）肢体被动运动康复护理**

肢体被动运动锻炼目的是增强患者肢体肌肉力量，促进运动功能、心肺功能、脑功能的恢复，防止瘫痪肢体的畸形和挛缩。患者仰卧位，在医护人员或其家属的帮助下从大关节到小关节逐一进行上、下肢被动运动。开始运动时，要有医护人员或家属监护，运动时最高心率控制在100次/分以下。在恢复后期，根据病情与体能恢复情况，运动时最高心率可达100~120次/分。

**1. 上肢被动运动**

（1）手指屈伸：帮助者一只手握患者手背，另一只手握患者手指做屈伸练习。

（2）手指环转：帮助者一只手握患者手心，另一只手握患者手指做环转练习。

（3）屈腕和伸腕：帮助者一只手握患者手腕上，另一只手握患者手心，做腕关节的屈曲和伸展练习。

（4）手腕环转：帮助者一只手握患者手腕上，另一只手握患者手心，做手腕左右摇动与转动练习。

（5）屈肘和伸肘：帮助者一只手握患者上臂，或上臂压在床上，使臂定位；另一只手握患者手腕做肘部伸屈与旋转练习。

（6）肩部前屈、外展、内收：帮助者一只手扶患者肩上（锁骨），另一只手握患者手腕，做肩部的前屈、外展、内收练习。

每日被动练习 1 次，每个关节进行 10~20 次被动活动。

**2. 下肢被动运动**

（1）足趾屈伸与旋转活动：帮助者一只手握患者足背；另一只手握患者足趾，做足趾屈伸与旋转活动。

（2）足踝屈伸与旋转活动：帮助者一只手握患者足踝上端；另一只手握患者足背（手心对足心），做足踝屈伸与旋转活动。

（3）膝关节屈伸与旋转活动：帮助者一只手握患者膝上大腿部；另一只手握患者小腿，做膝关节屈伸与旋转活动。

（4）髋关节屈曲与旋转活动：帮助者双手握患者小腿，做髋关节屈曲与旋转活动。

**3. 主动活动康复护理**　早期意识清醒的患者可以用健侧肢体来带动患侧肢体完成主动–辅助运动。床上运动包括桥式运动、床上翻身训练、床上坐起和坐位平衡训练。患者 Bobath 握手，躯干前屈、前倾，重心前移，屈髋、屈膝，进而进行站立、行走。

（1）上肢抬高训练：

1）Bobath 握手：指导患者双手十指交叉，手掌接触，患侧拇指压在健侧拇指上面。

2）肩关节前屈运动：指导患者握手后在身体前方上抬，肘关节保持伸直位，进行肩关节前屈运动。

（2）髋主动内旋、外旋运动：

1）患者平卧位，操作者协助患腿膝关节屈曲，双膝一起由一侧转向另一侧运动。

2）指导患者在髋抬高的情况下，进行膝关节带动下的髋内旋、外旋运动。

（3）髋内收训练：

1）患者平卧位，双膝屈曲，在双膝之间放一物品（如一个球形枕），指导患者做双膝夹紧动作。

2）髋伸展（桥式运动）：①双侧，患者平卧位，双膝屈曲，抬高臀部并在这个位置保持平衡，操作者开始可帮助患者将膝向前向下压，轻拍患者臀部作为感觉刺激（图3-1-6）。②单侧，在患者较容易地完成双侧桥式运动后，让患者悬空健腿，仅患腿屈曲，足踏床抬臀（图3-1-7）。

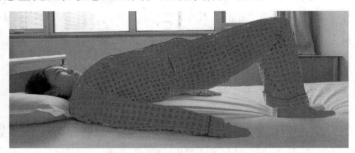

图3-1-6　髋伸展（桥式运动）：双侧

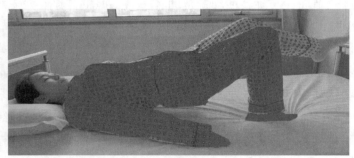

图3-1-7　髋伸展（桥式运动）：单侧

3）护理注意事项：①活动过程中观察患者神志、面色、呼吸及耐受等情况。活动手法宜轻柔，不可使用暴力或蛮力。②缓慢、圆滑、循序渐进地做大范围、无痛性的关节活动。③在患者肌力和关节活动度允许的条件下，鼓励其进行主动关节活动训练并坚持。

（4）自主床上翻身：

1）自主向健侧翻身：①患者平卧位，将健侧手握住患侧手，Bobath握手并举起，保持肘关节伸直。②健侧下肢插到患侧腿下面，勾住患侧脚踝部，使双下肢屈膝，脚掌蹬床。③上肢左右摆动数次后，与下肢配合，利用健侧伸腿的力量带动患侧翻向健侧。④整理衣物，摆放好体位，保持患侧各关节抗痉挛位。

2）自主向患侧翻身：①患者平卧位，将健侧手握住患侧手，Bobath 握手并举起，保持肘关节伸直。②健侧下肢屈曲，健侧膝关节屈曲，髋内旋，健侧足平放于床面上。

（5）自主从患侧卧位坐起：

1）先从仰卧位转向患侧卧位。

2）用健腿足背勾住患腿的足跟，带动患腿尽可能离开至床外，然后分开两腿。

3）用健手撑住患侧肩膀下的床面，通过伸直健侧上肢把肩和身体从患侧撑起。

4）健侧躯干肌肉收缩，同时双下肢像钟摆样下压，协同躯干坐到直立位，整理衣物，协调坐姿，保持坐位平衡。

（6）自主由坐位到站位转换：

1）患者双足平放于地面，双足分开与肩同宽，患足稍后移。

2）患者 Bobath 握手，肘关节伸直，双臂前伸，躯干前倾，保持重心前移。

3）当双臂前伸超过双膝位置时，抬臀，双臂保持伸直位调整重心上移，伸展膝关节，缓慢站起。

4）调整姿势，保持站立平衡。

（7）辅助站立：

1）患者双足放于地面，患足在前，躯干前倾。

2）护理人员面向患者站立，两足分开与肩同宽，用双膝支撑患者患侧膝部，双手扶托双髋或拉住患者腰带，利用身体重心前移，帮助患者上抬患足。

3）患者双手置于护理人员肩胛区，根据护理者的指令抬臀、伸膝，完成站立动作，调整姿势，保持平衡。

4）护理注意事项：①进行坐站位转换前，患者一定要先达到坐位平衡。②患者自主转换时旁边一定要有人陪伴，以防跌倒或坠床。③鼓励患者尽可能自主转换，家属可陪伴站于患者患侧，避免空间忽略。

（8）辅助行走：评估患者的患侧肢体肌力在Ⅲ级或Ⅲ级以上，让患者练习屈膝，脚尖上抬，可以在家人的帮助下完成完整的屈膝、抬脚、着地的动作，形成正确的走路姿势。辅助行走时，护理人员在患者患侧后方，双手扶托患者的两侧髋关节辅助其行走。

1）迈出健腿，辅助者向前下方压患侧髋关节，防止患侧膝过伸。

2）健腿落地后，辅助者帮助患者将重心前移到健腿上，并帮助患腿屈膝屈髋迈步，防止骨盆上提。

3）患脚落地时，提醒患者尽量用足跟落地，患脚着地后立刻向前下方压住患髋。

4）帮助患者将重心前移到患脚上后，回到步骤1），继续练习。

5）护理注意事项：①练习过程中指导患者放松躯干，保持躯干挺直，不向两边偏倚。②迈步不提胯，膝关节不过伸。③每次练习时间不宜过长，患者感到疲劳或肌肉颤抖时应适当休息。

# 第二节　吞咽障碍的康复护理

## 一、概述

吞咽（swallowing）是指人体从外界经口摄入食物并经食管传输到达胃的过程。吞咽障碍（dysphagia）是指由于下颌、双唇、舌、软腭、咽喉、食管等器官结构或功能受损，不能安全有效地把食物由口送到胃内的症状。

当吞咽障碍由神经性疾病所致时，称为神经性吞咽障碍。包括：①中枢神经系统疾病，如脑卒中、帕金森病、放射性脑病、脑外伤、脑干或小脑病变（卒中、外伤、炎症或肿瘤）、脑瘫、严重认知障碍或痴呆等。②脑神经病变，如多发性硬化症、运动神经元病、吉兰－巴雷综合征等。③神经肌肉传递障碍的自身免疫病，如重症肌无力、肉毒毒素中毒等。④肌肉疾病，如多发性肌炎、硬皮病、代谢性肌病、口颜面或颈部肌张力障碍、脊髓灰质炎后肌萎缩等。

## 二、吞咽障碍的评定

对于吞咽障碍患者，首先应筛查吞咽障碍是否存在，分析吞咽障碍的病因，确定吞咽障碍程度及患者是否存在误吸的危险因素等，为诊断、治疗及康复护理训练计划的制订提供依据。

通过筛查可以了解患者是否有吞咽障碍，以及障碍所导致的症状和体征，如咳嗽、肺炎病史，食物是否由气管套管溢出等症状，筛查的主要目的是找出吞咽障碍的高危人群，明确是否需要进一步做诊断性的检查。《吞咽障碍康复指南》要求对神经系统疾病住院患者尽早进行吞咽障碍临床筛查，且使用标准筛查工具，筛查结果阳性的患者应该保持非经口进食，并在 24 小时之内进行吞咽功能全面检查。对吞咽障碍患者的早期诊断、早期治疗，不仅可以缩短卒中恢复周期，还可以减少康复费用支出。

1. **自我筛查量表**　通过表 3-2-1 的筛查，患者及照顾者可以发现患者存在吞咽障碍的可能性，尽早进行诊治，避免由于吞咽障碍引发的并发症。

表 3-2-1　吞咽障碍患者的自我筛查量表

| 问题 | 有 | 没有 | 备注 |
|---|---|---|---|
| 1. 你有吞咽障碍吗？何时有过？日期： | | | |
| 2. 你对什么性质的食物存在吞咽障碍： | | | |
| 　唾液？ | | | |
| 　液体？ | | | |
| 　粥或类似的食物？ | | | |
| 　固体食物？ | | | |
| 3. 你有鼻胃管吗？ | | | |
| 4. 过去的一年你有消瘦吗？如果有，瘦了多少千克？ | | | |
| 5. 总体来说，你吃的或喝的有比以前减少吗？ | | | |
| 6. 你得过肺炎吗？多长时间一次？何时得的？ | | | |
| 7. 你有过慢性呼吸道疾病吗？ | | | |
| 8. 你有过无明显原因的突发性高热吗？ | | | |
| 9. 你有咳嗽变多吗？ | | | |
| 10. 你经常清嗓子吗？ | | | |
| 11. 你注意到嗓子里有很多痰吗？ | | | |
| 12. 你有不断增多的唾液吗？ | | | |
| 13. 你的嗓音有变化吗？ | | | |
| 14. 你感觉到喉咙有肿块或异物吗？ | | | |
| 15. 你害怕吞咽吗？ | | | |
| 16. 当你吞咽的时候觉得疼痛吗？ | | | |

续表

| 问题 | 有 | 没有 | 备注 |
|---|---|---|---|
| 17. 你吃饭或喝水的时间有变长吗？ | | | |
| 18. 当你吃饭或喝水时有改变头或身体的姿势吗？ | | | |
| 19. 你咀嚼有困难吗？ | | | |
| 20. 你会经常觉得口干吗？ | | | |
| 21. 当你吃饭或喝水时有感觉到不一样的冷或者热吗？ | | | |
| 22. 你有嗅觉或味觉改变吗？ | | | |
| 23. 你把咀嚼后的食物送到喉咙的时候有困难吗？ | | | |
| 24. 当你咀嚼或吞咽食物时，食物会从口腔溢出吗？ | | | |
| 25. 当你吞咽完毕，有一些食物或液体遗留在你的口腔内吗？ | | | |
| 26. 当你吞咽时，有一些食物或液体进入到你的鼻腔吗？ | | | |
| 27. 当你吃固体食物时，有一些固体食物卡在嗓子里吗？ | | | |

**2. 临床筛查** 吞咽障碍的识别首先是对患者进行筛查。患者入院后 24 小时内，由护士完成吞咽障碍的筛查工作，这是一种快速、有效且安全的检查方法，能够识别出存在高度口咽吞咽障碍风险的患者，帮助临床医生分析吞咽过程中是否存在风险，是否需要进一步评估。

（1）筛查时，首先应列出与吞咽障碍有关的疾病与症状，表 3-2-2 可供参考。

表 3-2-2　吞咽障碍筛查项目列表

| 临床资料 | | 是否存在与吞咽障碍基本情况有关的疾病与症状 | |
|---|---|---|---|
| 基本情况 | 具体说明 | 是 | 否 |
| 1. 曾反复发作肺炎 | | | |
| 2. 具有高度口咽吞咽障碍可能并有误吸风险的疾病 | （1）部分喉切除 | | |
| | （2）头颈部曾接受放射治疗 | | |
| | （3）脑卒中 | | |
| | （4）帕金森病 / 帕金森综合征 | | |
| | （5）其他可能引起吞咽障碍的疾病 | | |

续表

| 临床资料 | | 是否存在与吞咽障碍基本情况有关的疾病与症状 | |
|---|---|---|---|
| 基本情况 | 具体说明 | 是 | 否 |
| 3. 长期或创伤性插管，或曾进行紧急气管切开 | | | |
| 4. 严重的呼吸困难 | | | |
| 5. 浑浊的嗓音或细湿音 | | | |
| 6. 主诉在吞咽前 / 中 / 后咳嗽 | | | |
| 7. 对口水的控制差 | | | |
| 8. 吞咽频率低（5 分钟内没有吞口水） | | | |
| 9. 肺部经常有大量分泌物 | | | |
| 10. 正在进食，观察其进食情况。若不再进食，观察其吞口水的情况。判断是否有以下状况，特别考虑这些状况在进食时或进食后不久是否有改变 | （1）呼吸困难 | | |
| | （2）分泌物增多 | | |
| | （3）嗓音改变（浑浊嗓音） | | |
| | （4）单一食团需多次吞咽 | | |
| | （5）喉部上抬不足 | | |
| | （6）清喉咙 | | |
| | （7）咳嗽 | | |
| | （8）易疲倦 | | |

　　表 3-2-2 筛查约需 15 分钟，所有住院患者必须尽快完成此项筛查，针对每个项目勾出合适的描述。如果没有经过筛查，则应尽量避免经口进食，直至完成临床评估。筛查表所列项目 10 是对患者的饮水及进食进行观察。临床工作中，患者入院后常常无法了解其实际的吞咽功能，所以不建议让患者直接经口进食，应进行详细的进食筛查试验，通过筛查试验才能得出项目 10 所要求的结果。

　　（2）进食评估问卷调查工具 -10（eating assessment tool-10，EAT-10）包含 10 个吞咽障碍相关问题，每个条目评分为 0~4 分，各条目得分相加，计算总分，见表 3-2-3。总分 ≥ 3 分表示可能在吞咽的效率和安全方面存在问题。EAT-10 有助于识别误吸的征兆、隐性误吸以及异常吞咽的体征，其与饮水筛查试验合用，可提高筛查试验的敏感性和特异性。EAT-10 具有很好的信度和效度，使用方便，护士和患者容易掌握，患者进行自评具有可行性，一般能在 2 分钟内完成。

注意：从 EAT-10 内容分析，该量表仅适用于已有饮水和进食经历的患者，所以在使用评估前需确定患者是否进食过。

表 3-2-3　进食评估问卷调查工具 -10（EAT-10）

姓名　　　年龄　　　性别　　　记录日期　　　科室
床号　　　住院号

目的：EAT-10 主要在测试有无吞咽障碍时提供帮助，在您与医生就有无症状的治疗进行沟通时非常重要。

| 1. 我的吞咽问题已经使我体重减轻 | 0 | 1 | 2 | 3 | 4 |
|---|---|---|---|---|---|
| 2. 我的吞咽问题影响到我在外就餐 | 0 | 1 | 2 | 3 | 4 |
| 3. 吞咽液体费力 | 0 | 1 | 2 | 3 | 4 |
| 4. 吞咽固体食物费力 | 0 | 1 | 2 | 3 | 4 |
| 5. 吞咽药片（丸）费力 | 0 | 1 | 2 | 3 | 4 |
| 6. 吞咽时有疼痛 | 0 | 1 | 2 | 3 | 4 |
| 7. 我的吞咽问题影响到我享用食物时的快感 | 0 | 1 | 2 | 3 | 4 |
| 8. 我吞咽时有食物卡在喉咙里的感觉 | 0 | 1 | 2 | 3 | 4 |
| 9. 我吃东西时会咳嗽 | 0 | 1 | 2 | 3 | 4 |
| 10. 我吞咽时感到紧张 | 0 | 1 | 2 | 3 | 4 |

A. 说明：回答您所经历的上述问题处于什么程度？0：没有；1：轻度；2：中度；3：重度；4：严重。
B. 得分：将各题的分数相加，得到总评分。总分最高 40 分。
C. 结果与建议：如果 EAT-10 的总评分 ≥ 3 分，表示您可能在吞咽的效率和安全方面存在问题。建议您带着 EAT-10 的评分结果就诊，进一步做吞咽检查和 / 或治疗。

### 3. 饮水筛查试验

（1）要求：患者可主动配合并能在支持下保持直立位或坐位；需要在确定患者无严重的呼吸困难，痰量少且可通过咳嗽排出，吞咽反射存在的情况下才可进行。

（2）筛查的内容包括：①口腔卫生情况；②患者口腔唾液的控制情况；

③如果允许，给予饮水筛查试验。

（3）方法：在临床护理实践中常用的是洼田饮水试验。

1）方法：先让患者单次喝下 2~3 茶匙水，如无问题，再让患者一次性喝下 30 毫升水，然后观察和记录饮水时间、有无呛咳、饮水状况等。饮水状况的观察包括啜饮、含饮、水从嘴唇流出、边饮边呛、小心翼翼地喝、饮后声音变化、患者反应、听诊情况等。

2）评价标准（分级）：①Ⅰ级，可一次喝完，无呛咳。②Ⅱ级，分两次以上喝完，无呛咳。③Ⅲ级，能一次喝完，但有呛咳。④Ⅳ级，分两次以上喝完，且有呛咳。⑤Ⅴ级，常常呛咳，难以全部喝完。

3）诊断标准：①正常：在 5 秒内喝完，分级在Ⅰ级。②可疑：饮水喝完时间为 5 秒以上，分级在Ⅰ~Ⅱ级。③异常：分级在Ⅲ、Ⅳ、Ⅴ级。用茶匙饮用，每次喝一茶匙，连续两次均呛咳属异常。

### 三、吞咽障碍的康复护理

#### （一）行为治疗护理

吞咽障碍的行为治疗包括：①口腔感觉训练，如温度刺激训练；②口腔运动训练，如口颜面操等；③气道保护训练；④呼吸训练；⑤生物反馈训练等。口腔感觉训练及口腔运动训练、气道保护训练、生物反馈训练主要用来改善吞咽的生理状态。

#### 1. 口腔感觉训练

（1）感觉促进综合训练：患者开始吞咽之前给予感觉刺激，使其能够快速启动吞咽，称感觉促进法（sensory facilitation therapy）。其方法包括：①把食物送入口中时，增加汤匙下压舌部的力量。②给予感觉较强的食物，例如冰冷的食团，有触感的食团（例如：果酱），或有强烈味道的食团。③给予需要咀嚼的食团，借助咀嚼运动提供最初的口腔刺激。④鼓励患者自己动手进食，可使患者得到更多的感觉刺激。对于吞咽失用、食物感觉失认的患者鼓励多用。

（2）冷刺激训练：用冰棉签刺激或用冰水漱口，是一种特别的感觉刺激，此法适用于口腔感觉较差患者。吞咽前，在腭舌弓给予温度触觉刺激。进食前以冷水刺激进行口腔内清洁，或进食时冷热食物交替进食；亦可将棉签在碎冰块中放置数秒，然后置于患者口内前咽弓处并平稳地做垂直方向的摩擦 4~5 次，然后做一次空吞咽或让患者进食吞咽，如出现呕吐反射，则应中止。

（3）嗅觉刺激：嗅觉刺激多用芳香味刺激物，故又称芳香疗法。芳香疗法是通过芳香物质中的小分子物质（芳香小分子）刺激嗅觉，来达到对嗅觉的调节及对嗅觉信息传递的促进作用。嗅觉刺激不会有副作用，也不需要患者有遵从口令的能力，只是经鼻吸入有气味的气体，对于老年人来说是简便易行的训练方法。常用的嗅觉刺激物有黑胡椒、薄荷脑等。

（4）味觉刺激：舌的味觉是一种特殊的化学性感觉刺激，通常舌尖对甜味敏感，舌根部感受苦味，舌两侧易感受酸味刺激，舌体对咸味与痛觉敏感。将不同味道的食物放置于舌部相应味蕾敏感区域，可以增强外周感觉的传入，从而兴奋吞咽皮质，改善吞咽功能。

应用的方法：根据患者的个人口味喜好，将不同味道的食物放置于舌部相应味蕾敏感区域，蔗糖的甜味刺激应放置于患者的舌尖；奎宁的苦味刺激应放置于患者的舌根部；柠檬的酸味刺激应放置于患者的舌两侧；辣椒的辣味刺激实际上触发舌部痛觉感受器，可放置于舌面。操作人员从冰箱中取出目标口味刺激物，采用棉签蘸取后给予刺激舌部相应味觉区域，每次刺激 3~5 秒，间歇 30 秒，共 10 分钟，持续 4 周。

（5）K 点刺激：K 点位于磨牙后三角的高度，在腭舌弓和翼突下颌缝的凹陷处（图 3-2-1）。通过刺激此部位可以诱发患者 K 点的张口和吞咽动作启动，可帮助患者开口，为口颜面训练和口腔护理创造良好条件。对于严重张口困难的患者，可用棉签直接刺激 K 点，患者比较容易产生张口动作。

注意：如果刺激 10 秒以上无张口和吞咽动作出现，说明 K 点刺激不敏感，应考虑其他方法训练患者张口。

（6）深层咽肌神经刺激疗法：深层咽肌神经刺激疗法是利用一系列冰冻柠檬棒刺激咽喉的反射功能，着重强调三个反射区：舌根部、软腭、上咽与中咽缩肌，达到强化口腔肌肉功能与咽喉反射，改善吞咽功能的目的。

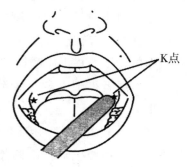

图 3-2-1　K 点位置

**2. 口腔运动训练** 徒手或借助简单小工具做唇、舌的练习，借以加强唇、舌、上下颌的运动控制、稳定性及协调、力量，提高进食咀嚼的功能，进而改善吞咽的方法。训练方法如下。

（1）口唇的运动练习：

1）唇拢缩运动：①将嘴唇噘起像吹气球般的姿势，持续 5 秒，练习 5~10 次。②将嘴角尽量上扬，像大笑般的姿势，持续 5 秒，练习 5~10 次。③以上两种姿势迅速交替练习 5~10 次为一次训练量，每日 1~2 次为宜。

2）唇抗阻力训练：①将细长的扁平木棒放嘴唇左边用力夹紧，然后用手拉住另一头与嘴唇对抗，重复做 5~10 次，然后同样方法换右侧练习。②将扁平木棒横放于上下唇之间，用力夹紧，在木棒两端放上数个硬币，维持 20 秒左右（可根据患者的唇力量决定放置硬币的个数）。③将一个拴线棉签放入双唇之中，嘱患者紧闭双唇抵抗棉签，操作人员将棉签向外抽出，练习抗阻力。

3）唇吹吸运动：①吹哨子训练，要求患者用嘴唇含住哨子并用力吹。②吸管运动，要求患者用嘴唇含住吸管，用吸管将弹珠吸起。

4）唇振动运动：将手放在唇上，像玩"哇哇"的游戏那样，嘱患者持续发出"哇 – 哇 – 哇"的声音，并同时用手轻拍双唇，以增加唇部的感觉。

（2）舌、软腭的力量及运动训练：

1）伸展运动：舌头分别向上 – 下 – 左 – 右方向尽可能地伸长，均维持 5 秒，然后放松，最后将舌头沿着嘴唇四周绕一圈，收回舌头的时候同时吞下口水，重复 5~10 次。

2）上下运动：①用舌头用力地推上、下排门牙的后面，一上一下，交替反复练习。②用舌头推上排门牙的后面，用力顶住 10 秒，然后放松，再用舌头贴住硬腭尽量向后卷，连续做 5~10 次。

3）抗阻力运动：①伸出舌头，将汤匙放在舌头前面，嘱患者用力顶住，检查者适当地加以对抗的阻力。②将汤匙放在舌头的侧边，嘱患者用力顶住，检查者适当地加以对抗的阻力，左右交替练习。

（3）咀嚼功能训练；

1）张口训练：将口张到最大，维持 5 秒，放松，然后将下颌向左侧移动，维持 5 秒，放松，同法向右侧移动，重复训练 5~10 次。然后加快速度，同法做上述训练。

2）鼓腮训练：紧闭嘴唇，鼓腮，维持 5 秒，然后两边交替做鼓腮动作。

3）下颌抗阻力运动：①用手抵住下颌，要求患者将嘴张开到最大抵抗手的力量，持续 5 秒后休息，重复 5~10 次。②将棉签放在左边磨牙上，嘱患者用力咬紧，抵抗将棉签抽出的力量，持续 5 秒，换右边，各练习 5~10 次。

**3. 气道保护训练**　气道保护训练是旨在增加患者口、舌、咽等结构本身运动范围，增强运动力度，增强患者对感觉和运动协调性的自主控制，避免误吸、保护气道的徒手操作训练方法。气道保护训练主要包括：保护气管的声门上吞咽法，增加吞咽通道压力的用力吞咽法，延长吞咽时间的门德尔松吞咽法等。

（1）声门上吞咽法：是在吞咽前及吞咽时通过气道关闭，防止食物及液体误吸，吞咽后立即咳嗽，清除残留在声带处食物的一项气道保护技术。声门上吞咽法第一次应用可在吞咽造影检查时进行，或在床边检查时进行。

1）方法：①深吸一口气后屏住气；②将食团放在口腔内吞咽位置；③保持屏气状态，同时做吞咽动作（1~2 次）；④吞咽后吸气前立即咳嗽；⑤再次吞咽。

2）注意：有冠心病的脑卒中患者声门上吞咽法应禁用。完成这些步骤前需先让患者做吞口水练习，患者在没有食物的情形下，能正确遵从上述步骤成功练习数次后，再给予食物练习。

（2）用力吞咽法：用力吞咽时，舌与腭之间更贴近，口腔内压力增大，往下挤压食团的压力增大，可减少会厌谷的食物残留；用力吞咽增加了舌根向后运动能力，使舌根与后咽壁的距离缩短，咽腔吞咽通道变窄，咽腔压力增大，咽食管段的开放时间持续增加，食团的流速加快，减少吞咽后的食物残留。

方法：当吞咽时，所有的咽喉肌肉一起用力挤压，使舌在口中沿着硬腭向后的每一点以及舌根部都产生压力。每次食物吞咽后，可采用空吞咽即反复几次空吞唾液的方法，将口中食物全部吞咽下去，然后再进食；也可每次进食吞咽后饮少量的水（50~100 毫升），继之再吞咽，这样有利于刺激诱发吞咽反射，又能达到除去咽残留食物的目的，这种方法称为交互吞咽。

（3）门德尔松吞咽法：为延长环咽部开放时间而设计，对于喉部可以上抬的患者，在患者吞咽时，让患者感觉有喉部的上抬，并设法保持喉上抬位置数秒。对于喉上抬无力的患者，可用手上推其喉部来促进吞咽。

1）方法：①对于喉部可以上抬的患者，当吞咽唾液时，让患者感觉有喉部的上抬，同时保持喉上抬位置数秒；或吞咽时让患者以舌尖顶住硬腭、屏住呼吸，以此位置保持数秒，同时让患者示指置于甲状软骨上方，中指置于环状软骨上，感受喉结上抬。②对于上抬无力的患者，操作者用手向上推其喉部来促进吞咽。即只要喉部开始抬高，操作者即可用置于环状软骨下方的示指与拇指上推喉部并固定（图3-2-2）。

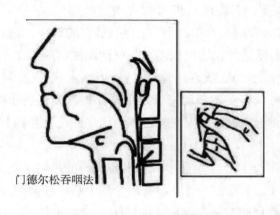

门德尔松吞咽法

图 3-2-2 门德尔松吞咽法

2）注意：要先让患者感到喉部上抬，上抬逐渐诱发出来后，再让患者借助外力，有意识地保持上抬位置。此法可增加吞咽时喉提升的幅度并延长提升后保持不降的时间，因而也能增加环咽段开放的宽度和时间，起到治疗的作用。

**4. 呼吸训练** 正常吞咽时，呼吸停止，吞咽障碍的患者有时会在吞咽时吸气而引起误吸。为了提高患者呼吸控制能力，采用如吹泡泡练习、吹乒乓球训练等方法，有助于改善此类情况。

**5. 生物反馈训练**

（1）肌电生物反馈：肌电生物反馈帮助患者维持并提高吞咽能力。在进行一系列吞咽和气道保护训练的同时，使用肌电生物反馈可以明显提高吞咽训练的疗效。

（2）方法：把肌电生物反馈电极置于颈前舌骨与甲状软骨上缘之间，电脑肌电生物反馈训练仪能无创探测到吞咽时喉上抬肌肉收缩的幅度，通过肌电触发刺激器提供一次有功能活动的肌肉收缩。

**6. 进食训练**

（1）食物的选择与调配：

1）食物选择：食物的选择因人而异。吞咽障碍患者的食物性状应首选糊状食物。鼓励能吞咽患者进食高蛋白、高维生素的食物，选择软食、半流质食物或糊状食物，避免粗糙、干硬、辛辣等刺激性食物。

2）食物调配：吞咽障碍患者的食物性状选择应根据临床评估和仪器评估的结果确定，可根据吞咽障碍影响吞咽器官的部位，选择适当食物并进行合理配制，不同质地的食物根据需要，可调制成不同形态。如患者饮水呛咳，进食糖浆状或糊状食物无误吸，那么就可以将水或其他液体调稠进食。若患者咀嚼困难，可以将食物硬度降低，用搅拌机打碎，制作成糊状或布丁状软食，如搅拌机固化食物食用困难，可以使用半固化食物调节剂进行增稠处理，以易于吞咽。

软食的调配。①适合人群：轻度咀嚼障碍的患者（老人）。②食物特征：食物细软、不散、不黏；容易咀嚼或用牙龈咀嚼。③调配方法：将热的食材、高汤和半固化食物调节剂一起放入搅拌机，搅拌至均匀，倒入容器中即可成软食。④调配后食物的特点：少量添加即可成胶，顺滑不黏附，无口腔残留，尤其适合摄食训练，不改变食材的性质、构造，不改变食物味道和营养，操作简单。

半流质食物的调配。①适合人群：中度咀嚼或吞咽障碍的患者。②食物特征：食物湿润有形状，即使没有牙齿也可用舌压碎，且容易形成食团，在咽部不会分散，容易吞咽。③调配方法：为保障吞咽障碍患者安全进食，在流质食物中添加增稠剂。

糊状食物的调配。①适合人群：明显咀嚼或吞咽障碍患者。②食物特征：食物呈果冻状，无须咀嚼，易吞咽；通过食管时易变形且很少在口腔内残留。③调配方法（以粥为例）：改变食物的感官性状，进而使糊状食物成形。④调配后食物的特点：可以改善粗纤维食物的口感，使搅拌后的食物更顺滑，增加患者的依从性，减少口腔残留且不受温度影响。

（2）进食管理：

1）直接训练（吞咽障碍患者摄食训练）即进食时采取的措施，包括进食体位、食物入口位置、食物性质（大小、结构、温度和味道等）和进食环境等。

进食体位：进食的体位应因人因病情而异。开始训练时应选择既有代偿作用又安全的体位。对于不能坐位的患者，一般至少躯干30°仰卧位，头部前屈，偏瘫侧肩部以枕垫起，喂食者位于患者健侧。此时进行训练，食物不易从口中漏出，有利于食团向舌根运送，还可以减少向鼻腔逆流及误咽的危险。颈部前屈是预防误咽的一种方法。仰卧时颈部易呈后屈位，使与吞咽活动有关的颈椎前部肌肉紧张、喉头上举困难，从而容易发生误咽。

一口量：包括调整进食的速度和一口量的控制，即最适于吞咽的每次摄食入口量，正常人约为20毫升。一般先以少量试之（3~4毫升），然后酌情增加，如3毫升、5毫升、10毫升。为防止吞咽时食物误吸入气管，可结合声门上吞咽训练方法。这样可使声带闭合封闭喉部后再吞咽，吞咽后咳嗽可除去残留在咽喉部的食物残渣。

进食速度：一口吞咽完成后再进食下一口，避免2次食物重叠入口的现象。

餐具的选择：应选用边缘钝厚、匙柄较长，容量5~10毫升的匙子。

食物在口中的位置：食物放在健侧舌后部或健侧颊部，有利于食物的吞咽。

培养良好的进食习惯也至关重要。进食环境应安静，患者注意力集中，最好定时、定量，能坐位进食。

2）代偿性训练是进行吞咽时采用的姿势与方法，一般是通过改变食物通过的路径和采用特定的吞咽方法使吞咽变得安全。

侧方吞咽：让患者分别左、右侧转头，做侧方吞咽，可除去梨状隐窝部的残留食物。

空吞咽与交替吞咽：每次进食吞咽后，反复做几次空吞咽，使食团全部咽下，然后再进食，可除去残留食物，防止误咽。亦可每次进食吞咽后饮极少量的水（1~2毫升），这样既有利于刺激诱发吞咽反射，又能达到除去咽部残留食物的目的，称为交替吞咽。

用力吞咽：让患者将舌用力向后移动，帮助食物推进通过咽腔，以增大口腔吞咽压，减少食物残留。

点头样吞咽：颈部尽量前屈，形状似点头，同时做空吞咽动作，可去除会厌谷残留食物。

低头吞咽：颈部尽量前屈姿势吞咽，使会厌谷的空间扩大，并让会厌向后移位，避免食物溢漏入喉前庭，更有利于保护气道；低头吞咽时收窄气管入口，咽后壁后移，使食物尽量离开气管入口处。

（二）口腔护理

**1. 含漱法**

（1）适用于洼田饮水试验3级及以下的吞咽障碍者，如鼻咽癌放化疗术后患者；不适用于有认知障碍或严重吞咽功能障碍的患者。

（2）方法：用舌上下、左右、前后反复搅拌，嘱患者每次含漱时，漱口液保留在口腔内3~5分钟，做到在晨起、饭后和睡前各含漱1次。

（3）作用：清除大块残渣及分泌物，减少牙菌斑；使唾液分泌增加，改善口腔酸性环境。含漱法是一种患者自我口腔护理方法。

（4）注意事项：指导患者漱口时尽量低头，避免仰头时引起误吸、呛咳。

**2. 口腔冲洗法**

（1）适用于口腔内有病变、伤口，或有钢丝、夹板等固定物的口腔、下颌术后患者。

（2）方法：左手用注射器缓慢注射漱口液，右手持负压吸引管进行抽吸，一边注射一边抽吸，直至口腔全部冲洗干净。注射式负压吸引法是目前常用、效果较好的冲洗法。

（3）作用：物理性冲洗可替代唾液起到物理冲刷作用。

（4）注意事项：该方法可冲洗掉大部分细菌，注射及抽吸需2人配合操作，耗费人力，抽吸不及时、不干净，易导致患者呛咳或误吸。另外很难清除舌苔或痰痂。

**3. 机械性擦洗法**

（1）适用于昏迷或有气管切开的患者。

（2）方法：传统方法以棉球擦洗为主，改良的方法包括使用纱布、一次性棉拭子、海绵刷等进行擦洗。

（3）作用：机械性擦洗可以有效去除牙菌斑。

（4）注意事项：擦拭法存在清洗范围小、压力不足等缺点，当口腔分泌物、污物较多时难以擦拭干净，建议在口腔护理前先行吸引或结合冲洗法进行口腔护理。另外，需特别注意擦洗力度，避免发生机械性损伤。

**4. 刷牙法**

（1）适用于洼田饮水试验 2 级以下的吞咽障碍者。

（2）方法：使用传统手动牙刷、电动牙刷刷牙。

（3）作用：清除牙间污垢、食物碎屑、部分牙菌斑和清除口臭；按摩牙龈，促进血液循环，对牙周起到良好的刺激作用，增加组织的抵抗力。

（4）注意事项：使用电动牙刷比手动牙刷更能彻底清除牙菌斑，适用于牙龈炎及牙龈出血者，不适用于严重吞咽功能障碍患者。

**5. 负压冲洗式刷牙法**

（1）适用于洼田饮水试验 3 级以上吞咽障碍者或重症（昏迷、气管插管、气管切开）患者。

（2）方法：一名护士操作，用冲吸式口护吸痰管的进水腔冲洗口腔后，及时通过吸水腔吸走，使用硅胶刷毛在口腔内不断刷洗。

（3）作用：清除口腔污垢，清洁舌苔，提高口腔清洁度，防止刷牙时误吸，预防口腔和肺部感染，按摩牙龈，促进血液循环，增加组织的抵抗力。

（4）注意事项：该方法将冲洗法与刷牙法相结合，很好地发挥了各种方法的优势，又解决了吞咽障碍患者吞咽功能异常易发生误吸、呛咳的难题；在操作过程中应注意冲水的速度，及时检查吸引压力，避免因冲水量过大、抽吸不及时导致的误吸、呛咳。

**6. 咀嚼法**

（1）适用于鼻咽癌放化疗术后及口腔、咽喉术后吞咽障碍患者或老年退行性吞咽障碍患者。

（2）方法：湿润口唇后咀嚼木糖醇口香糖，早、中、晚各 1 次，每次 15 分钟。

（3）作用：满足患者生理和心理需求，促进唾液分泌，预防口腔并发症，防止真菌感染，促进肠蠕动恢复，改善口腔咀嚼相关肌肉肌力。

（4）注意事项：不适用于意识不清、认知障碍患者；幼儿应在家长监管下使用该方法。

**7. 并发症及其处理**

（1）口腔黏膜损伤：①正确使用开口器和压舌板，保证钳端完全包裹在棉球里，避免止血钳碰伤、擦伤口腔黏膜。使用负压式吸引牙刷时，避免负压压力过大而导致口腔黏膜损伤。②擦洗口腔黏膜溃疡面、糜烂处时，动作

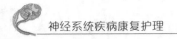 

要轻柔，避免损伤导致出血。③口腔有白膜或分泌物覆盖时，不能强行擦除。④如果口腔黏膜损伤导致活动性出血，予以棉球压迫止血。

（2）误吸：①口腔护理前协助患者摆放正确体位，若有痰液，应充分清除；②佩戴气管套管者，口腔护理前，应检查气囊压力，控制冲洗速度及水量。

# 第三节  语言－言语障碍的康复护理

## 一、概述

语言（language）与言语（speech）是两个既不同又有关联的概念。语言是以语音为物质外壳，由词汇和语法两部分组成。其表现形式包括口语、书面语和姿势语（如手势、表情及手语）。言语是指人们掌握和使用语言的活动，具有交流功能、符号功能、概括功能，是音声语言（口语）形成的机械过程，即说话的能力。

语言障碍是指在口语和非口语的过程中，词语的应用出现障碍。表现为在形成语言的各个环节中，如听、说、读、写单独或多个部分受损所导致的交流障碍。代表性的语言障碍为脑卒中和脑外伤所致的失语症。

言语障碍是指口语形成障碍，包括发音困难或不清，嗓音产生困难、气流中断或言语韵律异常等导致的交流障碍。代表性的言语障碍为构音障碍，临床上多见的是脑卒中、脑外伤、脑瘫等疾病所致的运动性构音障碍。

## 二、语言－言语障碍的评定

### 1. 失语症评估

（1）听觉理解障碍：是失语症患者常见的症状，表现为患者对口语的理解能力降低或丧失。包括以下几种：①语义理解障碍，患者能正确辨认语音，但不明词义。②语音辨识障碍，患者能像常人一样听到声音，但听对方讲话时，对所听到的声音不能辨认，给人一种似乎听不见的感觉，患者可能会说听不懂对方的话或不断地让对方重复或反问，典型的情况称为纯词聋。③听觉记忆跨度和句法障碍。

（2）口语表达障碍：①发音障碍，失语症的发音障碍和与言语产生有关的周围神经肌肉结构受损所致的构音障碍不同，发音错误往往多变，这种错误大多由于言语失用所致。②说话费力，一般常与发音障碍有关，表现为说话时言语不流畅，患者常伴有叹气、面部表情和身体姿势费力的表现。③错语，常见有语音错语、词义错语和新语。④杂乱语，在表达时，大量错语混有新词，缺乏实质词，以致说出的话使对方难以理解。⑤找词困难和命名障碍，指患者在谈话过程中，欲说出恰当词时有困难或不能，多见于名词、动词和形容词。⑥刻板语言，多见于重症患者，可以是刻板单音，也可以是单词。⑦言语持续现象，在表达中持续重复同样的词或短语，特别是在找不到恰当的表达方式时出现。⑧语法障碍。⑨复述障碍。⑩口语流畅性障碍。

（3）阅读障碍：因大脑病变导致阅读能力受损，称失读症。阅读包括朗读和对文字的理解，这两种可以出现分离现象。

（4）书写障碍：书写不仅涉及语言本身，而且还有视觉、听觉、运动觉、视空间功能和运动参与其中，所以在分析书写障碍时，要判断书写障碍是不是失语性质，检查项目包括自发性书写、分类书写、看图书写、写句子、描述书写、听写和抄写。

（5）严重程度评定：目前，国际上多采用波士顿诊断性失语症检查法中的失语症严重程度分级标准（表3-3-1）。

表3-3-1 失语症严重程度分级标准

| 等级 | 标准 |
| --- | --- |
| 0级 | 无有意义的言语或听觉理解能力 |
| 1级 | 言语交流中有不连续的言语表达，但大部分需要听者去推测、询问和猜测；可交流的信息范围有限，听者在言语交流中感到困难 |
| 2级 | 在听者的帮助下，可能进行熟悉话题的交谈。但对陌生话题常常不能表达出自己的思想，使患者与听者都感到进行言语交流有困难 |
| 3级 | 在仅需少量帮助下或无帮助下，患者可以讨论几乎所有的日常问题。但由于言语和（或）理解能力的减弱，使某些谈话出现困难或不大可能完成 |
| 4级 | 言语流利，可观察到患者有理解障碍，但思想和言语表达尚无明显限制 |
| 5级 | 有极少的可分辨出的言语障碍，患者主观上可能感到有点困难，但听者不一定能明显觉察到 |

**2. 构音障碍评估**

（1）患者通常理解力正常并能正确地选择词汇以及按语法排列词句，但不能很好地控制重音、音量和音调。

（2）运动性构音障碍：由于参与构音的肺、声带、软腭、舌、下颌、口唇等肌肉系统及神经系统损害引起的言语障碍，如言语肌麻痹、肌无力和运动不协调。

（3）器质性构音障碍：由于构音器官的形态异常导致功能异常而引起的构音障碍。如先天性唇腭裂、巨舌症、外伤性构音器官损伤、先天性腭咽闭合不全等。

（4）功能性构音障碍：患者错误构音呈固定化，但构音器官运动功能、形态无异常，听力在正常水平，语言发育已达 4 岁以上水平。

（5）评定方法：

1）评估内容：包括评估患者的反射、呼吸、唇的运动、颌的位置，以及软腭、喉、舌的运动、言语状况等。

2）评估方法：包括构音器官功能检查和物理检查。①构音器官功能检查，主要是通过听患者说话时的声音特征；观察患者的面部运动，如唇、舌、颌、咽、喉部在安静及说话时的运动情况，以及呼吸状态；让患者做各种言语肌肉的随意运动以确定有无异常。临床常用的构音器官功能性检查方法是我国修订的中文版 Frenchay 构音障碍评定表（表 3-3-2），能为临床动态观察病情变化、诊断分型和评定疗效提供客观依据，并对治疗有较肯定的指导作用。②仪器检查，包括鼻流量计检查，喉空气动力学检查，纤维喉镜、电子喉镜检查，电声门图检查，肌电图检查，电脑嗓音分析系统。

表 3-3-2　Frenchay 构音障碍评定表

| 项目 | 功能 | 损伤严重程度 | | | | |
| --- | --- | --- | --- | --- | --- | --- |
| | | a 正常← | | →严重损伤 e | | |
| | | a | b | c | d | e |
| 反射 | 咳嗽 | | | | | |
| | 吞咽 | | | | | |
| | 流涎 | | | | | |
| 呼吸 | 静止状态 | | | | | |
| | 言语时 | | | | | |

续表

| 项目 | 功能 | 损伤严重程度 | | | | |
|---|---|---|---|---|---|---|
| | | a 正常← | | →严重损伤 e | | |
| | | a | b | c | d | e |
| 唇 | 静止状态 | | | | | |
| | 唇角外展 | | | | | |
| | 闭唇鼓腮 | | | | | |
| | 交替发音 | | | | | |
| | 言语时 | | | | | |
| 颌 | 静止状态 | | | | | |
| | 言语时 | | | | | |
| 软腭 | 进流质食物 | | | | | |
| | 软腭抬高 | | | | | |
| | 言语时 | | | | | |
| 喉 | 发音时间 | | | | | |
| | 音调 | | | | | |
| | 音量 | | | | | |
| | 言语时 | | | | | |
| 舌 | 静止状态 | | | | | |
| | 伸舌 | | | | | |
| | 上下运动 | | | | | |
| | 两侧运动 | | | | | |
| | 交替发音 | | | | | |
| | 言语时 | | | | | |
| 言语 | 读字 | | | | | |
| | 读句子 | | | | | |
| | 会话 | | | | | |
| | 速度 | | | | | |

## 三、语言－言语障碍的康复护理

### 1. 失语症

（1）综合治疗：包括以改善语言功能为目的的治疗方法和实用交流能力训练。

1）以改善语言功能为目的的治疗方法：包括 Schuell 刺激促进法、阻断去除法、程序学习法、脱抑制法等。

2）实用交流能力训练：积极用非言语交流的措施，如将一叠图片正面向下扣置于桌上，与患者交替摸取，不让对方看见自己手中图片的内容。然后运用各种表达方式（呼名、迂回语、手势语、指物、绘画）将信息传递给对方，接受者通过重复、猜测、反复质问等方式进行适当反馈。

（2）对症治疗：

1）口型训练：①让患者照镜子检查自己的口腔动作是不是与护士做的口腔动作一样；②患者模仿护士发音，包括汉语拼音的声母、韵母和四声；③护士画出口型图，告诉患者舌、唇、齿的位置以及气流的方向和大小。

2）理解训练：①单词的认知和辨别；②语句理解。

3）口语表达训练：包括单词、句子和短文练习。

4）阅读理解及朗读训练：单词的认知包括视觉认知和听觉认知。①视觉认知；②听觉认知；③朗读单词；④句子、短文的理解和朗读；⑤朗读篇章。

5）书写训练：①抄写字、词、句子。②让患者看动作图片，写叙述短句；看情景图片，写叙述文。③写日记、写信、写文章。

（3）护理注意事项：

1）时间安排：每日的训练时间应根据患者具体情况决定，患者状况差时应缩短训练时间，状况较好时可适当延长。最初的训练时间应限制在 30 分钟以内。超过 30 分钟可安排为上、下午各 1 次。短时间、多频率训练比长时间、少频率的训练效果要好。训练要持续数月、1 年或更久。

2）避免疲劳：要密切观察患者的行为变化，一旦有疲倦迹象应及时调整时间和变换训练项目或缩短训练时间。

3）训练目标要适当：每次训练开始时从患者容易的题入手，并于每日训练结束前让患者完成若干估计能正确反应的内容，令其获得成就感，进而坚持训练。

**2. 构音障碍**

（1）呼吸训练：是改善发声的基础。先调整坐姿，后做增加呼气时间的训练和呼出气流控制训练。

（2）松弛训练：主要针对痉挛性构音障碍，可进行以下放松训练。①足、腿、臀的放松。②腹、胸、背部的放松。③手和上肢的放松。④肩、颈、头的放松。

（3）发音训练：

1）发音启动训练：深呼气、用嘴哈气，然后发"a"，或做发摩擦音口形，然后做发元音口形如"su"。

2）持续发音训练：由一口气发单元音逐步过渡到发 2~3 个元音。

3）音量控制训练：指导患者由小到大，再由大到小交替改变音量。

4）音高控制训练：帮助患者找到最适音高，在该水平稳固发音。

5）鼻音控制训练：控制鼻音过重。

（4）口面与发音器官训练：

1）唇运动：练习双唇闭合、外展、鼓腮。

2）舌的运动：练习舌尽量向外伸出、上抬，由一侧口角向另一侧口角移动，舌尖沿上下齿龈做环形"清扫"动作。

3）软腭抬高。

4）交替运动：主要是唇舌的运动，是早期发音训练的主要部分。开始时不发音，只做发音动作，以后再练习发音。

（5）语言节奏训练：包括重音节奏训练和语调训练。

1）重音节奏训练：①呼吸控制；②诗歌朗读；③利用生物反馈技术加强患者对自己语言节奏的调节。

2）语调训练：练习不同的语句，使用不同的语调。

（6）非言语交流方法训练：重度构音障碍的患者由于言语功能被严重损害，应根据患者的具体情况和未来交流的实际需要，选择非言语的方式交流。

## 四、健康教育

（1）告知患者及其家属在早期进行语言 – 言语康复治疗的意义，语言 – 言语康复治疗开始得越早，效果越好。

（2）训练过程应循序渐进，由简单到复杂。

（3）鼓励患者主动参与语言 – 言语康复训练，训练者与被训练者之间的双向交流是治疗的重要内容。

（4）为激发患者言语交流的欲望和积极性，要注意设置适宜的言语环境。

# 第四节　感知觉障碍的康复护理

## 一、概述

感知功能包括感觉功能（sensation）、知觉功能（perception）两个方面。感觉系统提供来自身体内部及外界环境的信息，通过感知传给神经系统；运动系统则运用感觉系统传来的信息进行计划、组织及执行下一步行动的指令。感知与运动系统在神经中是紧密相连的，常合称为感知运动系统。因此，评估感知功能应从感觉功能和知觉功能两方面进行评估。

## 二、感知觉障碍的评定

### （一）感觉功能评估

感觉是人脑对直接作用于感觉器官的客观事物个别属性的反映，个别属性包括大小、形状、颜色、硬度、温度、味道、气味、声音等。感觉功能评定可分为浅感觉检查、深感觉检查、复合感觉检查。

#### 1. 浅感觉检查

（1）痛觉：被检者闭目，用大头针的针尖轻刺被检者皮肤，询问被检者有无疼痛感觉，两侧对比，近端和远端对比，并记录感觉障碍的类型（过敏、减退或消失）与范围。对痛觉减退的患者要从有障碍的部位向正常部位检查，对痛觉过敏的患者要从正常部位向有障碍的部位检查，这样容易确定异常感觉的范围。

（2）触觉：被检者闭目，用棉签轻触被检者的皮肤或黏膜，询问有无感觉。触觉障碍常见于脊髓后索病损。

（3）温度觉：被检者闭目，用两支玻璃试管或金属管分别装冷水（5~10 ℃）和热水（40~50 ℃），交替接触患者皮肤，让其辨别冷热。温度觉障碍常见于脊髓丘脑侧束病损。

#### 2. 深感觉检查

（1）运动觉：被检者闭目，检查者轻轻夹住被检者的手指或足趾两侧，上下移动 5° 左右，让被检者说出运动方向。运动觉障碍常见于脊髓后索病损。

（2）位置觉：被检者闭目，检查者将其肢体摆成某一姿势，请其描述该姿势或用对侧肢体模仿。

（3）振动觉：检查者将振动着的音叉柄置于骨突起处，询问被检者有无振动并计算持续时间，比较两侧有无差别。检查时常选择的骨突部位有胸骨、锁骨、肩峰、尺骨鹰嘴、桡骨小头、尺骨小头、棘突、髂前上棘、股骨粗隆、腓骨小头、内踝和外踝等。

**3. 复合感觉检查**

（1）皮肤定位觉：被检者闭目，检查者以手指或棉签轻触被检者皮肤，让被检者说出或用手指指出被触部位。

（2）两点辨别觉：以钝脚分规刺激皮肤上的两点，检测被检者有无能力辨别，再逐渐缩小分规双脚间距，直到被检者感觉为一点为止，测其实际间距，与健侧对比。两点必须同时刺激，用力相等。两点辨别距离越小，越接近正常值范围，说明该神经的感觉功能越好。

（3）实体觉：被检者闭目，让其用单手触摸熟悉的物体（如钢笔、钥匙、硬币等），并说出物体的名称、大小、形状、硬度、轻重等，两手比较。怀疑有实体觉障碍者，应先测功能差的手，再测另一手。被检者睁眼，用一小布袋装入上述熟悉的物体，令其用单手伸入袋中触摸，然后说出1~2种物体的属性和名称。

（4）体表图形觉：被检者闭目，检查者用笔或竹签在其皮肤上画图形（方形、圆形、三角形等）或写简单的数字（1、2、3等），让被检者分辨。也应双侧对照。

感觉功能评定结果可记录为：正常（0），减弱（-1），消失（-2），轻度敏感（+1），显著敏感（+2）。

**4. 检查注意事项**

（1）首先让被检者了解检查的目的与方法，以取得充分合作。

（2）充分暴露检查部位。

（3）皮肤增厚、瘢痕、起茧部位的感觉也会有所下降，注意区别。

（4）检查时采取左右、近远端对比的原则。

（5）检查时被检者一般宜闭目，以避免主观或暗示作用。

（6）检查者需耐心细致，必要时可多次重复检查。

### （二）知觉功能评估

知觉是人脑对直接作用于感觉器官的客观事物整体属性的综合反映，包括对各种感觉刺激的分析及对不同刺激的辨别能力。知觉障碍是指在感觉输入系统完整的情况下，大脑对感觉刺激的认知和鉴别障碍。知觉障碍常表现为失认症和失用症。

**1. 失认症**　是指因脑损伤致患者在没有感觉功能障碍、智力衰退、意识不清、注意力不集中的情况下，不能通过感觉辨认身体部位和熟悉物体的临床症状。失认症包括躯体失认、单侧空间失认、左右失认、视觉失认、触觉失认、疾病失认等。

**2. 失用症**　又称运用障碍，是由于脑损伤致患者在无智能障碍、理解困难、感觉障碍、运动障碍、肌强直及共济失调的情况下，不能准确执行有目的的动作。

**3. 评定方法**

（1）单侧空间失认：又叫单侧忽略，患者不能整合和利用来自身体或环境一侧的知觉，多见右脑损伤后左侧忽略。常用的评估方法包括以下几种。①删除试验，纸上印几行数字或字母，让患者删去某个特定数字或字母，一侧明显有遗漏为阳性。②绘图试验，可让患者模仿画人、房子、花或钟面，如绘画缺少一半或明显偏歪、扭曲等为阳性。③二等分试验，将20厘米长的直线进行二等分，中点向右偏1厘米以上考虑阳性。④拼板试验，让患者拼人形拼板，如一侧遗漏为阳性。⑤阅读试验，让患者读一段文字，如遗漏一侧字为阳性。

（2）失用症：①意念运动性失用，患者不能执行有目的的动作。如口头指定患者示范划火柴，给出实物，观察其是否能完成。②意念性失用，患者不能做复杂的连续性动作，如把牙膏、牙刷、口杯给患者，让患者去刷牙，观察其动作顺序。③运动性失用，评估上肢和口颜面失用，分别观察上肢和口腔器官活动。④穿衣失用，观察患者自己穿衣或给娃娃穿衣。⑤结构性失用，评估内容包括搭积木、火柴棍的摆放、几何图形的临摹。⑥步行失用，观察患者能否步行、跨门槛和上下楼梯。

### 三、感知觉障碍的康复护理

#### （一）感觉障碍的康复护理

**1. 感觉脱敏技术** 又称感觉抑制法，是降低感觉敏感程度的一种技术，主要是通过反复刺激，增加患者耐受力，提高患者感觉阈值，从而达到降低异常的感觉敏感程度的目的。训练方法如下。

（1）开始使用患者能耐受的轻柔触觉刺激（棉棒刺激），适应后增加刺激强度，直至可耐受较强刺激而不产生疼痛。

（2）感觉恢复的次序是先钝觉，后敏锐觉，可采用靠深压觉来传递钝性刺激，不要采用尖锐的刺激物。

（3）抓取不同形状、大小与质地的物件，体会抓取动作带来的感觉。

（4）患者将手插入沙或冰水中进行训练，让患者体会手部的感觉，也可让患者把手浸入不同水温的水桶等。

（5）振动、按摩、叩打敏感区也可降低感觉敏感度。

**2. 感觉再教育训练** 以感觉刺激为主。训练方法如下。

（1）让患者闭眼尝试做某一活动，然后让患者睁眼检查所完成的活动是否正确，如不正确，睁眼重复相同活动，以实现视觉与感觉经验的统合，并行记忆储存。再闭眼，重复做相同的活动，以强化睁眼时所获得的经验。

（2）可针对物品的形状识别，嘱患者闭目，护士让患者感受不同形状的物品，并让其描述特征，如材质及形状等。训练时，要让患者进行健手及患手的感觉对比。如在木箱中放置一个圆球、一方块木头，指示患者判断球和方块；在患者判断比较准确以后，再在木箱中放置大、中、小三种圆球或方木块，指示患者用患手触摸，判断它们的差异，再进行患侧和健侧的感觉对比。

（3）针对手部有抓握动作的患者，可以让其进行手部的抓握训练，但是抓握的物体的表面要使用不同的材料包裹，如粗布、砂纸、铁皮等，各种材料对患者末梢的感觉刺激和视觉的参与可提高其中枢神经的感知觉能力。

（4）随着感觉功能的恢复，可让患者操作螺栓、钥匙，鼓励患者完成系纽扣、写字、使用餐具等日常生活范围内的事情。

（5）患侧上肢负重时，可在支持面下铺垫不同材料的物品，如木板、金属板、棉布、绒布等，这就无形中对手掌施加了各种各样的感觉刺激。

（二）知觉障碍的康复护理

（1）在房间环境布置时要使忽略的一侧朝向床头柜、电视和房门等。

（2）在日常生活中注意尽量从忽略侧给予视觉、听觉等刺激。例如，对于患者"左侧忽略"、头转向右侧的患者，如果站在左侧与他交谈时他仍向右看，应先从右侧给予刺激然后逐渐转移到左侧，即对重症患者的刺激是"右→左"。

（3）为提高患者的自理能力，练习行走时在地面的患者忽略侧贴红色胶带纸，进餐时与周围人使用颜色不同的餐具等。

（4）将忽略侧的轮椅手闸的手柄加长并罩鲜艳颜色的布，将忽略侧足踏板涂上颜色等。

## 四、健康教育

（1）感觉障碍除了使患者运动功能受到较大影响外，感觉的丧失或迟钝也易造成烫伤、创伤、感染等，要帮助患者在治疗和日常生活中，养成用视觉代偿的习惯，防止意外伤害的发生。

（2）让患者及其家属充分理解半侧忽略对患者日常生活的影响，了解在安全方面存在的行为问题，强调在各种活动中视觉扫描的重要性。

（3）训练患者自我发现并克服忽略，并尽可能帮助患者在实际生活环境中进行练习。

# 第五节　认知障碍的康复护理

## 一、概述

认知（cognition）是认识和知晓事物过程的总称，包括感知、识别、记忆、概念形成、思维、推理及表象等。当神经系统疾病因素，如颅脑外伤、脑卒中等发生后患者会出现认知障碍（cognition impairment），包括注意力障碍，记忆力障碍，推理、判断问题障碍，执行功能障碍，其他（精神活动过程整体降低，洞察力、手眼协调能力下降，空间与距离判断困难等）。

## 二、认知障碍的评定

### （一）认知障碍分类

**1. 注意力障碍** 当进行一项工作时，不能持续注意，常是脑损伤的后遗症。比较基本的问题是不能充分地注意，但对简单刺激有反应。比较严重的注意力问题包括不能把注意力从一件事上转到另一件事上，或分别注意同时发生的两件事情。注意力代表了基本的思维水平，这个过程的破坏对其他认知领域有负面影响。

**2. 记忆力障碍** 是脑损伤后最常见的主诉。表现为不能回忆或记住受伤后所发生的事件，但对久远的事情回忆影响不大。虽然记忆力随时间推移可逐步改善，但大多数人仍有严重问题。

**3. 推理、判断问题障碍** 大面积脑损伤后，将出现高水平的思维障碍，表现为分析和综合信息困难，抽象推理能力降低，判断能力差，解决问题能力差。

**4. 执行功能障碍** 许多脑损伤患者难以选择并执行与活动有关的目标，不能组织解决问题的办法。

**5. 其他** 包括精神活动过程整体降低等。与脑损伤前相比，患者要花较长时间思考才能反应；情感淡漠，不与他人交往；视觉处理障碍；洞察力、手眼协调能力下降、空间与距离判断有困难等。

### （二）评估方法

**1. 意识障碍评估** 格拉斯哥昏迷量表是脑外伤最常用的一个国际性评估量表，该表内容简单，评分标准具体，是反映急性期患者损伤严重程度的一个可靠指标（详见第二章第二节）。

**2. 认知功能筛查量表** 简易精神状态检查量表作为认知障碍的筛查量表，应用范围广，还可以用于社区人群中痴呆的筛选（详见第二章第十节）。

**3. 认知功能评估量表** 神经行为认知状态测试是一个全面的标准认知评估量表。评估内容包括意识能力、定向能力、专注能力、语言能力（含理解、复述、命名，但阅读及写作能力不测试）、结构组织能力、记忆能力、计算能力、推理能力等 8 个方面。

**4. 注意力评估** 常用的注意力评估包括数字顺背和倒背、Stroop 字色干扰任务测验及日常注意力测验。

（1）数字顺背及倒背测验：是一个非常简单的测试方法，内容分为顺背和倒背。评估者将评估表中的数字，按每秒 1 个数字的速度读，然后让患者重复说出来。一般成年人能够顺背 6~8 位，倒背 4~5 位为正常。

（2）Stroop 字色干扰任务测验：常用于评估选择性注意。分为 3 个部分，第 1 部分是单纯颜色字的阅读，第 2 部分是对颜色命名，第 3 部分是字与颜色的干扰测试，Stroop 效应就明显地出现在第 3 部分。

（3）日常注意力测验：是唯一有正常参考值的注意力测验，可以评估受试者 4 种不同类型的注意力，即选择注意、持续注意、分别注意、转移注意。该测试将日常活动作为测验项目。

（4）记忆力评估：记忆的过程主要由编码、储存、提取 3 个部分组成。根据提取内容的时间长短，分为瞬时记忆、短期记忆、近期记忆和长期记忆。记忆力的评估主要是应用各种记忆量表，从言语记忆和视觉记忆方面进行评估。Rivermead 行为记忆能力测验是一个日常记忆能力的测验，有儿童、成年等共 4 个版本。主要检测患者对具体行为的记忆能力，如回忆人名、识别 10 幅刚看过的图片、即时和延迟忆述 1 个故事、识别 5 张不熟悉的面貌照片等。完成整个测试需时约 25 分钟。患者在此项行为记忆能力测验中的表现，可帮助康复护士了解患者在日常生活中因记忆力受损所带来的影响。

（5）执行功能评估：执行功能是人类推理、解决和处理问题的能力，是人类智力功能的最高水平。常用的评估方法包括画钟测验和蒙特利尔认知评估量表。

1）画钟测验：是一个简单的测试方法，能够初步反映受试者的执行功能和视觉结构能力。要求受试者在白纸上画出一个钟表的表盘，把数字放在正确位置，并用表针标出 8：20 的位置。常用 4 分法评估：画出闭锁的圆得 1 分，将数字安放在正确位置得 1 分，表盘上标出全部 12 个正确数字得 1 分，将指针安放在正确位置得 1 分。该测试方法能够快速筛查轻度认知功能障碍患者的执行功能。

2）蒙特利尔认知评估量表：是高效快速筛查老年轻度认知损害的工具。老年轻度认知损害患者最早出现的症状常常是执行功能障碍，该量表对执行障碍的评测比较敏感。量表包括视空间执行能力、命名、记忆、注意、语言流畅、抽象思维、延迟记忆、定向力等 8 方面的评估，共计 30 分；26 分或以上为正常，如果受试者受教育年限＜ 12 年，在测试结果上加 1 分，校正受教育程度的偏倚；测试时间约 10 分钟，得分越高认知功能越好。

### 三、认知障碍的康复护理

认知康复是在脑功能受损后，通过训练和重新学习，使患者重新获得较有效的信息加工和执行行动的能力，以减轻其解决问题的困难和改善其日常生活能力的康复措施。认知功能训练是提高智能的训练，应贯穿在治疗的全过程。方法包括记忆力、注意力、理解判断能力、推理综合能力训练等。

**1. 注意力与集中能力缩短的训练**

（1）简化某项活动程序，将活动分解为若干个小步骤。

（2）给予患者充裕的时间完成活动，对提供的新的信息不断重复。

（3）鼓励患者参与简单的娱乐活动，如下跳棋和猜谜。

（4）避免身体疲劳。

（5）提供频繁的词语、视觉及触觉暗示。

**2. 记忆力损伤的训练**

（1）鼓励患者使用记忆助具，如卡片、书刊或录音带，反复朗读需要记住的信息。

（2）提供钟表、日历、电视及收音机等提醒物。

（3）设计安排好日常活动表；把时间表或日常安排贴在高一些的醒目之处。

（4）提供新的信息，用不断重复的方式来增进记忆，为过后回忆（复习）而记录或写下新的信息。

**3. 空间障碍的训练**　适当的分级活动可帮助患者恢复掌握空间关系的能力，先从包含 2 项内容的绘画中选择一项适当的内容，再从包含 3 项内容的绘画中选择一项适当的内容，最后从一整幅绘画中选择一项适当的内容。通过训练逐渐升级到较为正常的刺激水平。

**4. 判断力损伤的训练**

（1）让患者做简单的活动，如下跳棋和猜谜。

（2）让患者参与做决定的过程，提供多项活动选择的机会，提供频繁的反馈。

（3）为降低 / 减少注意力涣散（精力涣散）而提供安静的环境，提供充裕的时间。

**5. 视觉缺陷的训练**

（1）对视野缺损者用在检查表上圈勾特定字母的练习活动，以改善患者在功能性活动中的视野问题。

（2）提供镜子反馈。

（3）将颜色涂于重要的被忽略物体上，教患者使用患侧肢体。

**6. 顺序排列困难的训练**

（1）把活动分解成简单的步骤；对活动的每一步都提供暗示。

（2）在提供下一步的暗示前，允许患者尽已所能完成每一步的活动。

**7. 失认的训练**　针对不同的失认状态，如视觉空间失认、身体失认、触觉失认、听觉失认、单侧忽略等，通过重复刺激、物体左右参照物对比、强调正确的答案及其他感觉的方式，促进认识，如熟悉物体的照片可以帮助患者记忆其名称。

## 四、健康教育

（1）指导家属在患者房间内挂大的钟、大的日历，并利用卡片提醒患者要做的活动。

（2）告知家属将患者每日要进行的活动分步骤地写成清单或画成图放在床边。

（3）家属在门上张贴患者的家庭合影或患者本人的照片，帮助他找到自己的房间。

（4）家属给患者准备常带的记事本，本中记有家庭地址、常用电话号码、生日等信息，并让患者经常做记录和查阅。

（5）建议使用闹钟提醒患者需要进行的活动。

（6）对言语障碍者，训练者放慢讲话速度，多进行重复；用简短句子或只说关键词进行交流；多使用手势语和表情交流；利用文字或图画进行交流。

## 第六节　日常生活活动能力障碍的康复护理

### 一、概述

日常生活活动（activity of daily living，ADL）是指人们为了维持生存以及适应生存环境而必须每天反复进行的、最基本的、最具有共同性的活动。ADL 大致包括运动、自理、交流、家务活动和娱乐活动等。自理的内容主要包括进食、更衣、如厕、个人的清洁卫生等。根据患者的功能状况，针对性地进行自我照顾性日常生活活动能力训练，或通过代偿手段维持和改善患者的 ADL 能力，最终发挥患者的最大潜能，提高生活质量。

### 二、日常生活活动能力障碍的评定

（一）日常生活活动能力评估

评估方法如下。

（1）改良 Barthel 指数量表：简单、可信度高、灵敏度高，是目前临床应用最广、研究最多的一种躯体 ADL 评估方法，它不仅可以用来评估治疗前后的功能状况，而且可以预测治疗效果、住院时间及预后（详见第二章第八节）。

（2）快速残疾评估量表（RDRS）：包括日常生活需要帮助程度、残疾程度、特殊问题程度 3 大内容。

1）日常生活需要帮助程度：包括进食、行走、活动、洗澡、穿衣、如厕、修饰、适应性项目（财产管理、用电话等）。

2）残疾程度：包括言语交流、听力、视力、饮食不正常、二便失禁、白天卧床及用药情况。

3）特殊问题程度：包括精神错乱、不合作（对医疗行为持敌视态度）、抑郁等。

RDRS 项目共 18 项，每项最高 3 分，总分最高为 54 分，分值越高表示残疾程度越重，正常为 0 分。

（二）生活质量评估

生活质量（quality of life，QOL）又称为生存质量、生命质量。WHO 对生存质量的定义是：个人根据自身所处的文化和价值体系，对于自身生存状态的主观感受，这种感受充分考虑了其目标、期望、标准及所关心的各种事物，同时受个人身体健康、心理状态、个人信仰、社会关系和所处环境的综合影响。

**1. 评估内容**　与生活质量有关的因素：①躯体功能；②心理功能；③自理能力；④社会关系；⑤生活环境；⑥宗教信仰与精神寄托。

**2. 评定方法**　标准化的量表评价法是目前评定生存质量广泛采用的方法，即通过使用具有较好信度、效度的标准化量表对被测者的生存质量进行多维综合评价。

（1）世界卫生组织生存质量评定量表：此量表是用于测量个体与健康相关的普适性生存质量量表，包括 WHOQOL-100 和 WHOQOL-BREF（表 3-6-1），后者即简化版。WHOQOL-100 量表结构严谨，内容覆盖面广，适用于多个学科的有关生活质量的研究，但测评耗时长、实际工作量大。WHOQOL-BREF 包括生理、心理、社会关系和环境 4 个领域共 25 个条目，具有良好的信度和效度。

表 3-6-1　WHOQOL-BREF 量表

| Ⅰ生理领域 | Ⅲ社会关系领域 |
| --- | --- |
| 1. 疼痛与不适 | 14. 个人领域 |
| 2. 精力与疲倦 | 15. 所需社会支持的满意程度 |
| 3. 睡眠与休息 | 16. 性生活 |
| 4. 走动能力 | Ⅳ环境领域 |
| 5. 日常生活能力 | 17. 社会安全保障 |
| 6. 对药物及医疗手段的依赖性 | 18. 住房环境 |
| 7. 工作能力 | 19. 经济来源 |
| Ⅱ心理领域 | 20. 医疗服务与社会保障：获取途径与质量 |
| 8. 积极感受 | 21. 获取新信息、知识、技能的机会 |
| 9. 思想、学习、记忆力和注意力 | 22. 休闲娱乐活动的参与机会与参与程度 |
| 10. 自尊 | 23. 环境条件（污染 / 噪声 / 交通 / 气候） |
| 11. 对身材和相貌的感受 | 24. 交通条件 |
| 12. 消极感受 | 25. 总的健康状况与生存质量 |
| 13. 精神支柱 | |

（2）简明调查问卷–36 项（SF–36）：SF–36 是具有较高信度和效度的普适性生活质量评价量表之一。内容包括躯体活动功能、躯体功能对角色功能的影响、躯体疼痛、总体健康自评、活力、社会功能、情绪对角色功能的影响和精神健康等 8 个领域。整个测量耗时 5~10 分钟。

（3）生活满意度量表（SWLS）：包括 5 个项目，从 7 个判断中选取 1 个。对生活满意程度分为 7 级，分别从完全不同意到完全同意，简单易行，能较敏感地反映生存情况的改变。

（4）脑卒中专用生活质量量表（stroke-specific quality of life scale, SS-QOL）：是专门用于脑卒中患者的生活质量量表，包括体能、家庭角色、语言、移动能力、情绪、个性、自理、社会角色、思维、上肢功能、视力和工作能力等 12 个方面 49 个条目。此量表的最大优点就是针对性较强，覆盖面较全，弥补了其他量表的一些不足。

## 三、日常生活活动能力障碍的护理

### （一）康复训练

**1. 进食训练**

（1）患者保持直立的坐姿，身体靠近餐桌，患侧上肢放在桌子上。卧床患者取健侧卧位。

（2）将食物及餐具放在便于使用的位置，必要时在餐饮具下面安装吸盘或防滑垫，以防止滑动，使用盘挡防止饭菜被推出盘外。

（3）用健手持食物进食，或用健手把食物放在患手中，由患手进食。

（4）对视觉空间失认、全盲的患者，食物按顺时针方向摆放并告知患者；偏盲患者的食物应放在健侧身体的一边，以免因视野缺损只能看到部分食物或根本看不到食物。

**2. 穿、脱衣物训练**　应在坐位平衡的条件下选用大小、薄厚和松紧适宜且便于穿脱的衣物进行训练。

（1）前开襟上衣的穿脱：穿上衣的原则是先穿患侧、再穿健侧。先将患手伸入衣袖内，用健手将衣领向上拉至肩部，抓住衣领并拉向健侧肩，再将健手伸入衣袖内，用健手系扣并整理。脱上衣时先脱健侧、再脱患侧。

（2）套头上衣的穿脱：患手穿好衣袖并拉至肘以上，再穿健手侧的衣袖，最后套头。脱衣时先将衣身脱至胸部以上，用健手将衣服拉住，自背部从头脱出，再脱出健手，最后脱出患手。

（3）裤子的穿脱：在床上穿裤子时取坐位，先将患腿交叉置于健腿上，穿好患侧裤腿至膝上部，放下患腿，然后穿好健侧裤腿并尽量上提裤子，最后立起将裤子上提至腰部并系好裤带，拉好拉链。脱裤子时的动作顺序相反，先脱健侧、再脱患侧。

**3. 洗漱、洗澡和刷牙训练**　洗漱能力是患神经系统疾病后 ADL 能力训练的重要内容，患者应在指导下循序渐进地进行。口腔非常适宜微生物寄居和滋生，而脑卒中后患者口腔的自净能力减弱，口腔内大量细菌繁殖，易发生口臭、口腔感觉异常和细菌感染。

**4. 坐－站转移训练和步行训练**

（1）坐－站转移训练：患者于床边，如无不适，可试行站立。站立时，护士在患侧保护，让患者身体靠床边，健手扶床栏，身体重心置于健侧，站立时间可由几秒逐渐延长至几分钟。在此基础上可练习前后摆动肢体。患者前摆时伸膝，踝背屈；后摆时屈膝，足跖屈。患者逐渐将重心移向患侧反复训练，直到独立站立。

（2）步行训练：先练习扶持站立位，要求躯干伸直，用健手扶栏杆，重心移至健腿，膝关节轻度屈曲。护士站在患者侧后方，一手放置于患腿膝部，防止患者迈步时膝关节突然屈曲和发生膝反张；另一手放置于患侧骨盆，以防后缩。

**5. 上下楼梯训练**　上下楼梯训练原则上应遵循"健腿先上、患腿先下"的原则，上楼梯时健腿先上台阶，患腿后上台阶，下楼梯时则患腿先下台阶，健腿后下台阶，以保持身体平衡，防止跌倒。

**（二）情感障碍的康复护理**

日常生活活动能力障碍后容易出现抑郁、焦虑、自卑情绪等。康复是一个系统工程，情感障碍严重影响肢体功能、日常生活活动能力及言语功能等方面的恢复。系统的康复训练不仅能极大地促进肢体功能的恢复，同时能有效调整患者心理状态，因为现代康复训练手段多以鼓励患者进行主动活动为主，调动其主观能动性，并通过适当调理，使患者时常处于体验成功的精神状态，使其进入躯体、心理康复的良性循环中去。情感障碍不仅与患者生理障碍有关，也应考虑社会因素，如对患者的态度、对疾病的认识、对康复观念的理解程度等，都有可能影响患者的心理状态。除此之外，患者的经济状况、文化程度、家庭结构，社会对患者的接纳程度等社会因素也不可忽视。护理人员应密切关注患者及其家属的心理状况。

情感障碍的心理治疗方法如下。

**1. 精神支持疗法** 与患者交谈，倾听患者的主诉，对患者的痛苦表示同情，给予真诚的安慰、劝导、鼓励及保证，调动患者的自我调节能力，树立战胜疾病的信心。

**2. 行为疗法**

（1）系统脱敏法：患者出现暴躁、易怒、冲动的情况，可以诱导患者缓慢地暴露出导致愤怒冲动的情景，通过指导其放松来对抗愤怒、焦虑情绪，将导致愤怒的情景层级逐级提高，进行分级脱敏训练，以最终达到遇到类似刺激情景完全放松，不再发生焦虑、愤怒情绪的目的。因为身体松弛可排除紧张和压力，可选择安静、灯光微弱的地方首先训练患者松弛肌肉（让患者闭上眼睛聆听护士的指令，从脸部开始，首先绷紧脸部肌肉，使其紧缩在一起，然后慢慢放松，同一部位可重复多次。用同样的方法可让身体各肌肉群放松，顺序如下：脸部、肩膀、手臂、手掌、背部、腹部、腿、脚趾。以上均以收缩后放松的原则施行，直到思想感到放松），最终让患者在肌肉松弛的情况下从最低层次开始想象产生焦虑的情景，逐层提高，进行脱敏训练。

（2）自我控制法：鼓励患者承担起恢复自身健康的责任，使其增强信心。指导患者自我监督、评价、强化、消退，针对要解决的问题，拟定行为标准，每天进行检查并做评价记录。指导其从正面、有利方向看待病后现实，帮助患者适时修改自己的康复进程方向，摆脱心理困扰，增强心理应激能力。引导家属共同参与，家属参与度越高，患者的预后越好。

（3）情绪发泄法：鼓励患者把心里话全说出来，可通过各种方式（诉说、书信、绘画、留言等）倾诉内心痛苦体验或不适感，医务人员和家属都需多倾听，给予患者理解和支持，多安慰、鼓励、解释与积极暗示。

**（三）药物治疗及护理**

严重情感障碍的患者应辅以药物治疗。如严重抑郁者可辅以抗抑郁药物，治疗上采用小剂量、缓慢增量的方法，以防止药物的毒副作用，取得好的疗效。

## 四、康复教育

（1）为患者创造良好的饮食环境，排除干扰用餐的因素等。

（2）指导家属根据康复对象的吞咽和咀嚼功能选择食物，进食后观察口中有无残存食物。

（3）鼓励患者尽可能自己进食，必要时给予援助。

（4）衣物穿脱动作的训练，必须在掌握坐位平衡的条件下进行。

（5）在衣物选择上，家属应当为患者选用大小、松紧、薄厚适宜，易吸汗，又便于穿脱的衣、裤、鞋、袜，纽扣、拉链和鞋带使用尼龙搭扣，裤带选用松紧带等。

（6）偏瘫患者注意穿衣时先患侧后健侧，脱衣时先健侧后患侧。

（7）告知家属及患者洗澡水温一般在 38~42 ℃，出入浴室时应穿防滑的拖鞋，要有人在旁边保护，洗澡的时间不宜过长，浴盆内的水不宜过满。

（8）训练时要提供安全、无障碍的环境。注意保护患者，穿合脚的鞋袜，不要紧接在饭后、午睡后和入浴后训练。

（9）偏瘫患者身体不稳时，不可牵拉其患侧肢体，以免造成骨折和脱臼。

# 第七节　二便异常的康复护理

## 一、概述

神经系统疾病患者因疾病丧失自理能力或因缺乏有关的保健知识，使其不能正常进行排便、排尿活动时，护士应运用与排泄有关的护理知识和技能，帮助并指导患者维持和恢复正常的排泄状态，满足其排泄的需要。排泄功能发生障碍，会导致患者出现各种不适，甚至导致全身疾病。

## 二、二便功能障碍评定

### （一）排尿功能障碍

排尿功能障碍（dysuria）是指由于各种原因所致的排尿困难，尿频，尿潴留，尿失禁和潴留、失禁混合。多见于脊髓损伤、脑卒中、脑损伤、糖尿病性神经病变、帕金森病等患者。

从以下方面来评估膀胱功能。

（1）排尿障碍的特点。

（2）是否有外伤、手术、糖尿病、脊髓炎等病史或用药史。

（3）有无膀胱充盈，膀胱容量测定感、排尿感。

（4）饮水和排尿习惯。

（5）体格检查：注意血压、腹肌张力，下腹部有无包块、压痛，膀胱充盈情况；其他神经系统体征，如肌力、肌张力、感觉、反射等；其中会阴部检查很重要，如肛门括约肌的张力和主动运动、会阴部感觉、球海绵体反射等。

（6）实验室检查：血常规、尿常规、细菌培养、细菌计数、血尿素氮、血肌酐等检查。

（7）器械检查：尿流动力学、泌尿系超声、简易膀胱容量与压力测定、残余尿测定。

**（二）排便功能障碍**

排便功能障碍（defecation disorder）主要表现为排便困难、便秘、自动性排便、排便急迫和失禁。

从以下方面评估直肠功能。

（1）排便的频率、时间、每次所用的时间、粪便的量及性状。

（2）排便的姿势、有无辅助用药、有无腹泻；有无刺激手法。

（3）两次排便间歇有无失禁、皮肤状况。

（4）进水量、饮食结构、营养状况、每日运动量、损伤前的排便习惯及规律。

（5）直肠体检肛门有无随意收缩、有无粪便。

（6）腹部体检是否膨隆、有无疼痛，肠鸣音有无亢进或减退。

（7）器械检查：肛肠动力学检查、腹部 X 线检查。

### 三、二便功能障碍的护理

**（一）排尿障碍的护理**

**1. 尿潴留**

（1）安慰患者，消除焦虑和紧张情绪。

（2）取适当体位，病情许可应协助患者以习惯姿势排尿，如扶患者抬高上身。

（3）按摩、热敷下腹部以解除肌肉紧张，促进排尿。

（4）利用条件反射，诱导排尿，如听流水声或用温水冲洗会阴。

（5）针灸治疗：针刺中极、曲骨、三阴交穴。

（6）对于卧床患者，应训练其在床上排尿，并给予一定的环境、心理支持。

**2. 尿失禁** 膀胱内尿液不能受意识控制而随时流出称为尿失禁。应根据病情不同，采取相应的护理措施。

（1）主动安慰、关心患者，并提供帮助，消除患者羞涩、焦虑、自卑等情绪。

（2）保持患者会阴部清洁干燥，做好皮肤护理。应用接尿装置：女性患者可用女士尿壶紧贴外阴接取尿液；男性患者可用阴茎套连接集尿袋，接取尿液，但此法不宜长期使用。

（3）指导患者进行收缩和放松会阴部肌肉的锻炼，加强尿道括约肌的作用，恢复控制排尿功能。每 2~3 小时送一次便器，以训练患者有意识地排尿。

（4）排尿时采取正确体位，指导患者自己用手轻按膀胱，并向尿道方向压迫，将尿液排空。对夜间尿频者，晚餐后可适当限制饮水量。

（5）长期尿失禁患者，必要时可在医院留置导尿管。

**3. 留置导尿管护理** 因尿失禁而留置导尿管，应保持会阴部清洁干燥。保持引流通畅，避免导尿管受压、扭曲、堵塞；患者翻身及床上功能锻炼时，妥善安置导尿管及集尿袋，以防导尿管脱出。保持尿道口清洁：女性患者每天用消毒液棉球擦洗外阴和尿道口；男性患者擦洗尿道口、龟头及包皮，每日 2 次。每天定时更换集尿袋，及时倾倒，并记录尿量。集尿袋位置低于耻骨联合，防止尿液反流。每周更换导尿管一次，防止逆行感染和尿盐沉积堵塞管腔。鼓励患者多饮水。

（二）排便障碍的护理

**1. 排便困难**

（1）每日饮水 1 500~2 000 毫升，高纤维素饮食。

（2）排便前 30 分钟饮热水，排便时采取坐位，建议沿用受伤前的排便习惯和规律。

（3）每日早餐后 30 分钟腹部顺时针方向按摩，积极鼓励患者及其家属参与大便的管理。

（4）粪便干结时，使用开塞露，保留 10~30 分钟，把肛门口的粪便抠出。症状严重者可灌肠。

（5）强调有规律锻炼的必要性。

（6）直肠刺激：戴上手套，抹上润滑剂，中指插入直肠做环形运动，顺时针刺激肠壁，分别于 3 点、6 点、9 点、12 点方向做牵伸，刺激直肠排空。刺激的时间可放在餐后 30 分钟。

（7）部分患者也可进行直肠电刺激生物反馈和盆底肌训练。

### 2. 便失禁

（1）制订合理的、持续的排便时间，训练每日排便，养成排便习惯。

（2）骶反射中枢完好的患者，可采取坐位或使用辅助器具，如功能不允许，取左侧位，戴指套进行刺激。

（3）对于无骶骨反射中枢的患者，制订排便时间，早晚用手帮助其排出直肠内容物，功能许可的患者采取坐姿或使用辅助器具、升高便桶坐位及使用润滑剂。教会患者家属促进排便的技巧。

（4）对于存便能力降低的人，避免有腹泻作用的食物，避免产生气体的食物，限制饮食中纤维的含量。

（5）每次排便后要冲洗肛周，涂药膏保护肛周皮肤。

### 3. 腹泻

（1）观察其排便次数、大便形状，了解是否服用过缓泻药、与饮食有无关系及是否脱水等。

（2）应进食易消化饮食，避免吃纤维多、易发酵、过冷、过热及刺激性的食品，腹部要保暖。

（3）便后用柔软的纸轻轻按压着擦，用温水清洗，保持肛门周围的清洁。

（4）预防脱水，应给予茶水或碱性饮料，少量多次饮用。

## 四、健康教育

（1）告知患者饮食中富含纤维和大量摄入液体的重要性。

（2）解释使用灌肠剂和非容积性泻药的正确方法及长期使用的危害性。

（3）指导患者采取正确措施减轻直肠疼痛。

# 第八节 气管切开术后康复护理

## 一、概述

重症神经疾病患者因各种原因常伴有呼吸功能障碍，如不能早期诊断和及时治疗，很容易发展为呼吸衰竭，甚至死亡。因此，保持患者呼吸道通畅，及时行气管切开术是抢救的关键。呼吸中枢是指中枢神经系统内产生呼吸节律和调节呼吸运动的神经细胞群，分布在大脑皮质、间脑、脑桥、延髓和脊髓等各级部位，参与呼吸节律的产生和调节，共同实现机体的正常呼吸运动。当患者出现呼吸功能障碍时，主观上感觉空气不足或呼吸费力，客观上表现为患者呼吸运动用力，严重时出现张口呼吸、鼻翼扇动、端坐呼吸及发绀、辅助呼吸肌均参与呼吸运动，并伴有呼吸频率、深度与节律的异常。

## 二、气管切开的指征评定

（1）严重的声门以上水肿且伴有面颈部环形焦痂者。

（2）严重的支气管黏液漏者。

（3）合并急性呼吸窘迫综合征（ARDS）需要机械通气者。

（4）合并严重脑外伤或脑水肿者。

（5）气管插管后留置4~7天作为气管切开的时间节点。

## 三、气管切开套管的护理

1. **套管固定**　采用手术打结的方法，对外套管的套管系带打结，打结时不宜过松或者过紧，若太紧容易对颈部血管造成压迫，若太松则会使套管脱落，打结的松紧度以能放入一指的宽度为最适。

2. **呼吸道湿化的护理**　患者的气管被切开后，其呼吸道丧失了湿化的作用，纤毛的运动减弱或消失，从而造成患者的呼吸道出现阻塞。呼吸道湿化是避免呼吸道阻塞的主要措施，将湿化液用输液泵持续滴入患者的呼吸道，滴液速度为每分钟5~10滴。

3. **吸氧护理**　对气管切开术后患者进行吸氧护理，可有效地降低脑水肿发生率，改善患者缺氧的状况。吸氧时，一般氧气流量为1~2升/分，护理人员应随时观察患者的用氧效果。

**4. 有效的排痰技术**

（1）祛痰药物及手法叩背排痰是帮助气道内痰液排出的有效方法。

（2）有效的咳嗽是呼吸系统的防御功能之一，但无效咳嗽只会增加患者痛苦和消耗体力，并不能真正维持呼吸道通畅。有效咳嗽的全过程分为5步：①要进行深呼吸，以达到必要的呼吸容量。有效咳嗽最低容量至少是呼吸气量的75%，若肺活量低于每千克体重15毫升（如按50千克体重计算，肺活量低于750毫升），则其气量常不足以引起一次有效咳嗽。②吸气后要有短暂的闭气，以使气体在肺内得到最大的分布。同时，气管至肺泡的驱动压尽可能持久，最大的空气容量有可能超过气流阻力，所以这是有效咳嗽的重要组成部分。③关闭声门，当气体分布达到最大范围后，再紧闭声门，以进一步增强气道压力。咽喉肌肉组织的良好功能是有效咳嗽的另一重要因素。④增加胸膜腔内压是在呼气时产生高速气流的重要措施。⑤声门开放，当肺泡内压力明显增加时，突然将声门打开，形成由肺内冲出的高速气流，最高每分钟可以达到300升。这样高的气流可以使分泌物移动。

（3）机械辅助排痰：患者因长期卧床、咳嗽无力、人工气道建立，导致呼吸道分泌物多，但又往往无法排出，严重情况下出现痰液堵塞，影响治疗效果。在康复时，除了加强气道湿化及体位转换外，更为有效的排痰技术是运用振动排痰机协助患者排出痰液，特别是黏稠样痰，振动排痰机排痰比人工拍背更有效，它能更均匀地帮助患者排出痰液，使患者感到更舒服，更容易接受，同时减轻了医护人员的疲劳，达到了双赢的效果。

（4）吸痰护理：咳嗽反射弱的患者不能自主把痰液咳出，特别是延髓受损的患者，所以帮助患者翻身拍背或机械辅助排痰后，要给患者行吸痰护理，及时清除被震松的痰液，有效解除患者呼吸道梗阻。吸痰时要注意无菌操作及吸痰的顺序。以前的吸痰顺序是气道→口腔→鼻腔，但现在有研究表明，吸痰时先吸净口鼻腔的分泌物，再吸气道，可以防止口鼻腔有菌的分泌物反流到气道。当然，每吸一个部位都要遵循无菌操作原则及更换吸痰管。吸痰时间每次不超过15秒，间隔3分钟，吸完痰后应观察患者呼吸及经皮血氧情况，另外要记录痰液的量、色及性状。

**5. 斜床站立**　每日1~2次，每次20~30分钟，可有效预防卧床患者肺部感染。起立床训练的注意事项如下。

（1）掌握好训练量，循序渐进。视患者的耐受情况从 15°~30° 开始，从短时间开始，如 5~10 分钟，逐渐增加起立床的度数和增加治疗时间。

（2）治疗时要有护士在旁边，不能离开人。首次尤其要注意，随时询问患者的感觉和密切观察。即使多次治疗，也有可能发生直立性低血压。

（3）一旦出现不良反应，应立即放平起立床，观测血压、脉搏和神志，必要时进行急救。

**6. 物理因子治疗护理**　包括高频电疗法、紫外线疗法以及可防治肺部感染和促进肺部炎症的吸收红外线疗法。

**7. 气管套管存在的拔管困难及拔管指征**　通常在影响气道通畅的原发病治愈后，即能顺利地拔除套管，但由于某些因素的影响，在原发病治愈后而不能顺利拔除套管者称为拔管困难。

（1）气管套管拔管困难的临床上常见原因：

1）炎症未彻底控制者。

2）气管切口部有肉芽增生。

3）套管过大。

4）套管压迫气管前壁致套管上部的气管前壁向后陷，使气管套管上部气管变狭窄。

5）气管前壁缺损或气管软骨环内陷。

6）高位气管切开。

7）重度营养不良。

8）左侧声带外展障碍。

9）神经官能症。

（2）拔管指征：

1）患者意识清楚或意识重度障碍转为轻度障碍时，脱机后自主呼吸稳定。

2）吞咽反射存在，咳嗽反射恢复，咳嗽有力，能自主有效地清理呼吸道，痰量由多而变得明显减少，痰色白，稀薄易咯出。

3）体温 < 37.5 ℃，无肺部感染，或肺部感染情况明显改善。

4）缺氧症状解除，血氧饱和度 95% 以上，血氧分压 70 毫米汞柱以上。

5）鼻饲管已拔除。

6）逐步封堵气管套管，最终试堵管 2~3 日，最长时间 7 日，无缺氧症状，昼夜呼吸平稳，自主有效排痰能力恢复，肺部听诊无痰鸣音。

### 四、健康教育

（1）向患者介绍气管切开手术后的注意事项以及在进行各项操作时患者的配合事项，如气管滴药、吸痰时可能会出现不适的症状，患者应适当忍受。嘱咐患者不能自行拔管。

（2）为患者准备写字板，方便患者以文字的方式表达意愿，若患者不识字，可进行肢体表达。

（3）可根据患者的文化程度进行健康教育，了解患者对气管切开术的反应、意识状态以及接受程度，确定健康教育的内容以及讲解方式。例如针对老年患者应进行反复讲解，对于知识层次较高的患者可讲解层次较深的健康教育内容。

（4）对于长期使用呼吸机的患者，指导其加强呼吸锻炼，争取早日拔管。

## 第九节　　神经系统疾病并发症的康复护理

### 一、概述

神经系统疾病发病后可损伤患者神经中枢，破坏神经－体液调节功能，引发多种并发症。神经系统疾病并发症是指在诊疗的过程中患者由患一种疾病合并发生了与这种疾病有关的另一种或者几种疾病。本节内容包括失用综合征的护理、过用综合征的护理、误用综合征的护理、肩－手综合征的护理、肌肉痉挛与挛缩的护理、下肢深静脉血栓形成的护理、压力性损伤的护理等。

### 二、失用综合征

#### （一）概念

失用综合征是指偏瘫患者长期卧床不活动或活动量不足，制动及各种刺激减少而引起的以生理功能衰退为主要特征的症候群。它不仅与疾病本身有关，也与心理因素、社会因素等有关，严重影响患者的生活质量。它不仅易发生在脑血管病急性期，在恢复期也可以发生，一旦出现失用综合征，治疗很困难，且对脑血管病的预后很不利，甚至可导致病情恶化。因此，正确地

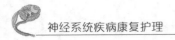

认识、预防和治疗失用综合征有着重要意义。

**（二）失用综合征发生的原因**

（1）脑卒中导致严重的躯体运动障碍。

（2）疼痛限制肢体或躯体活动。

（3）长期使用支具、石膏、夹板固定限制肢体或躯体活动。

（4）老年人喜静不喜动，治疗需要长期保持安静或卧床状态。

（5）精神抑郁者常处于静止不动的不活跃状态。

（6）有严重感觉障碍特别是深感觉障碍，由于缺少刺激而活动减少。

**（三）失用综合征的表现与康复护理措施**

**1. 局部失用引起的失用性肌无力和肌萎缩**

（1）形成原因：肌肉不活动引起肌容积缩小，肌力和肌耐力下降（制动的瘫痪肢体肌力每周下降10%~20%，如完全不动，3~5周肌力下降50%）。

（2）康复护理措施：①早期加强肌肉的活动，特别是早期进行负重训练，同时加强营养支持，可以预防失用性肌萎缩的发生或减轻其程度。②神经肌肉电刺激也可预防或减轻肌无力和肌萎缩。

**2. 失用性关节挛缩畸形**

（1）形成原因：若瘫痪的肢体长时间被固定或制动，关节囊和肌肉的疏松结缔组织因胶原成分增多而变成致密结缔组织，自行缩短、变厚，失去弹性，就会引起关节挛缩畸形；过强的肌张力也会引起关节挛缩。

（2）康复护理措施：关节挛缩一旦发生，治疗起来很困难。故应以预防为主。

1）预防：尽早开始并坚持进行关节全范围的被动运动、辅助主动运动和主动运动，能起到较好的预防作用。

2）治疗：对已形成的挛缩畸形，主要进行牵拉治疗，配合温热疗法，逐渐增加关节的活动范围。

**3. 失用性骨质疏松**

（1）形成原因：由于骨骼缺乏负重、重力及肌肉活动等刺激，使骨质反应增强，加之长期不活动状态影响内分泌系统，使尿中钙和粪便中钙的排泄增加，从而引起骨质疏松。

（2）康复护理措施：

1）1989年WHO明确提出防治骨质疏松的三大原则：补钙、运动疗法和饮食调节。

2）防治方法：负重站立，力量、耐久和协调性的训练，肌肉等长、等张收缩等。

**（二）全身失用所致症状及护理**

**1. 直立性低血压（位置性低血压）**

（1）形成原因：长期卧床患者容易发生直立性低血压。

（2）康复护理措施：

1）尽可能避免长期卧床，尽早开始坐位训练。

2）卧床者要定时变换体位，逐步抬高床头或使用站立床，逐步增加立起的角度。

**2. 其他内分泌改变**　神经、情绪及认知的改变，代谢及营养改变等。

**3. 全身失用护理措施**

（1）定时变换体位，开始时动作要缓慢，以后可逐渐提速。

（2）平卧时，使头略高于脚，然后逐步抬高上身，从 15° 到 30°、45°，直到 90°，以患者能耐受为度。

（3）对健侧肢体、躯干及头部做阻力运动，增加心搏出量。

（4）心功能、呼吸功能、泌尿功能、消化功能、内分泌、代谢功能、精神及认知功能的改变，都是失用综合征的全身异常表现。预防办法为：在医生指导下进行个体化的运动训练。

## 三、过用综合征

**（一）概念**

过用综合征是指过度劳累及过度使用而引起全身性疲劳及局部肌肉、关节损伤。

**（二）原因**

过用综合征常发生在神经系统疾病，如不完全脊髓损伤、格林－巴利综合征、肌萎缩侧索硬化等的恢复期。此时，患者、家属及少数医务人员对疾病康复"急于求成"，使运动治疗的量、次数及强度超过了患者实际能承受的负荷，便会产生过用综合征。

（三）康复措施

1. **预防**　要遵循少量、多次的训练康复原则安排每日训练量，即每日训练 3 小时左右，每次与每次之间应有充分的休息时间，训练量逐渐增加。

2. **给患者、家属以正确指导**　既要做到强化训练的总量，又切忌过度训练而产生负荷过度的不良影响。

## 四、误用综合征

（一）概念

误用综合征即在康复治疗中方法错误，引起医源性的继发性损害。

（二）原因

1. **粗暴的关节被动活动**　如关节活动范围突然增大，超过该关节允许的范围，就会引起韧带断裂、关节腔内出血，如反复进行可发展为慢性炎症，久而久之造成关节囊肥厚、短缩及关节挛缩。

2. **康复方法的错误**　①在肌张力增高的情况下做针灸、按摩。按传统方法进行治疗，不按照神经生理原理进行，不仅不能抑制异常肌张力，反而起相反作用。②用肌力训练来代替运动控制、协调、姿势反应的训练。③过早步行训练，是指患者尚无坐、站能力时就进行步行训练，可导致患侧下肢反张及伸展协同模式加重。

3. **护理方法的错误**　卧床患者未能给予正确的良肢位姿势卧床。

（三）护理措施

1. **正确的体位摆放**　指导患者完成患侧肢体正确的良肢位摆放。注意对患侧肩关节的保护，避免肩关节半脱位等并发症的发生。

2. **正确进行关节被动活动**　在做关节被动活动时必须做到手法轻柔，注意训练量和强度，如双手叉握上举运动、桥式运动等。一般各关节每次活动 3~5 次，每日重复两三次，即可达到康复的目的，切忌多次、粗暴地进行关节被动活动。

3. **避免错误的康复训练方法**　指导患者循序渐进，耐心完成康复训练动作，做到持之以恒，动作准确到位，及时掌握正确的康复方法。

（1）肌张力增高时避免不适当的刺激：患者肌张力增高时，任何可促使肌张力增高的刺激都是有害的。康复的目标是以加强患者的协调性和选择性随意运动为主，并结合日常生活活动进行上肢和下肢实用功能的强化训练，同时抑制异常的肌张力。

（2）避免用肌力训练来代替运动控制、协调、姿势反应的训练：中枢神经的运动功能障碍是一组肌群的复杂运动控制、协调、精细技巧等的训练，因此，肌力训练不适合中枢神经受损引起的运动功能障碍。

（3）不宜过早进行步行训练：必须在坐及站立能达到一定水平后方可进行步行训练。

## 五、肩－手综合征

肩－手综合征表现为突然发生的手部肿痛，下垂时更明显，皮温增高，掌指关节、腕关节活动受限等症状。肩－手综合征应以预防为主，早发现、早治疗。预防措施如下：

（1）应保持正确的坐卧姿势，避免长时间手下垂。

（2）患臂被动和主动运动，避免发生关节的挛缩和功能丧失。尽量避免患手静脉输液。

（3）手掌水肿者，可采用向心性气压治疗或线缠加压治疗，手部冷疗，类固醇制局部注射治疗。

（4）理疗：对患肢进行理疗，如超声波、磁疗等疗法，可消炎、消肿及改善局部血液循环。

## 六、肌肉痉挛与挛缩

**1. 药物治疗的护理**　临床上常用药物主要是作用于中枢神经系统的巴氯芬、地西泮等。护理时应密切观察记录患者药物治疗前后各项生命体征变化情况，如有不良反应及时与主管医生沟通。

**2. 物理因子治疗的护理**

（1）热疗：当患者出现痉挛时，可用 50 ℃左右热毛巾敷于痉挛肌肉上，持续 20 分钟左右，注意避免烫伤，密切观察患者的情况，如患者出现不适立即停止。

（2）冷疗：可将碎冰块包裹于毛巾中置于患者痉挛部位，持续 20 分钟左右，护理时注意避免局部冻伤、非治疗部位的保暖，密切观察患者的情况，如患者出现头晕、恶心等不适立即停止。

### 3. 运动疗法的护理

（1）体位变换：指导并协助患者保持卧床时良好的姿势体位，将肢体置于功能位，如将踝关节保持中立位，并根据患者的情况调整体位的持续时间、变换时间，每隔 1~2 小时为患者翻身 1 次。如痉挛较重，可使用辅具帮助患者将肢体保持在功能位，如踝足矫形器、膝矫形器、夹板、弹力绷带等。

（2）维持关节活动范围：关节活动范围训练是缓解肌痉挛的基本方法，护理过程中应指导并协助患者进行功能训练，协助其在有效活动范围内进行髋、膝、踝关节的被动训练。被动训练时应注意髋关节伸直与外展、膝关节的伸直、踝关节的充分背屈，保持关节和软组织的最大活动范围，每日最少进行 2 次，每次 20~30 分钟。

（3）站立训练：站立训练每日最少进行 2 次，每次 30~45 分钟。

## 七、下肢深静脉血栓形成

### 1. 日常生活护理

（1）饮食：进食低脂、富含纤维素的食物，忌辛辣刺激、肥腻食物，以保持大便通畅，必要时使用开塞露等，尽量避免因排便困难引起腹内压增高而影响下肢静脉回流。

（2）保暖：室温 20~22 ℃，患肢保暖，但不宜用热敷方法。

### 2. 病情观察及记录

（1）病情观察：观察患者肢体有无肿胀、皮肤颜色、温度、末梢循环、足背动脉搏动、甲床血管充盈时间等，一旦发现皮肤发绀、温度降低、下肢明显肿胀、浅静脉怒张、足背动脉搏动减弱或消失、腓肠肌压痛、Homans 征阳性等症状，应高度怀疑下肢深静脉血栓形成的可能。

（2）记录：每日测量、比较并记录患肢不同平面的周径。①上肢周径测量方法：上臂可在肩峰下 15 厘米平面测量，前臂可在尺骨鹰嘴下 10 厘米平面测量。②下肢周径测量方法：大腿可在髂前上棘下 20 厘米平面，小腿可在胫骨结节下 15 厘米平面或髌骨下缘下 10~15 厘米处测量。

### 3. 缓解疼痛

（1）抬高患肢：患肢抬高 30°，高于心脏水平 20~30 厘米，可促进静脉回流并降低静脉压，减轻疼痛和水肿。

（2）药物止痛：剧烈疼痛或术后切口疼痛患者，可遵医嘱给予口服镇痛药物、应用镇痛泵等。

（3）非药物性止痛措施：分散患者注意力，如听音乐、默念数字等。

**4. 并发症的预防与护理**

（1）预防出血：包括抗凝情况及出血情况的观察及出血处理。①观察抗凝情况：根据抗凝药物作用时间观察抗凝状况，使用肝素期间严密监测出凝血功能。②观察出血倾向：观察有无牙龈出血、鼻衄、切口渗血或血肿、泌尿道或消化道出血，要特别注意有无头痛、呕吐、意识障碍、肢体瘫痪麻木等颅内出血迹象。对老年人及儿童，即使凝血指标正常，也应密切观察患者神志、瞳孔、血压及四肢活动等情况。③出血处理：有出血时，应及时报告医师并协助处理，包括立即停用抗凝药、遵医嘱嘱咐患者卧床休息，给予硫酸鱼精蛋白作为拮抗剂或静脉注射维生素 $K_1$，必要时给予输新鲜血。

（2）预防肺栓塞：包括卧床休息和病情观察。①卧床休息：下肢静脉血栓急性期患者应绝对卧床休息 10~14 日，抬高患肢，待血栓机化黏附于静脉内壁，以防栓子脱落引起肺栓塞。同时，膝关节屈曲 15°，使髂静脉呈松弛不受压状态，并可缓解静脉牵拉。避免膝下垫枕，以免影响小腿静脉回流，床上活动时避免动作幅度过大；禁止按摩患肢，以防血栓脱落和导致其他部位的栓塞。②病情观察：有时肺栓塞症状并不典型，若患者突然出现胸痛、呼吸困难、血压下降等异常情况，提示可能发生肺动脉栓塞，应立即嘱患者平卧，避免做深呼吸、咳嗽、剧烈翻动，同时给予高浓度氧气吸入，并报告医师，配合抢救。

（3）弹力袜和弹力绷带的应用：急性期过后，开始下床活动时，需穿医用弹力袜或使用弹力绷带，包扎弹力绷带或穿弹力袜应在每日早晨起床前进行，若患者已起床，则应嘱其重新卧床，抬高肢体 10 分钟，使静脉血排空，然后再包扎。弹力袜大小必须适合患者腿部周径。包扎弹力绷带应从肢体远端开始，逐渐向上缠绕，注意松紧适度，平卧休息时解除。应用弹力绷带期间应注意肢端皮肤色泽及患肢肿胀情况。

（4）心理护理：脉血栓患者因疾病带来的不适症状及担心预后，容易产生焦虑、抑郁等不良情绪，护士要主动与患者交谈，态度诚恳，让患者发泄心中不良情绪，并运用科学理论讲解疾病有关知识，增加患者自信心，使之能积极配合治疗，建立良好的护患关系。

（5）肺炎：神经系统疾病患者发生肺炎主要有吸入性肺炎和坠积性肺炎，

前者可以通过治疗原发病和吞咽功能训练预防，后者以通过呼吸功能训练、主动咳嗽和体位引流排痰以减少其发生。体位排痰是利用重力学原理，使病变部位处于高处，引流支气管开口向下，采用多种体位将病变部位的分泌物排出，同时配合胸部叩击与震颤法。一般同一体位保持 15~60 分钟，宜在餐前进行。

## 八、压力性损伤

压力性损伤（pressure injury）定义为皮肤和 / 或皮下组织的局部损伤，通常位于骨隆突处，由压力或压力联合剪切力所致。压力性损伤具有发病率高、病程发展快、难以治愈和治愈后易复发四大特点。压力性损伤一旦发生，不仅会增加患者痛苦，加重经济负担，还会使患者的康复时间延长，甚至可引起脓毒血症而危及生命，同时会消耗巨额的医疗资源，大大增加护理人员的工作量。神经系统疾病患者因感觉障碍、运动障碍、长期卧床、大小便失禁、病程较长等原因，成为压疮的高发人群。因此，做好压力性损伤的预防与护理显得尤为重要。临床上常用 Norton 压疮风险评估表（表 3-9-1）进行评估，评分 ≤ 14 分，患者有发生压疮的风险，需采取一般预警，并采取有效预防措施。

表 3-9-1　Norton 压疮风险评估表

| 要素 | 评分标准 |
|---|---|
| 身体状况 | 4 良好：身体状况稳定，看起来很健康，营养状况很好<br>3 尚好：身体状况大致稳定，看起来健康尚好<br>2 虚弱：身体状况不稳定，看起来健康尚可<br>1 非常差：身体状况危险，急性病容 |
| 精神状况 | 4 清醒的：对人、事、地点、方向感非常清楚，对周围事物敏感<br>3 淡漠的：对人、事、地点、方向感只有 2~3 项清楚，反应迟钝、被动<br>2 混淆的：对人、事、地点、方向感只有 1~2 项清楚，经常对答不切题<br>1 木僵的：常常不能回答问题，嗜睡 |
| 活动力 | 4 可走动的：能独立走动，包括使用手杖或扶车<br>3 行走需要协助的：无人协助则无法走动<br>2 依赖轮椅：由于病情或医嘱，仅能走上轮椅并以轮椅代步<br>1 卧床：因病情或医嘱限制留在床上 |

续表

| 要素 | 评分标准 |
|------|----------|
| 移动力 | 4 完全自主：可随心所欲、独立地移动，控制四肢<br>3 轻微受限：可移动、控制四肢，但需人稍协助才能变换体位<br>2 非常受限：无人协助下无法变换体位，移动时能稍微主动用力，肢体轻瘫、痉挛<br>1 完全受限：无能力移动，不能变换体位 |
| 失禁 | 4 无失禁：指大小便完全自控（除了诊断性实验）或已留置尿管、无大便失禁<br>3 偶尔失禁：24 小时内出现 1~2 次尿或者大便失禁（与轻泻剂或者灌肠无关），留置尿套或尿管但能控制大便<br>2 经常失禁：在过去 24 小时之内有 3~6 次小便失禁或腹泻<br>1 完全失禁：无法控制大小便，24 小时内有 7~10 次失禁发生 |

**1. 避免身体组织长时间受压**　压力性损伤形成的主要原因是长时间的压迫，因此间歇性解除压力是预防压疮的关键步骤。对于卧床患者，正确的翻身措施、借助减压工具缓解局部皮肤受压是预防压疮的有效手段。

（1）合理的翻身：长期以来，每 2 小时定时翻身被认为是预防压疮行之有效的方法。对于压力性损伤的预防，可采用左 30° 侧卧位和右 30° 侧卧位交替翻身，尤其在睡眠中。若期间需要仰卧位，则保持仰卧位不得超过 2 小时，且床头高不应超过 30°，以 5°~30° 为宜，并且尽量缩短抬高床头的时间，这样可以减轻剪切力造成的损伤。

（2）使用减压装置：气垫床作为预防压疮的有效减压器具被广泛应用于临床。但应注意，气垫床并不能减少足跟、骶尾部等处的压力，因此局部必须使用合理的护具，以减少骨隆突处持续受压的时间和严重程度。临床局部减压方法有脚手圈、足跟垫、海绵垫枕、医用多功能翻身护理枕等。

**2. 避免局部理化因素的刺激**　使用 pH 值平衡的皮肤清洗剂保持皮肤清洁干燥，不可按摩或用力擦洗有压疮风险的皮肤，制订并实施个体化的失禁管理计划，使用隔离产品避免皮肤暴露在过度潮湿的环境中，以及考虑使用润肤剂使干燥皮肤保持湿润，以降低压疮的风险。由于神经系统疾病患者常有感觉障碍、大小便失禁、多汗等，故应常保持患者全身皮肤及床单位的清洁、平整、干燥，应勤换洗。避免使用乙醇按摩皮肤，因为乙醇按摩可导致局部皮肤升温；乙醇挥发导致皮肤干燥，同样会造成局部细胞代谢耗氧量增加而使组织缺氧。皮肤过度干燥时可适当使用润肤露；不主张使用爽身粉等吸水粉末物质，因其易堵塞毛孔而对皮肤造成损害。在更换被服时不能拖、拉、扯、拽、推，以免产生摩擦而损伤皮肤。避免按摩，按摩无助于预防压疮。

3. **营养支持**  基本的营养对组织健康、恢复和对感染的免疫是必需的。加强患者的营养摄取可减少患者发生压力性损伤的风险。丰富的蛋白质摄入，可以预防压迫性损伤发生，对全身营养差的患者，应给予高蛋白、高维生素、易消化食物。此外，维生素 A、维生素 C 及矿物质对伤口的愈合也有重要作用。患者应多吃新鲜蔬菜、水果，多喝水、饮料，如果汁、果浆、蜂蜜等，促进肠蠕动，避免大便干燥；多食植物油，如芝麻油、豆油、菜籽油等有利于缓解便秘。鼓励患者多进食，必要时少食多餐，有利于消化吸收。不能自理者应按时喂水喂食，加强饮食护理，以增强抵抗力和组织修复能力。多食高热量食物；对进食困难者可通过鼻饲或静脉给予高营养液体，以维持其全身营养状况。

4. **预防压力性损伤敷料**  预防压力性损伤的关键在于减少压力、剪切力、摩擦力和避免潮湿。在经常受摩擦力与剪切力的骨隆突处，使用聚氨酯泡沫敷料可预防压力性损伤，但使用预防性敷料时必须继续使用其他压力性损伤预防措施；每天更换敷料或至少每天评估皮肤，并证实目前的预防性敷料应用策略是合适的。若预防性敷料破损、错位、松动或过湿，应予以更换。

## 九、呼吸道感染

保持室内适宜的温度和湿度，注意消毒隔离，保持口腔清洁，定时翻身、叩背和吸痰，保持呼吸道通畅，呕吐时防止误吸，预防呼吸道感染。

## 十、泌尿系统感染

昏迷患者常有排尿功能紊乱，需要留置导尿管，应注意预防发生泌尿系统感染。导尿过程中严格遵守无菌操作，每日定时消毒尿道口；需长期导尿者，宜行耻骨上膀胱造瘘术。便秘患者若发生便秘，可用缓泻剂，必要时戴手套抠出干硬粪便，勿用大量高压灌肠，以免加重颅内压增高而诱发脑疝。

## 十一、外伤性癫痫

任何部位脑损伤都可能引起癫痫，早期癫痫发作的原因是颅内血肿、脑挫裂伤、蛛网膜下隙出血等，晚期癫痫发作主要是脑的瘢痕、脑萎缩、感染、异物等引起。预防癫痫发作可用苯妥英钠 100 毫克，每日 3 次。癫痫发作者给予地西泮 10~20 毫克，静脉缓慢注射，直至抽搐停止，并坚持服用抗癫痫药物控制发作。保证患者睡眠，避免情绪激动，预防意外受伤。蛛网膜下隙出血因脑裂伤所致，患者可有头痛、发热、颈项强直等"脑膜刺激"的表现，可遵医嘱给予解热镇痛药物对症处理。病情稳定，排除颅内血肿及颅内压增高、脑疝后，为解除头痛可行腰椎穿刺，放出血性脑脊液。

## 十二、消化道出血

多因下丘脑或脑干损伤引起的应激性溃疡所致，大量使用糖皮质激素也可诱发。除遵医嘱补充血容量、停用激素外，还应使用止血药和抑制胃酸分泌的药物，如奥美拉唑、雷尼替丁等。及时清理呕吐物，避免发生误吸。

# 第四章

# 脑卒中

## 第一节　脑卒中总述

### 一、概述

脑卒中（stroke），又称脑血管意外，俗称"中风"，是指急性起病，症状持续时间至少 24 小时，由脑血管病变引起的局限性或全脑功能障碍的临床症候群。根据脑卒中的病理机制和过程分为两类：出血性脑卒中（脑实质内出血、蛛网膜下隙出血）和缺血性脑卒中（包括脑血栓形成和脑栓塞，统称脑梗死）。

脑卒中是危害中老年人生命与健康的常见病。2019 年，全球新发脑卒中 1 220 万例，有 1 亿脑卒中患者，655 万人因脑卒中死亡，占总死亡人数的 11.6%，是全球第二大死因，仅次于冠心病（16.2%）。在我国，2018 年居民脑血管病死亡占总死亡人数的 22%。三十年来，全球脑卒中新发病例数增加了 70%，但实际上脑卒中年龄标准化发病率下降了 17.0%。2019 年，全球脑卒中新发病例中，62.4% 为缺血性脑卒中，27.9% 为出血性脑卒中，9.7% 为蛛网膜下隙出血。近年来，随着临床诊疗水平的提高，脑卒中急性期的死亡率有了大幅度下降。脑卒中大部分会引起运动、言语、感觉、吞咽、认知及其他障碍，严重影响患者的身心健康从而使其生活质量明显下降。大量循证和临床实践证明，积极、早期、科学、合理的康复训练能改善患者的功能障碍程度，从而提高其生活质量。

### 二、病因

依据解剖结构与发病机制，脑卒中的病因包括：血管壁病变（高血压性动脉硬化和脑动脉粥样硬化，风湿、结核或梅毒所致动脉炎，先天性动脉瘤或动、静脉畸形，血管损伤等）；血液流变学及血液成分异常（高脂血症、高糖血症、高蛋白血症、白血病或红细胞增多症等所致血液黏滞度增高，血小板减少性紫癜、血友病等所致凝血机制异常）；心脏病（各种心脏相关疾病引起的栓子脱落是心源性脑梗死的主要病因）；血流动力学因素（高血压或低血压，血容量改变）；其他（颈椎病、肿瘤压迫邻近血管，外空气、脂肪、癌细胞、细菌等栓子脱落进入血管内）。

WHO 提出脑卒中的危险因素包括：①可干预的因素，如高血压病、心脏病、糖尿病、高脂血症等；②可改变的因素，如不良饮食习惯、大量饮酒、吸烟、肥胖、口服避孕药等；③不可改变的因素，如年龄、性别、种族、家族遗传史等。

## 三、诊断

**1. 脑出血**　既往有高血压病史者，在情绪激动或体力活动时突然发病，迅速出现不同程度的意识障碍及颅内压增高症状，伴偏瘫、失语等，应考虑为本病，CT 等检查可明确诊断。

**2. 蛛网膜下隙出血**　在活动或情绪激动时突然出现头痛、呕吐，脑膜刺激征阳性，CT 检查显示蛛网膜下隙内高密度影，脑脊液检查为均匀一致血性，可明确诊断；若能行 DSA（数字减影血管造影）检查，可明确病因（先天性动脉瘤或脑动、静脉畸形）。

**3. 缺血性脑卒中**　中老年患者，有高血压、高血脂、糖尿病等病史，发病前有短暂性脑缺血发作史，以安静、休息时发病为主；症状逐渐加重，发病时意识清醒，而偏瘫、失语等神经系统局部体征明显等，结合头部 CT 及 MRI 检查，可明确诊断。

## 四、主要功能障碍

脑卒中的临床症状主要取决于病变部位及范围。

（一）额叶卒中

额叶位于大脑前部，是大脑发育中最高级的部分，有 4 个主要的脑回，即中央前回、额上回、额中回和额下回。额叶卒中主要引起随意运动、言语、颅神经、自主神经功能及精神活动等方面的功能障碍。主要功能障碍可表现为：

（1）额叶前部以认知障碍为主，受损后表现为记忆力和注意力减退，表情淡漠，反应迟钝，缺乏始动性和内省力，思维和综合能力下降，表现为痴呆和人格改变等，可伴有欣快或易激惹。

（2）额中回后部有侧视中枢，受损时引起两眼向病灶侧同向斜视，如为刺激性病灶，则向病灶对侧斜视。

（3）额叶后部受损可引起对侧上肢强握与摸索反射。

（4）中央前回的刺激性病灶引起对侧上肢、下肢或面部的抽搐，破坏性病灶可引起偏瘫。中央前回上部受损引起下肢瘫痪；下部受损引起上肢瘫痪及面瘫。

（5）旁中央小叶损害引起痉挛性截瘫、尿潴留和感觉障碍。

（6）左侧半球受损，尤其是额下回后部病变，可引起运动性失语。

（二）枕叶卒中

枕叶是视觉皮质中枢，脑卒中时可出现视觉障碍、记忆缺陷和运动知觉障碍等。临床主要表现为视物模糊、偏盲、视野缺损及失明等，可伴有共济运动障碍。枕叶病变还可引起幻视性癫痫及视觉失认等。

枕叶卒中是指皮质视觉中枢病变导致的视觉缺失（皮质盲），枕叶病变导致完全性皮质盲或不完全性皮质盲，取决于病变的范围。小部分损伤仅出现不规则的小点状视野缺损，称为盲点。主要功能障碍表现如下。

1. **视野缺损**　一侧枕叶的小病灶性病变，引起同向性偏盲性中心暗点。一侧枕叶的脑血管病变可引起同向性偏盲。双侧枕叶功能障碍可引起双侧视觉的丧失，常伴有黄斑回避。

2. **视幻觉**　枕叶病损、视中枢病变时，可引起视幻觉发作。

3. **视觉认知障碍**　患者不能用视觉识别文字，不能认识常见物品，不能认识空间、面容，不能明确物和物之间的方位关系和距离差别。

4. **眼球运动障碍**　枕叶病损可发生视觉麻痹，患者向右注视时，不时又将视线急速转移向左。

5. **记忆障碍**　视觉表象缺失，患者可以进行正常推理，复述远期经历，但伴有近事记忆障碍。

6. **运动知觉障碍**　患者注视运动物体时，只看到物体按顺序排列，不能体会物体的运动速度。

（三）顶叶卒中

顶叶位于额叶、颞叶、枕叶之间，包括中央后回、顶上回和顶下回。顶叶受损主要导致各种感觉、知觉、空间关系等方面的障碍。顶叶的感觉联合区域可进行多种感觉信息与言语的整合，该部分受损会导致书写、阅读障碍等。

**1. 感觉障碍** 顶叶卒中可出现局限性感觉性癫痫发作及精细感觉障碍。表现为针刺、电击、疼痛的感觉异常发作及实体觉、两点辨位觉和皮肤定位觉的丧失。

**2. 运动障碍** 可出现偏瘫或单瘫。

**3. 肌肉萎缩** 好发于病变对侧上肢近端，常伴有肩关节脱臼，呈脊髓性进行性肌萎缩。

**4. 共济失调** 出现深感觉障碍性共济失调，睁眼时共济失调不明显，闭眼时明显加重。

**5. 视觉与眼球运动障碍** 可出现视物变形、大小改变、变远或变近。也可出现同向下象限偏盲。

**6. 体像障碍** 患者基本感知功能正常，但对自己身体部位的存在、空间位置及各部分之间的关系存在认知障碍。表现为自体部位失认、痛觉缺失或幻肢症等。临床常见的有偏瘫否认、幻肢现象，身体左右定向障碍和对肢体发生曲解、错觉等。多见于顶叶病变。

**7. 结构失用症** 失用症即运用障碍，是在脑损伤后大脑的高级功能失调，表现为不存在瘫痪和深感觉障碍的情况下，肢体出现运用障碍，表现为随意的、有目的性的、熟练能力的运用功能障碍。患者对物体的排列、建筑、图形、绘画等空间关系和立体概念缺失，不能进行系统的排列组合。

**8. 古茨曼综合征** 角回、缘上回以及顶叶移行至枕叶部位的病变，则出现计算不能、识别手指不能、左右侧认识不能及书写不能，即"四失症"。

（四）颞叶卒中

颞叶位于外侧裂的下方，顶枕裂前方，以外侧裂与额、顶叶分界，后面与枕叶相邻。颞叶血供受大脑中动脉及大脑后动脉支配。卒中患者单纯颞叶损伤较少，常常同时并存额叶、顶叶及枕叶受损。颞叶卒中临床上主要以大脑中动脉病变常见。颞叶卒中后主要引起听觉、语言、记忆以及精神活动障碍。颞叶卒中后可出现不同类型的失语症表现。主要功能障碍表现如下。

**1. 颞上回后部损害**　患者能听见对方和自己说话的声音，但不能理解说话的含义，即感觉性失语。

**2. 颞中回后部损害**　患者对于一个物品，能说出它的用途，但说不出它的名称，即命名性失语。

**3. 颞叶钩回损害**　可出现幻嗅、幻味，做舔舌、咀嚼动作，称为钩回发作。

**4. 海马损害**　可发生癫痫，出现错觉、幻觉、自动症、似曾相识感、情感异常、精神异常、内脏症状和抽搐，还可以导致严重的近记忆障碍。

**5. 优势侧颞叶广泛病变或双侧颞叶病变**　可出现精神症状，多为人格改变、情绪异常、记忆障碍、精神迟钝以及表情淡漠。

**6. 颞叶深部的视辐射纤维和视束受损**　可出现视野改变，表现为两眼对侧视野的同向上象限盲。

（五）内囊卒中

内囊是大脑皮层与脑干、脊髓联系的神经纤维通过的一个部位的名称，位于基底神经节与丘脑之间，通往大脑皮层的运动神经纤维和感觉神经纤维，均经内囊向上呈扇形放射状分布，分为前肢、膝部和后肢。内囊的血供来自豆纹动脉。高血压动脉硬化是内囊卒中的常见病因，此外，脑动脉瘤、动静脉畸形、脑瘤和凝血功能障碍也会引起内囊卒中。主要的功能障碍表现如下。

**1. 内囊出血**　是常见的脑出血之一，大脑基底节为常见的出血部位，由于损及内囊故称作内囊出血，常伴有头和转眼向出血灶侧，呈凝视病灶和三偏症状，如优势半球出血可出现失语。由于病变所累及的范围不同，三偏症状可不完全，常见的是偏瘫及偏身感觉障碍。

**2. 偏身感觉障碍**　包括深感觉障碍和浅感觉障碍，主要表现为一侧上下肢，或者是躯体一侧感觉麻木、疼痛等不适。深感觉障碍一般表现为一侧上下肢体关节位置觉、触觉减退或者是消失。

**3. 偏瘫**　最初为迟缓性瘫痪，腱反射消失，数天或者数周后转为痉挛性瘫痪，下肢伸直、腱反射亢进、上肢呈屈曲内收，表现为典型上运动神经元性偏瘫。

**4. 偏盲**　出现前常先有恶心、呕吐或头痛等先兆症状，随后发现视野一半缺失，像有黑幕遮挡，同侧偏盲、异侧偏盲。

（六）丘脑卒中

丘脑是间脑中最大的卵圆形灰质核团，位于第三脑室两侧，左、右丘脑借灰质团块相连。丘脑是大脑皮质下辨认感觉性质、定位和对感觉刺激作出情感反应的重要神经结构，在维持警觉、情感及其他认知功能方面起着重要的作用。丘脑卒中的临床症状主要取决于病变部位及范围，主要功能障碍表现如下。

**1. 感觉障碍**　病变局限于丘脑可有对侧偏瘫、偏身感觉障碍、偏盲症状，上下肢为基本均等的瘫痪，感觉障碍较重，个别患者出现丘脑痛，且感觉障碍不易恢复，多无意识障碍。优势半球可出现丘脑性失语，特征为说话少、找词困难、命名障碍、对复杂命令不理解，阅读及书写障碍，遗忘，大多有记忆障碍。

**2. 意识障碍**　如病变扩展至壳核，则瘫痪较重，可出现较轻的意识障碍，如嗜睡。若丘脑出血破入脑室，波及丘脑下部则意识障碍重，可能出现应激性溃疡、中枢性高热、神经源性肺水肿或去皮质强直；出血影响中脑可引起瞳孔大小不等、核性动眼神经麻痹等。

（七）脑干卒中

脑干卒中包括脑干出血和脑干梗死。脑干出血约占脑出血的 10%，其中桥脑出血最常见。原发性脑干出血多由高血压动脉硬化引起，脑干梗死是指椎基底动脉及其分支血管狭窄或闭塞引起的脑干缺血性坏死，是相对较少的梗死类型。脑干卒中临床表现取决于病变部位、范围等因素，常见功能障碍包括意识障碍、肢体运动及感觉障碍、颅神经麻痹症状等。

## 五、康复评定

（一）脑损害严重程度评定

**1. 格拉斯哥昏迷量表（GCS）**　用来判断患者有无昏迷及昏迷严重程度（详见第二章第二节）。

**2. 中国脑卒中临床神经功能缺损程度评分量表**　该量表是我国学者在参考爱丁堡 - 斯堪的那维亚评分量表基础上编制而成的，是我国用于评定脑卒中临床神经功能缺损程度最广泛的量表之一。其评分为 0~45 分，0~15 分为轻度神经功能缺损，16~30 分为中度神经功能缺损，31~45 分为重度神经功能缺损（表 4-1-1）。

表 4-1-1  神经功能缺损程度评分标准

| 项目 | | 评分标准 | 得分 |
|---|---|---|---|
| 意识（最大刺激，最佳反应） | 两项提问：年龄？现在是几月？相差2岁或1个月以内都算正确 | 均正确 | 0 |
| | | 一项正确 | 1 |
| | | 都不正确，做以下检查 | |
| | 两项指令（可以示范）：握拳、伸拳；睁眼、闭眼 | 均完成 | 3 |
| | | 完成一项 | 4 |
| | | 都不能完成，做以下检查 | |
| | 强烈局部刺激（健侧肢体） | 定向退让（躲避动作） | 6 |
| | | 定向肢体回缩（对刺激的反射性动作） | 7 |
| | | 肢体伸直 | 8 |
| | | 无反应 | 9 |
| 水平凝视功能 | | 正常 | 0 |
| | | 侧视运动受限 | 2 |
| | | 眼球侧凝视 | 4 |
| 面肌 | | 正常 | 0 |
| | | 轻瘫、可动 | 1 |
| | | 全瘫 | 2 |
| 语言 | | 正常 | 0 |
| | | 交谈有一定困难，借助表情动作表达，或言语流利但不易听懂，错语较多 | 2 |
| | | 可简单对话，但复述困难，言语多迂回，有命名障碍 | 5 |
| | | 词不达意 | 6 |
| 上肢肌力 | | Ⅴ°  正常 | 0 |
| | | Ⅳ°  不能抵抗外力 | 1 |
| | | Ⅲ°  抬臂高于肩 | 2 |
| | | Ⅲ°  平肩或以下 | 3 |
| | | Ⅱ°  上肢与躯干夹角 > 45° | 4 |
| | | Ⅰ°  上肢与躯干夹角 ≤ 45° | 5 |
| | | 0°  不能动 | 6 |

续表

| 项目 | 评分标准 | 得分 |
| --- | --- | --- |
| 手肌力 | V° 正常 | 0 |
| | IV° 不能紧握拳 | 1 |
| | III° 握空拳，能伸开 | 2 |
| | III° 能屈指，不能伸 | 3 |
| | II° 屈指不能及掌 | 4 |
| | I° 指微动 | 5 |
| | 0° 不能动 | 6 |
| 下肢肌力 | V° 正常 | 0 |
| | IV° 不能抵抗外力 | 1 |
| | III° 抬腿 45° 以上，踝或趾可动 | 2 |
| | III° 抬腿 45° 左右，踝或趾不可动 | 3 |
| | II° 抬腿离床不足 45° | 4 |
| | I° 水平移动，不能抬高 | 5 |
| | 0° 不能动 | 6 |
| 步行能力 | 正常行走 | 0 |
| | 独立行走 5 米以上，跛行 | 1 |
| | 独立行走，需扶杖 | 2 |
| | 有人扶持下可以行走 | 3 |
| | 自己站立，不能走 | 4 |
| | 坐不需支持，但不能站立 | 5 |
| | 卧床 | 6 |

3. **美国国立卫生研究院卒中量表（NIHSS）** 该量表是国际上公认的、使用频率最高的脑卒中评定量表，有 11 项检测内容，得分低说明神经功能损害程度轻，得分高说明神经功能损害程度重（具体评定内容详见第二章第三节）。

（二）运动功能评定

1.**Brunnstrom 偏瘫运动功能评定法** Brunnstrom 将脑卒中偏瘫运动功能恢复分为 6 级，根据患者上肢、手和下肢肌张力与运动模式的变化来评定其运动功能恢复情况。Brunnstrom 1 级为患者无随意运动；Brunnstrom 2 级为患者开始出现随意运动，并能引出联合反应、共同运动；Brunnstrom 3 级为患者的异常肌张力明显增高，可随意出现共同运动；Brunnstrom 4 级为患者的异常肌张力开始下降，其共同运动模式被打破，开始出现分离运动；Brunnstrom 5 级为患者的肌张力逐渐恢复，并出现精细运动；Brunnstrom 6 级为患者的运动能力接近正常水平，但运动速度和准确性比健侧差（详见第二章第六节）。

**2. 简化 Fugl-Meyer 运动功能评定法** 主要包括肢体运动、平衡和感觉积分以及关节被动活动度积分（详见第二章第七节）。

**3. 平衡功能评定法**

（1）三级平衡检测法：三级平衡检测法在临床上经常使用，Ⅰ级平衡是指在静态不借助外力的条件下，患者可以保持坐位或站立位平衡；Ⅱ级平衡是指在支撑面不动（坐位或站立位）条件下，患者的身体的某个或几个部位运动时可以保持平衡；Ⅲ级平衡是指患者在有外力作用或外来干扰的条件下，仍可以保持坐位或站立位平衡。

（2）Berg 平衡量表：Berg 平衡量表是脑卒中临床康复与研究中最常用的量表，一共有 14 项检测内容。①坐→站；②无支持站立；③足着地，无支持坐；④站→坐；⑤床→椅转移；⑥无支持闭眼站立；⑦双脚并拢，无支持站立；⑧上肢向前伸；⑨从地面拾物；⑩站立位转身向后看；⑪转身 360°；⑫双脚交替踏台阶；⑬双足前后位，无支持站立；⑭单腿站立。每项评分 0~4 分，满分 56 分，得分高表明平衡功能好，得分低表明平衡功能差（表 4-1-2）。

表 4-1-2　Berg 平衡量表

| 检查项目 | 评分及完成情况 |
|---|---|
| 从坐位站起 | 4 不用手扶能够独立站起并保持稳定<br>3 用手扶着能够独立站起<br>2 若干次尝试后自己用手扶着站起<br>1 需要他人少量的帮助才能站起或保持稳定<br>0 需要他人中等或最大的帮助才能站起或保持稳定 |

续表

| 检查项目 | 评分及完成情况 |
|---|---|
| 无支持站立 | 4 能够安全站立 2 分钟<br>3 在监护下能够站立 2 分钟<br>2 在无支持的条件下能够站立 30 秒<br>1 需要若干次尝试才能无支持地站立 30 秒<br>0 无帮助时不能站立 30 秒 |
| 无靠背坐位，但双脚着地或放在一个凳子上 | 4 能够安全地保持坐位 2 分钟<br>3 在监护下能够保持坐位 2 分钟<br>2 能坐 30 秒<br>1 能坐 10 秒<br>0 没有靠背支持，不能坐 10 秒 |
| 从站立位坐下 | 4 最小量用手帮助安全地坐下<br>3 借助于双手能够控制身体的下降<br>2 用小腿的后部顶住椅子来控制身体的下降<br>1 独立地坐，但不能控制身体的下降<br>0 需要他人帮助坐下 |
| 转移 | 4 稍用手扶着就能够安全地转移<br>3 绝对需要用手扶着才能够安全地转移<br>2 需要口头提示或监护才能够转移<br>1 需要一个人的帮助<br>0 为了安全，需要两个人的帮助或监护 |
| 无支持，闭目站立 | 4 能够安全地站立 10 秒<br>3 监护下能够安全地站立 10 秒<br>2 能站立 3 秒<br>1 闭眼不能达 3 秒，但站立稳定<br>0 为了不摔倒而需要两个人的帮助 |
| 双脚并拢，无支持站立 | 4 能够独立地将双脚并拢并安全站立 1 分钟<br>3 能够独立地将双脚并拢并在监视下站立 1 分钟<br>2 能够独立地将双脚并拢，但不能保持 30 秒<br>1 需要别人帮助将双脚并拢，但能够双脚并拢站立 15 秒<br>0 需要别人帮助将双脚并拢，双脚并拢站立不能保持 15 秒 |
| 站立位时上肢向前伸展并向前移动 | 4 能够向前伸出 > 25 厘米<br>3 能够安全地向前伸出 > 12 厘米<br>2 能够安全地向前伸出 > 5 厘米<br>1 上肢可以向前伸出，但需要监护<br>0 在向前伸展时失去平衡或需要外部支持 |

续表

| 检查项目 | 评分及完成情况 |
|---|---|
| 站立位时从地面捡起物品 | 4 能够轻易且安全地将地面物品（如鞋）捡起<br>3 能够将地面物品（如鞋）捡起，但需要监护<br>2 伸手向下达 2~5 厘米且独立地保持平衡，但不能将地面物品（如鞋）捡起<br>1 试着做伸手向下捡物品的动作时需要监护，但仍不能将地面物品（如鞋）捡起<br>0 不能试着做伸手向下捡物品（如鞋）的动作，或需要帮助，免于失去平衡或摔倒 |
| 站立位转身向后看 | 4 能从左右侧向后看，身体转移良好<br>3 仅从一侧向后看，另一侧身体转移较差<br>2 仅能转向侧面，但身体的平衡可以维持<br>1 转身时需要监护<br>0 需要帮助以防失去平衡或摔倒 |
| 转身 360° | 4 在 4 秒的时间内，安全地转身 360°<br>3 在 4 秒的时间内，仅能从一个方向安全地转身<br>2 能够安全地转身 360°，但动作缓慢<br>1 需要密切监护或口头提示<br>0 转身时需要帮助 |
| 无支持站立时将一只脚放在台阶或凳子上 | 4 能够安全且独立地站立，在 20 秒的时间内完成 8 次<br>3 能够独立地站立，完成 8 次，时间超过 20 秒<br>2 不用辅助具在监护下能够完成 4 次<br>1 需要少量帮助能够完成，次数大于 2 次<br>0 需要帮助以防止摔倒或完全不能做 |
| 一脚在前的无支持站位 | 4 能够独立地将双脚一前一后排列（无距离），并保持 30 秒<br>3 能够独立地将一只脚放在另一只脚的前方（有距离）并保持 30 秒<br>2 能够独立地迈一小步并保持 30 秒<br>1 向前迈步需要帮助，但能保持 15 秒<br>0 迈步或站立时失去平衡 |
| 单腿站立 | 4 能够独立抬腿并保持 > 10 秒<br>3 能够独立抬腿并保持 5~10 秒<br>2 能够独立抬腿并保持 ≥ 3 秒<br>1 试图抬腿，不能保持 3 秒，但可维持独立站立<br>0 不能抬腿或需要帮助以防摔倒 |

## （三）日常生活活动能力评定

日常生活活动能力评定是脑卒中临床康复常用的功能评定，其方法主要有改良 Barthel 指数量表（详见第二章第八节）和功能活动问卷（FAQ）（表

4-1-3）。

表 4-1-3　功能活动问卷（FAQ）

| 项目 | 评分标准 |
| --- | --- |
| 1. 收支平衡 | 评分采用 0~2 分的三级评分法： |
| 2. 填写表格 | 0 没有任何困难，能独立完成，不需要他人指导或帮助 |
| 3. 自行购物 | 1 有些困难，需要他人指导或帮助 |
| 4. 技巧性活动 | 2 本人无法完成，完全或几乎完全由他人代替完成（如项目不适用，或患者一向不从事这项活动记 9，不计入总分） |
| 5. 使用炉子 | |
| 6. 准备饭菜 | |
| 7. 新鲜事物了解 | |
| 8. 注意和理解 | |
| 9. 遵守时间 | |
| 10. 独自外出 | |
| 统计指标结果：总分（0~20）和单项（0~2）<br>　　　　临界值：FAQ 总分 25，或有 2 个或 2 个以上单项功能丧失（2 分），或 1 项功能丧失、<br>　　　　　　　2 项以上有功能缺损（1 分）<br>　　　　FAQ ≥ 5 时，说明社会功能有问题。 | |

（四）感觉障碍评定

评估患者的痛觉、温度觉、触觉、运动觉、位置觉、实体觉和图形觉是否减退或丧失。

（五）言语功能障碍评定

言语功能障碍评估主要是通过交流、观察、使用通用的量表以及仪器检查等方法，了解被评者有无言语功能障碍，判断其性质、类型及程度，确定是否需要进行言语治疗，以及采取何种治疗及护理方法。

（六）吞咽功能障碍评定

1. **饮水试验**　饮水后有无呛咳或语言清晰度可预测误咽是否存在。让患者在坐位状态下，饮 30 毫升常温水，观察全部饮完的时间，注意观察是否有水从口角流出（详见第三章第二节）。

2. **吞咽能力评估**　根据误咽的程度及食物在口腔内的加工能力，将吞咽能力分为7级（表4-1-4）。

表4-1-4　吞咽能力的评估标准

| 分级 | 临床表现 |
|---|---|
| 1级 唾液误咽 | 唾液引起误咽，应做长期营养管理，吞咽训练困难 |
| 2级 食物误咽 | 有误咽，改变食物的形态没有效果，为保证水、营养摄入应做胃造瘘，同时积极进行康复训练 |
| 3级 水的误咽 | 可发生水的误咽，使用误咽防治法也不能控制，但改变食物形态有一定的效果，故需选择食物，为保证水的摄入可采取经口、经管并用的方法，必要时做胃瘘，应进行康复训练 |
| 4级 机会误咽 | 用一般摄食方法可发生误咽，但采取一口量、吞咽代偿法（防止误咽的方法）等可达到防止水误咽的水平，需要就医和吞咽训练 |
| 5级 口腔问题 | 主要是准备期和口腔期的中度和重度障碍，对食物形态必须加工，饮食时间长，口腔内残留多，有必要对给予食物进行指导，应进行吞咽训练 |
| 6级 轻度障碍 | 有摄食、吞咽障碍，咀嚼能力不充分，有必要制成软食、调整食物大小，吞咽训练不是必需的 |
| 7级 正常范围 | 没有摄食、吞咽问题，不需要康复治疗 |

**3. X线透视检查**　在X线透视下，让患者吞咽造影剂（50克钡加水100毫升调成糊状，每次吞咽约5毫升），观察造影剂在口腔到咽喉的移动状况（表4-1-5）。

表4-1-5　吞咽障碍的程度评分

| | 吞咽障碍程度 | 得分 |
|---|---|---|
| 口腔期 | 不能把口腔内的食物送入咽喉，从口唇流出，或者仅由重力作用送入咽喉 | 0 |
| | 不能形成食块流入咽喉，只能把食物形成零零碎碎状流入咽喉 | 1 |
| | 不能一次把全部食物送入咽喉，一次吞咽动作后，有部分食物残留在口腔内 | 2 |
| | 一次吞咽就把全部食物送入咽喉 | 3 |
| 咽喉期 | 不能引起咽喉上举、会厌的闭锁、软腭弓闭合，吞咽反射不充分 | 0 |
| | 在咽喉凹及梨状窝存有大量的食物 | 1 |
| | 少量潴留残食，且反复多次吞咽才能把残食全部吞下 | 2 |
| | 一次吞咽就可以把食物送入食管 | 3 |

续表

| | 吞咽障碍程度 | 得分 |
|---|---|---|
| 误咽程度 | 大部分误咽，但无呛咳 | 0 |
| | 大部分误咽，有呛咳 | 1 |
| | 少部分误咽，无呛咳 | 2 |
| | 少部分误咽，有呛咳 | 3 |
| | 无误咽 | 4 |

### （七）生存质量评定

生存质量（QOL）评定分为主观取向、客观取向和疾病相关的QOL三种，常用量表有生活满意度量表、WHOQOL-BREF量表和SF-36量表等。随着生存质量评估工具的研制，脑卒中疾病专用生存质量量表如：脑卒中影响量表（stroke impact scale，SIS）、生存质量指数脑卒中版本（QOL index-stroke version）和脑卒中生存质量测量量表等。这些量表针对性强，易于体现随时间不同或治疗方式不同而产生的变化，但其产生时间较短，相关资料较少，仍需不断完善。

### （八）认知功能评估

认知是脑的高级功能活动，是获取和理解信息，进行判断和决策的过程，包括注意、记忆、思维、学习、执行功能等。常用的方法有简易精神状态检查量表（详见第二章第十节）、洛文斯坦因作业疗法认知评定成套测验评定表（表4-1-6）和电脑化认知测验等。

表4-1-6　洛文斯坦因作业疗法认知评定成套测验评定表（LOTCA）

| 检查内容 | | 评分 | 备注 |
|---|---|---|---|
| 定向 | 1 时间 | 1 2 3 4 | |
| | 2 地点 | 1 2 3 4 | |
| 视知觉 | 3 物体视认 | 1 2 3 4 | |
| | 4 形状视认 | 1 2 3 4 | |
| | 5 重叠图形识别 | 1 2 3 4 | |
| | 6 物体恒常性识别 | 1 2 3 4 | |
| | 7 空间知觉 | 1 2 3 4 | |
| | 8 动作运用 | 1 2 3 4 | |

续表

| 检查内容 | | 评分 | 备注 |
|---|---|---|---|
| 视运动组织 | 9 临摹几何图形 | 1 2 3 4 | |
| | 10 复制二维图形 | 1 2 3 4 | |
| | 11 拼定盘图 | 1 2 3 4 | |
| | 12 彩色积木设计 | 1 2 3 4 | |
| | 13 无色积木设计 | 1 2 3 4 | |
| | 14 拼图 | 1 2 3 4 | |
| | 15 绘钟表 | 1 2 3 4 | |
| 思维运作 | 16 范畴测验 | 1 2 3 4 5 | |
| | 17 无组织 ROC | 1 2 3 4 5 | |
| | 18 有组织 ROC | 1 2 3 4 5 | |
| | 19 图片排序 A | 1 2 3 4 | |
| | 图片排序 B | 1 2 3 4 | |
| | 20 几何推理 | 1 2 3 4 | |
| 注意与集中 | | 1 2 3 4 | |
| 测验所需时间 | | | |
| 总分 | | | |

### （九）心理评估

评估患者的心理状态、人际关系与环境适应能力，了解有无抑郁、焦虑、恐惧、躁狂、病理性哭笑、心理自我启动缺陷等心理障碍，评估患者的社会支持系统是否健全有效，是否影响患者的日常生活能力和生活质量。

## 六、康复治疗

脑卒中的康复治疗是综合性的，包括药物治疗、理疗、运动治疗、作业治疗、ADL 训练、言语及认知疗法等。

**1. 药物治疗** 主要是营养神经、改善循环、抗血小板聚集、稳定斑块，以及控制血压、血脂，改善认知及对症等药物治疗。

**2. 物理因子治疗** 患侧肢体电子生物反馈疗法及脉冲电治疗等。

**3. 运动治疗** 给予偏瘫肢体综合训练、神经促通技术、关节松动治疗及转移训练等。

**4. 作业治疗**　主要日常生活活动、家务活动、生产性活动训练、手功能训练、教育性技能活动、心理性作业活动、辅助器具配置、使用活动训练、认知综合功能训练等。

**5. 言语治疗**　采用多种方法改善言语交流能力，包括个人训练、自主训练及计算机语言训练系统等。

**6. 中国传统康复治疗**　采用针灸、中药、推拿、拔罐等治疗方法，达到醒脑开窍、滋补肝肾、疏通经络等作用。

## 七、康复护理措施

### （一）运动功能障碍的康复护理

根据脑卒中患者不同时期功能特点的不同，运动功能障碍的康复护理分为四个阶段：床旁训练康复护理阶段、床上运动训练康复护理阶段、步行准备训练康复护理阶段、步行训练康复护理阶段及后遗症期康复护理阶段。

**1. 床旁训练康复护理阶段**　患者生命体征平稳，病情不再发展后 48 小时，即可开始康复治疗。发病 1~3 周内出现软瘫，此阶段患者主要表现为腱反射减弱或消失、肌张力低下、随意运动丧失。康复目标是预防各种并发症，如关节挛缩、肩关节半脱位、压力性损伤、肺炎等。其主要护理措施如下。

（1）抗痉挛体位：一般每 2 小时更换 1 次抗痉挛体位，以防产生压力性损伤、肺部感染及痉挛。

（2）肢体被动运动：主要目的是预防关节活动受限，促进肢体血液循环和增强肢体感觉的输入。患者病后 3~4 日病情较稳定后，对患肢所有的关节都要做全范围的关节被动运动，先从健侧开始，然后参照健侧关节活动范围再做患侧。

（3）主动运动：软瘫期的所有主动训练都在床上进行，主要原则是利用躯干肌的活动以及各种手段，促使肩胛带和骨盆带的功能训练。

1）翻身训练：为了预防压力性损伤和肺部感染，尽早使患者学会向两侧翻身。

2）桥式运动：进行翻身训练的同时，必须加强患者伸髋屈膝肌的练习，可有效防止站立时因髋关节不能充分伸展而出现臀部后凸所形成的偏瘫步态。具体操作如下。①双侧桥式运动。帮助患者将两腿屈曲，双足在臀下平踏床面，让患者伸髋将臀抬离床面。如患髋外旋外展不支持时，则帮助将患膝稳定、抬臀。②单侧桥式运动。当患者能完成双侧桥式运动后，可让患者伸展健腿，患腿完成屈膝、伸髋、抬臀的动作。③动态桥式运动。为了获得下肢内收、外展的控制能力，患者仰卧屈膝，双足踏住床面，双膝平行并拢，健腿保持不动，患腿做交替的幅度较小的内收和外展动作，并控制动作的幅度和速度。然后患腿保持中立位，健腿做内收、外展练习。

**2. 床上运动训练康复护理阶段**　一般肢体的痉挛出现在软瘫期 2~3 周后并逐渐加重，持续 3 个月左右。此期康复护理的目标是通过抗痉挛的姿势、体位来预防痉挛模式和控制异常的运动模式，促进分离运动的出现。

（1）抗痉挛训练：大多数患者患侧上肢以屈肌痉挛占优势，下肢以伸肌痉挛占优势。

1）卧位抗痉挛训练：采取 Bobath 式握手上举上肢，使患侧肩胛骨向前伸，患肘伸直。仰卧位时双腿屈曲，Bobath 式握手抱住双膝，将头抬起，前后摆动，使下肢更加屈曲。此外，还可以进行桥式运动，也有利于抑制下肢伸肌痉挛。

2）被动活动肩关节和肩胛带：患者仰卧位，以 Bobath 式握手，用健手带动患手上举，伸直和加压患臂。可帮助上肢运功能的恢复，也可预防肩痛和关节挛缩。

3）下肢控制能力训练：卧床期间进行下肢训练可以改善下肢控制能力，为以后行走训练做好准备。①髋、膝屈曲训练。患者仰卧位，护士用手握住其患足，使之背屈旋外，膝关节屈曲，并保持髋关节不外展、外旋。待对此动作阻力消失后，再指导患者缓慢地伸展下肢，伸腿时应防止内收、内旋。在下肢完全伸展的过程中，患足始终不离开床平面，保持屈膝而髋关节适度微屈。之后可将患肢摆放成屈髋、屈膝、足支撑在床上，并让患者保持这一体位。随着控制能力的改善，指导患者将患肢从健侧膝旁移开，并保持稳定。目的是抑制下肢伸肌异常运动模式的产生，促进下肢分离运动的出现。②踝背屈训练。当患者可以控制一定角度的屈膝动作后，以脚踏住支撑面，进行踝背屈训练。护士握住患者的踝部，自足跟向后、向下加压，另一只手抬起脚趾使之背屈且保持足外翻位，当被动踝背屈抵抗逐渐消失后，要求患者主动保持该姿势。随后指导患者进行主动踝背屈练习。③下肢内收、外展控制训练。方法见动态桥式运动。

（2）坐位及坐位平衡训练：只要病情允许，应尽早采取床上坐位训练，以防止肺部感染、静脉血栓形成、压力性损伤等并发症，还可开阔视野，减少不良情绪。

1）坐位耐力训练：开始坐起时可能发生体位性低血压，故应首先进行坐位耐力训练。坐位时不宜马上取直立坐位（90°），可先取 30° 坚持 30 分钟并且无明显体位性低血压，再依次过渡到 45°、60°、90°。如已能保持坐位30 分钟，则可以进行床边坐起训练。

2）从卧位到床边坐起训练：自主从患侧卧位坐起，先从仰卧位转向患侧卧位，用健腿足背勾住患腿的足跟带动患腿尽可能离开床外，然后分开两腿，再用健手撑住患侧肩膀下的床面，通过伸直健侧上肢把肩和身体从患侧撑起，健侧躯干肌肉收缩，同时双下肢像钟摆样下压，协同躯干做到直立位，整理衣物，协调坐姿，保持坐位平衡。

**3.步行准备训练康复护理阶段** 恢复期早期患侧肢体和躯干肌力尚弱，还没有足够的平衡能力，恢复期应先进行平衡训练，然后再进行步行训练。

平衡训练：平衡分 3 级，1 级为静态平衡，2 级为自动动态平衡，3 级为他动动态平衡。平衡训练包括左右和前后训练。

（1）坐位平衡训练：①静态平衡训练。患者取无支撑下床边或椅子上静坐位，髋关节、膝关节和踝关节均屈曲 90°，足踏地或踏支持台，双足分开约一脚宽，双手置于膝上。护士协助患者调整躯干和头至中间位，当感到双手已不再用力时松开双手，此时患者可保持该位置数秒。然后慢慢地倒向一侧，要求患者自己调整身体至原位，必要时予以帮助。②自动动态平衡训练。静态平衡训练完成后，让患者自己双手手指交叉在一起，伸向前、后、左、右、上方和下方并有重心相应的移动。③他动动态平衡训练，即在他人一定的外力推动下仍能保持平衡。完成他动动态平衡训练后就可认为已完成坐位平衡训练，此后坐位训练主要是耐力训练。④患侧负重训练。偏瘫患者坐位时常出现脊柱向健侧侧弯，身体重心向健侧部偏移。

注意事项：护士应立于患者对面，一手置于患侧腋下，协助患侧上肢肩胛带上提，肩关节外展、外旋，肘关节伸展，腕关节背伸，患手支撑于床面上；另一手置于健侧躯干或肩部，调整患者姿势，使患者躯干伸展，完成身体重心向患侧偏移，达到患侧负重的目的。

（2）坐到站起平衡训练：患者负重能力加强后，可让患者独立做双手交叉、屈髋、身体前倾，然后自行站立。

（3）站立平衡训练：静态站立平衡训练是在患者站起后，让患者松开双手，上肢垂于体侧，护士逐渐去除支撑，让患者保持站位。注意站位时不能有膝过伸。

**4. 步行训练康复护理阶段**　患者达到自动动态平衡后，患腿持重达体重的一半以上，且可向前迈步时才可开始步行训练。

（1）步行前准备：先练习扶持站立位，接着进行患腿前后摆动、踏步、屈膝、伸髋等活动，以及患腿负重，双腿交替前后迈步和进一步训练患腿平衡。

（2）扶持步行：护士站在患者偏瘫侧，一手握住其患手，掌心向前；另一手从患侧腋下穿出置于胸前，手背靠在胸前处，与患者一起慢慢向前步行，训练时要按照正确的步行动作进行，如有膝过伸和膝打软（膝突然屈曲）现象，应进行针对性膝控制训练。如出现患侧骨盆上提的画圈步态，说明膝屈曲和踝背屈差，应重点训练。

（3）复杂步态训练：如高抬腿步，走直线，绕圈走，转换方向，跨越障碍，各种速度和节律的步行，训练步行耐力，增加下肢力量（如上斜坡），训练步行稳定性（如在窄步道上步行）和协调性（如踏固定自行车）。

（4）上下楼梯训练：遵照健腿先上、患腿先下的原则，具体步骤如下。①上楼梯时，护士站在患侧后方，一手协助控制患侧膝关节，另一手扶持健侧腰部，帮助其将重心转移至患侧，健足先登上一层台阶；健侧支撑稳定后，重心充分前移，护士一手固定患者腰部，另一手协助其患腿抬起，髋膝关节屈曲，将患足置于高一层台阶。②下楼梯时，护士站在患侧，协助患者完成膝关节的屈曲及迈步。患者健手轻扶楼梯以提高稳定性，但不能把整个前臂放在扶手上。

（5）上肢控制能力训练：包括肘、腕、手的训练。

1）前臂的旋前、旋后训练：指导患者坐于桌前，用患手翻动桌上的扑克牌。亦可在任何体位让患者转动手中的一件小物件。

2）肘的控制训练：重点在于伸展动作上。患者仰卧，患臂上举，尽量伸直关节，然后缓慢屈肘，用手触摸自己的口、对侧耳和肩。

3）腕指伸展训练：患者双手交叉，手掌朝前，手背朝胸，然后伸肘，举手过头，掌面向上，返回胸前，再向左、右各方向伸肘。

（6）改善手功能训练：患手反复进行放开、抓物品和取物品训练，纠正错误运动模式。

1）作业性手功能训练：通过编织、绘画、陶瓷工艺、橡皮泥塑等训练患者双手协同操作能力。

2）手的精细动作训练：通过打字、搭积木、拧螺丝等动作，以及进行与日常生活有关的训练，加强和提高患者手的综合能力。

**5. 后遗症期康复护理阶段** 后遗症期一般病程经过1年左右，患者经过治疗或未经积极康复，会留有不同程度的后遗症，主要表现为肢体痉挛、关节挛缩畸形、运动姿势异常等。此期康复护理措施有以下几种。

（1）进行维持功能的各项训练。

（2）加强健侧的训练，以增强其代偿能力。

（3）指导患者正确使用辅助器，如手杖、步行器、轮椅、支具，以补偿患肢的功能。

（4）改善步态训练，主要是加强站立平衡、屈膝和踝背屈训练，同时进一步完善下肢的负重能力，提高步行效率。

（5）对患者的家庭环境做必要的改造，如门槛和台阶改成斜坡、蹲便器改成坐便器，厕所、浴室、走廊加装扶手等。

**（二）感知觉障碍的康复护理**

感觉是人脑对直接作用于感觉器官的事物的个别属性的反应。通常将感觉分为一般感觉和特殊感觉。知觉障碍是指在感觉输入系统完整的情况下，大脑对感觉刺激的认识和鉴别障碍，常见表现为失认症和失用症。失认症是指因脑损伤致患者在没有感觉功能障碍、智力衰退、意识不清、注意力不集中的情况下，不能通过感觉辨认身体部位和熟悉物体的临床症状，包括躯体失认、半侧空间失认、左右失认、视觉失认、触觉失认、疾病失认等。失用症又称运用障碍，是由于脑损伤致患者在无智能障碍、理解困难、感觉障碍、运动障碍、肌强直及共济失调的情况下，不能准确执行有目的的动作。

**1. 感觉脱敏技术** 又称感觉抑制法，是降低感觉敏感程度的一种技术，主要是通过反复刺激，增加患者耐受力，提高患者感觉阈值，从而达到降低异常的感觉敏感程度的目的。训练方法如下。

（1）开始时使用患者能耐受的轻柔触觉刺激（棉签刺激），适应后增加刺激强度，直至患者可耐受较强刺激而不产生疼痛。

（2）感觉恢复的次序是先钝觉，后敏锐觉，可采用靠深压觉来传递钝性刺激，不要采用尖锐的刺激物。

（3）抓取不同形状、大小与质地的物件，体会抓取动作带来的感觉。

（4）患者将手插入沙或冰水中进行训练，让患者体会手部的感觉，也可让患者把手浸入不同水温的水桶等。

（5）振动、按摩、叩打敏感区也可降低感觉敏感度。

**2. 感觉再教育训练**　以感觉刺激为主。训练方法如下。

（1）让患者闭眼尝试做某一活动，然后让患者睁眼检查所完成的活动是否正确，如不正确，睁眼重复相同活动，以实现视觉与感觉经验的统合，并行记忆储存。再闭眼，重复做相同的活动，以强化睁眼时所获得的经验。

（2）可针对物品的形状识别，嘱患者闭目，护士让患者感受不同形状的物品，并让其描述特征，如材质及形状等。训练时，要让患者进行健手及患手的感觉对比。如在木箱中放置一个圆球、一方块木头，指示患者判断球和方块；在患者判断比较准确以后，再在木箱中放置大、中、小三种圆球或方木块，指示患者用患手触摸，判断它们的差异，再进行患侧和健侧的感觉对比。

（3）针对手部有抓握动作的患者，可以让其进行手部的抓握训练，但是抓握的物体的表面要使用不同的材料包裹，如粗布、砂纸、铁皮等，各种材料对患者末梢的感觉刺激和视觉的参与可提高其中枢神经的感知觉能力。

（4）随着感觉功能的恢复，可让患者操作螺栓、钥匙，鼓励患者完成系纽扣、写字、使用餐具等日常生活范围内的事情。

（5）患侧上肢负重时，可在支持面下铺垫不同材料的物品，如木板、金属板、棉布、绒布等，这就无形中对手掌施加了各种各样的感觉刺激。

**3. 半侧空间失认**　又称为半侧忽略，患者不能整合和利用来自身体或环境一侧的知觉，多见于右脑损伤后，左侧忽略。训练方法如下。

（1）针对半侧忽略患者的康复护理应从急性期开始。

（2）在房间环境布置时要使忽略的一侧朝向床头柜、电视和房门等；在日常生活中注意尽量从忽略侧给予视觉、听觉等刺激。例如，对于患者"左侧忽略"、头转向右侧的患者，如果站在左侧与他交谈时，他仍向右看，应先从右侧给予刺激，然后逐渐转移到左侧，即对重症患者的刺激是"右→左"。

（3）为提高患者的自理能力，在练习行走时在地面的左侧贴红色胶带纸，进餐时与周围人使用颜色不同的餐具；将忽略侧的轮椅手闸的手柄加长并罩颜色鲜艳的布，将忽略侧足踏板涂上颜色等。

（4）让患者及其家属充分理解半侧忽略对患者日常生活的影响，了解在安全方面存在的行为问题，强调在各种活动中视觉扫描的重要性，训练患者自我发现并克服忽略，并尽可能帮助患者在实际生活环境中进行练习。

### （三）言语功能障碍的康复护理

脑卒中患者言语障碍发生率高达 40%~50%，包括失语症和构音障碍。失语症是由于大脑半球优势侧语言损伤所致，表现为听、说、读、写的能力障碍。构音障碍是由于脑损害引起发音器官的肌力减退、协调性不良或肌张力改变而导致语音形成障碍。语言是交流沟通的重要手段，发病后要尽早开始语言训练。尽管患者失语，但仍需与其进行语言或非语言交流，通过交谈和观察，全面评估语言障碍的程度，并列举语言功能恢复良好者案例，同时加强心理疏导，增强其语言训练的信心。

### （四）认知功能障碍的康复护理

脑卒中后患者会出现认知障碍，包括注意力障碍，记忆力障碍，推理、判断问题障碍，执行功能障碍及其他（精神活动过程整体降低，洞察力、手眼协调、空间与距离判断困难等）。认知功能障碍常常给患者的生活和治疗带来许多困难，所以认知训练对患者的全面康复起着极其重要的作用。认知训练要与患者的功能活动和解决实际问题的能力紧密配合。

（1）在对认知障碍患者进行康复训练及护理时，可在患者房间内挂大的钟、大的日历，并利用卡片提醒患者要做的活动。

（2）将每日经常要进行的活动分步骤地写成清单或画成图画放在床边。

（3）门上张贴患者的家庭合影或患者本人的照片，帮助他找到自己的房间。

（4）让患者常带记事本，本中记有家庭地址、常用电话号码、生日等信息，并让他经常做记录和查阅。

（5）使用闹钟提醒需要进行的活动。

（6）对于言语障碍者，训练者应放慢讲话速度，多重复几次。用说简短句子或只说关键词的方式进行交流。多使用手势语和表情交流。利用文字或图画进行交流。

### （五）心理和情感障碍的康复护理

由于对疾病认识的异常，病后的抑郁状态及情感失控，脑卒中患者会出现不同程度的心理和情感障碍。因此，心理和情感障碍的康复护理尤为重要。

具体护理包括以下几个方面。

（1）建立良好的护患关系，促进有效沟通。

（2）运用心理疏导，帮助患者从认识上进行重新调整。

（3）认知行为干预：①放松疗法，教会患者自我行为疗法，如转移注意力、想象、重构、自我鼓励、放松训练等减压技巧，有助于减轻患者抑郁程度。②音乐疗法，对脑卒中后抑郁患者有较好的疗效，其中感受式音乐疗法因其简便易行而常被作为首选方法。通过欣赏旋律优美、节奏舒适的轻音乐引起患者兴趣，达到心理上的自我调整。

### （六）日常生活活动能力的康复护理

日常生活活动是指人们为了维持生存及适应生存环境而每日必须进行的、最基本的、最具有共同性的活动，目的是争取生活自理，并可进行必要的家务和户外活动等。早期即可开始，持之以恒地进行日常生活训练，达到患者生活自理，提高其生活质量。训练内容可根据 ADL 评定量表进行，包括进食、个人卫生、穿脱衣裤鞋袜、床椅转移等。

### （七）常见并发症的康复护理

**1. 肩关节半脱位**　肩关节半脱位表现为肩部运动受限，局部有肌萎缩，肩峰与肱骨头之间可触及明显凹陷，预防措施如下。①矫正肩胛骨的姿势，给予良好的体位摆放，同时鼓励患者经常用健手帮助患臂做充分的上举活动。②保持肩关节的正常活动范围，在无痛范围内做肩胛骨及上肢的被动活动，并尽早进行床上活动。③加强刺激肩关节周围稳定作用的肌肉，促进其功能的恢复。④佩戴支具，在活动中不能牵拉患肩，肩关节及周围结构不应有任何疼痛，如有疼痛表明某些结构受到累及，可影响上肢功能的恢复，必须佩戴肩部吊带矫正。

**2. 其他并发症**　失用综合征、下肢深静脉血栓形成、肺部感染、泌尿系统感染及压力性损伤康复护理措施详见第三章第九节。

## 八、康复护理指导

（1）教育患者主动参与康复训练，并持之以恒；积极治疗原发病，指导患者有规律地生活。

（2）向患者及其家属解释各类药物的作用、不良反应及注意事项，指导患者遵医嘱用药并定期随诊。

（3）制订教育计划，通过宣传卡、健康教育和座谈会等方式，耐心向患者及其家属讲解所患疾病有关知识、危险因素及预防措施，介绍治疗本病的新药物、新疗法，指导其正确服药和进行功能训练等。

（4）针对患者及其家属不同时期的健康问题及心理状态进行非正式随机教育。

（5）通过早期给予患者体位摆放及肢体训练，逐步教会患者及其家属训练方法，以便患者积极进行自我康复训练。

（6）通过交谈将患者最渴望得到的相关知识讲述给患者及其家属，从而使他们更积极地参与到康复护理中。

（7）采用科学的护理并不断改进锻炼方法，强化对患者情感支持，定期随访指导。

# 第二节　缺血性脑卒中

## 一、概述

缺血性脑卒中包括脑血栓形成及脑栓塞，统称脑梗死（cerebral infarction），是指各种原因引起的脑部血液供应障碍，使局部脑组织发生不可逆性损害，导致脑组织缺血、缺氧性坏死。根据发病机制，脑梗死分为动脉粥样硬化性血栓性脑梗死、脑栓塞、腔隙性脑梗死及脑分水岭梗死等。

### （一）脑血栓形成

脑血栓形成（cerebral thrombosis，CT）即动脉粥样硬化性血栓性脑梗死，是在脑动脉粥样硬化等动脉壁病变的基础上，脑动脉主干或分支管腔狭窄、闭塞或形成血栓，造成该动脉供血区局部脑组织血流中断而发生缺血、缺氧性坏死，引起偏瘫、失语等相应的神经症状和体征。脑血栓形成是临床最常见的脑血管疾病，也是脑梗死最常见的临床类型，约占全部脑梗死的60%。

### （二）脑栓塞

脑栓塞（cerebral embolism）是指血液中的各种栓子（如心脏内的附壁血栓、动脉粥样硬化的斑块、脂肪、肿瘤细胞、纤维软骨或空气等）随血流进入脑动脉而阻塞血管，当侧支循环不能代偿时，引起该动脉供血区脑组织缺血性坏死，出现局灶性神经功能缺损。脑栓塞占脑卒中的15%~20%。常见的栓塞为心源性脑栓塞，少见的有空气栓塞、脂肪栓塞、肿瘤细胞或寄生虫栓塞等。

### （三）腔隙性脑梗死

腔隙性脑梗死（lacunar cerebral infarction）是指大脑半球或脑干深部的小穿通动脉，在长期高血压基础上，血管壁发生病变，最终管腔闭塞，导致缺血性微梗死，缺血、坏死和液化的脑组织由吞噬细胞移走形成空腔，故称腔隙性脑梗死。主要累及脑的深部白质、基底节、丘脑和脑桥等部位，形成腔隙状梗死灶。部分病例的病灶位于脑的相对静区，无明显的神经缺损症状，放射学检查或尸解时才得以证实，故称为静息性梗死或无症状性梗死。腔隙性脑梗死占全部脑梗死的 20%～30%。

### （四）脑分水岭梗死

脑分水岭梗死（cerebral watershed infarction，CWI）是指脑内相邻的、较大的、大于等于 2 条的动脉管腔狭窄或者闭塞等原因导致的交界区严重局限性缺血所致的脑梗死。早期尸检检查显示，CWI 约占全部脑梗死类型的 10%。

## 二、病因

1. **动脉粥样硬化**  是最常见和基本的病因，常伴高血压，且二者互为因果，糖尿病和高血脂可加速脑动脉硬化的过程。

2. **脑动脉炎**  结缔组织疾病、细菌和钩端螺旋体等感染均可致脑动脉炎症，使管腔狭窄或闭塞。

3. **其他**  真性红细胞增多症、血小板增多症、弥散性血管内凝血、脑淀粉样血管病、颅内夹层动脉瘤等。尚有极少数病因不明者。

## 三、主要功能障碍

脑梗死的临床表现与梗死部位、受损区侧支循环等情况有关，以偏瘫、失语、偏身感觉障碍和共济失调等局灶定位症状为主，部分患者可有头痛、呕吐、意识障碍等全脑症状。

## 四、康复评定

脑梗死的患者常伴有意识改变、肢体障碍等，需要对脑损害程度及运动功能进行评定（详见本章第一节）。

## 五、康复治疗

**1.急性期治疗**　脑栓塞治疗与脑血栓形成的治疗相同，包括急性期的综合治疗，尽可能恢复脑部血液循环，进行物理治疗和康复治疗等。因本病易并发脑出血，溶栓治疗应严格掌握适应证。

**2.早期康复治疗**　如果患者神经功能缺损的症状和体征不再加重，生命体征稳定，即可进行早期康复治疗，目的是减少并发症出现和纠正功能障碍，调控心理状态，为提高患者的生活质量打好基础。应加强卧床患者体位的管理，进行良肢位的摆放，加强呼吸道管理和皮肤的管理以预防感染和压疮，进行肢体被动或主动运动以防关节挛缩和肌肉萎缩等。

**3.恢复期治疗**　继续稳定患者的病情，高血压患者控制血压，高血脂患者控制血脂等。恢复期患者的患侧肢体由迟缓性瘫痪逐渐进入痉挛性瘫痪，康复治疗是重要的治疗手段。原则是综合各种康复手段，如物理疗法、针灸、言语训练、认知训练、吞咽功能训练、合理使用各种支具促进患者患肢随意运动的出现，强化日常生活活动能力（ADL）训练，为患者早日回归家庭和社会做好必要的准备。

## 六、康复护理措施

**1.躯体活动障碍**　详见本章第一节中"运动功能障碍的康复护理"。

**2.语言沟通障碍**　详见第三章第三节中"语言－言语障碍的康复护理"。

**3.吞咽功能障碍**　详见第三章第二节中"吞咽障碍的康复护理"。

**4.用药护理**　患者常联合应用溶栓、抗凝、脑代谢活化剂等多种药物治疗，护士应熟悉患者所用药物的药理作用、用药注意事项、不良反应和观察要点，遵医嘱正确用药。

（1）溶栓和抗凝药物：应严格掌握药物剂量，监测出凝血时间和凝血酶原时间，观察有无黑便、牙龈出血、皮肤瘀点、瘀斑等出血表现。密切观察症状和体征的变化，如患者原有症状和体征加重，或出现严重头痛、血压增高、脉搏减慢、恶心、呕吐等，应考虑继发颅内出血，立即停用溶栓和抗凝药物，协助紧急进行头颅CT检查。观察有无栓子脱落所致其他部位栓塞的表现，如肠系膜上动脉栓塞引起的腹痛，下肢静脉栓塞所致皮肤肿胀、发红及肢体疼痛、功能障碍，发现异常应及时报告医生处理。

（2）甘露醇：选择较粗大的静脉给药，以保证药物能快速静脉滴注（125毫升在 15~30 分钟滴完），注意观察用药后患者的尿量和尿液颜色，准确记录 24 小时出入量；定时复查尿常规、血生化，观察有无药物结晶阻塞肾小管所致少尿、血尿、蛋白尿及血尿素氮升高等急性肾损伤的表现；观察有无脱水速度过快所致头痛、呕吐、意识障碍等低颅压综合征的表现，并注意与高颅压进行鉴别。

**5. 心理护理**　因偏瘫、失语及肢体和语言功能恢复速度慢、时间长，日常生活需依赖他人照顾，可使患者产生焦虑、抑郁等心理问题，进而影响疾病的康复和患者的生活质量。应关心、尊重患者，鼓励其表达自己的感受，避免任何刺激和伤害患者的言行。多与患者和其家属沟通，耐心解答患者和其家属提出的问题，解除患者思想顾虑。鼓励患者及其家属主动参与治疗、护理活动。

## 七、康复护理指导

（1）对有发病危险因素或病史者，指导其进食高蛋白、高维生素、低盐、低脂、低热量等食物，清淡饮食，多食新鲜蔬菜、水果、谷类、鱼类和豆类，保持能量供需平衡，戒烟、限酒；应遵医嘱用药，控制血压、血糖、血脂和抗血小板聚集；告知其改变不良生活方式，坚持每天进行 30 分钟以上的慢跑、散步等运动，合理休息和娱乐；对有短暂性脑缺血发作（TIA）史的患者，指导其在改变体位时应缓慢，避免突然转动颈部，引起 TIA；洗澡时间不宜过长，水温不宜过高；外出时有人陪伴，气候变化时注意保暖，防止感冒。

（2）告知患者及其家属疾病的基本病因和主要危险因素、早期症状和及时就诊的指征；指导患者遵医嘱正确服用降压、降糖和降脂药物，定期复查。

（3）告知患者及其家属康复治疗的知识和功能锻炼的方法，帮助分析和消除不利于疾病康复的因素，落实康复计划，并与康复治疗师保持联系，以便根据康复情况及时调整康复训练方案。如吞咽障碍的康复方法包括：唇、舌、颜面肌和颈部屈肌的主动运动和肌力训练；先进食糊状或胶冻状食物，少量多餐，逐步过渡到普通食物；进食时取坐位，颈部稍前屈（易引起咽反射）；软腭冰刺激；咽下食物练习呼气或咳嗽（预防误咽）；构音器官的运动训练（有助于改善吞咽功能）。

（4）鼓励患者从事力所能及的家务劳动，日常生活不过度依赖他人；告知患者和其家属功能恢复需经历的过程，使患者和其家属克服急于求成的心理，做到坚持锻炼，循序渐进。叮嘱家属在物质和精神上对患者提供帮助和支持，使患者体会到来自多方面的温暖，树立战胜疾病的信心。同时，也要避免患者产生依赖心理，从而增强自我照顾能力。

## 第三节 出血性脑卒中

### 一、概述

出血性脑卒中（hemorrhagic apoplexy，HA）包括脑出血（intracerebral hemorrhage，ICH）和蛛网膜下隙出血（subarachnoid hemorrhage，SAH）。脑出血又称自发性脑出血，是指原发性非外伤性脑实质内出血。我国出血性脑卒中的发病率约为每年 69.6/10 万，约占全部脑卒中的 28.2%，病残率高达 40%，给社会和家庭带来极大的负担。在脑出血中，大脑半球出血约占 80%，脑干和小脑出血约占 20%。蛛网膜下隙出血是指脑底部或脑表面血管破裂后，血液流入蛛网膜下隙引起相应临床症状的一种脑卒中。蛛网膜下隙出血占所有脑卒中的 5%~10%，年发病率为（6~20）/10 万。

### 二、病因

脑实质出血最常见病因为高血压合并细、小动脉硬化，长期高血压致脑细、小动脉发生玻璃样变及纤维素性坏死，管壁弹性减弱，当情绪激动、用力过度等使血压骤然升高时，血管易破裂出血。其他病因包括脑动脉粥样硬化、颅内动脉瘤和动静脉畸形、脑动脉炎、血液病（再生障碍性贫血、白血病、特发性血小板减少性紫癜、血友病等）、梗死后出血、脑淀粉样血管病、脑底异常血管网病、抗凝及溶栓治疗等。

蛛网膜下隙出血最常见的病因是颅内动脉瘤，动脉瘤可能由动脉壁先天性肌层缺陷或后天获得性内弹力层变性或两者的联合作用所致。病变血管可自发破裂，或因情绪激动、重体力劳动使血压突然增高而导致破裂，血液进入蛛网膜下隙，引起一系列病理生理过程。

## 三、主要功能障碍

出血性脑卒中最常见的部位是基底核区出血。基底节出血是典型的内囊出血呈凝视病灶，患者会出现偏瘫、偏身感觉障碍及偏盲的三偏症状，对于优势半球侧可出现失语。躯体功能障碍主要表现在偏瘫，感觉和运动功能障碍，在认知和精神上较大范围或多次反复的脑出血，可留有精神和认知障碍及人格改变，消极悲观，郁郁寡欢，精神萎靡，易激动等，还会有言语功能障碍、吞咽功能障碍和其他功能障碍。

## 四、康复评定

1. **意识障碍评定** 详见本章第一节。
2. **躯体运动障碍评定** 详见本章第一节。
3. **疼痛评估**

（1）视觉模拟评分法（visual analogue scale，VAS）：是临床上最常用、最简单的测评方法。国内临床上通常采用的是中华医学会疼痛学会监制的VAS卡。卡中心在有数字的10厘米长线上有可滑动的游标，两端分别表示"无痛"（0）和"极痛"（100）。患者可将游标放在当时最能代表疼痛程度的部位，护士面对有刻度的一面，记录疼痛的程度。

（2）口述描绘评分法（verbal rating scale，VRS）：是由一系列用于描述疼痛的形容词组成，这些形容词以疼痛从最轻到最强的顺序排列，用于评定疼痛的强度。最轻程度的疼痛的描述常被评为0分，以后每级增加1分，因此每个形容疼痛的形容词都有相应的评分，以便于定量分析疼痛。有许多不同分级的VRS，如4级评分法、5级评分法、6级评分法、12级评分法和15级评分法。

（3）数字评分法（numerical rating scale，NRS）：是以0到10共11个点来描述疼痛的强度。其中，0表示无痛，10表示剧痛，患者根据个人疼痛的感受在其中的一个数字上做记号。

（4）麦吉尔疼痛调查表（McGill pain questionnaire，MPQ）：由 Melzack 和 Torgerson 提出，用于评估各种疼痛的治疗效果。调查表共包括78个词汇，这些词汇分成三大类20个组：第一大类，第1~10组按时间、空间、温度、压力和其他性质描述疼痛感觉类的词汇；第二大类，第11~15组是按照紧张、恐惧和自主神经系统反应性质描述情感类词汇；第 16 组为描述主观疼痛强度的评定词；第三大类，第 17~20 组为不分类的词汇。目前它是英美国家应用最广泛的疼痛评估工具，由于它的合理性，被翻译成多种文字在各国广泛应用。

表 4-3-1　疼痛常用评定方法的比较

| 方法 | 优点 | 缺点 |
|------|------|------|
| VAS | ①有效测定疼痛的强度<br>②易于理解<br>③可随时进行<br>④与 VRS 相比，效果更好<br>⑤也可用于疼痛的缓解情况 | ①太随意<br>②不适宜在老年人中应用，因为老年人感知直线和准确标定坐标位置的能力较低 |
| VRS | ①易于管理和评分<br>②结果可靠和有效<br>③其结果与疼痛的强度密切相关<br>④对疼痛病情变化十分敏感<br>⑤能较好地反映疼痛的多方面特性 | ①以疼痛程度来划分等级，等级又取决于患者自身的经验<br>②用不同级别的 VRS，不同的形容词代表的分值不同<br>③对细微的感觉变化不敏感，容易受感情变化的影响 |
| NRS | ①易于理解<br>②比 VAS 更为直观 | 患者容易受到数字和描述字的干扰，降低灵敏性和准确性 |
| MPQ | ①在主观疼痛测定中的敏感性强，结果可靠<br>②不仅能顾及疼痛体验的多个方面，且对疼痛的治疗效果和不同诊断十分灵敏 | ①不易于理解，需要评定者做详细的解释工作<br>②观察项目多，费时<br>③对其稳定性和内部统一性存在质疑 |

**4. 肌力、肌张力评定**　详见第二章第五、六节。

**5. 日常生活活动能力评定**　详见第二章第九节。

## 五、康复治疗

脑出血治疗原则为脱水降颅压、调整血压、防止继续出血、减轻血肿所致继发性损害、促进神经功能恢复、防治并发症。

**1. 积极控制脑水肿、降低颅内压是脑出血急性期治疗的重要环节**　可选用：① 20％甘露醇 125~250 毫升，快速静脉滴注，每 6~8 小时 1 次，疗程7~10 日。②呋塞米 20~40 毫克静脉滴注，每日 2~4 次。③甘油果糖 500 毫升静脉滴注，3~6 小时滴完，每日 1~2 次，脱水降颅压作用较甘露醇缓和，用于轻症患者、重症患者病情好转期和肾功能不全者。

2. **调控血压**　脑出血急性期一般不予应用降压药物，而以脱水降颅压治疗为基础。但血压过高时，可增加再出血的风险。当血压 ≥ 200/110 毫米汞柱时，应采取降压治疗，使血压维持在略高于发病前水平或 180/105 毫米汞柱左右。收缩压在 180~200 毫米汞柱或舒张压在 100~110 毫米汞柱，暂不用降压药物。脑出血患者血压降低速度和幅度不宜过快、过大，以免造成脑低灌注；血压过低者，应进行升压治疗以维持足够的脑灌注。

3. **手术治疗**　壳核出血量 > 30 毫升，小脑或丘脑出血量 > 10 毫升，或颅内压明显增高内科治疗无效者，可考虑行开颅血肿清除、脑室穿刺引流、经皮钻孔血肿穿刺抽吸等手术治疗。一般认为手术应在发病后 6~24 小时内进行。动脉瘤性蛛网膜下隙出血可采用血管内介入治疗或动脉瘤切除术。对于颅内血管畸形者，可采用颅内血管畸形整块切除术、供血动脉结扎术、γ 刀治疗、血管内介入治疗等。

4. **亚低温疗法**　在应用肌松药和控制呼吸的基础上，采用降温毯、降温仪、降温头盔等进行全身和头部局部降温，将温度控制在 32~35℃，可减轻脑水肿，促进神经功能缺损恢复，改善患者预后，且无不良反应，安全有效。

5. **康复治疗**　早期将患肢置于功能位。患者生命体征稳定、病情控制后，应尽早进行肢体、语言功能和心理的康复治疗，以促进神经功能恢复，提高生存质量。

## 六、康复护理措施

1. **疼痛护理**　包括脑水肿、颅内高压、血液刺激脑膜或继发性脑血管痉挛引发的头痛。

（1）缓解疼痛：如缓慢深呼吸、听音乐、转移注意力等，必要时遵医嘱应用镇痛镇静药。

（2）用药护理：甘露醇应快速静脉滴注，注意观察尿量，记录 24 小时出入量，定期复查电解质；尼莫地平可致皮肤发红、多汗、心动过缓或过速、胃肠不适、血压下降等，应适当控制输液速度，密切观察有无不良反应发生。

（3）心理护理：告知患者和其家属疾病的过程与预后，使患者和其家属了解脑出血相关知识。耐心向患者解释头痛发生的原因及可能持续的时间，使患者了解随着出血停止和血肿吸收，头痛会逐渐缓解。告知患者检查可明确病因，以指导治疗，使患者消除紧张、恐惧和焦虑心理，主动配合。

**2. 潜在并发症** 再出血。

（1）活动与休息：强调绝对卧床4~6周，并抬高床头15°~20°，告知患者和其家属绝对卧床休息的重要性，避免搬动和过早下床活动。保持病室安静、舒适，避免不良的声、光刺激，严格限制探视，治疗和护理活动集中进行。经治疗护理1个月左右，患者症状好转、头部检查证实出血基本吸收或检查没有发现颅内血管病变者，可遵医嘱逐渐抬高床头、床上坐位、下床站立和适当活动。

（2）避免诱因：告知患者和其家属应避免导致血压和颅内压升高，进而诱发再出血的各种危险因素，如精神紧张、情绪激动、剧烈咳嗽、用力排便、屏气等，必要时遵医嘱应用镇静药、缓泻药等。

（3）病情监测：SAH再出血发生率较高。颅内动脉瘤发病后24小时内再出血的风险最大，累计再出血率于病后14日为20%~25%，1个月时为30%。应密切观察患者在症状、体征好转后，有无再次剧烈头痛、恶心、呕吐、意识障碍加重、原有局灶症状和体征重新出现等表现，发现异常及时报告医生处理。

**3. 中枢性高热护理** 下丘脑、脑干及上颈髓病变和损害可使体温调节中枢功能紊乱，以高热多见，偶有体温过低。中枢性高热多出现于术后12~48小时，体温达40℃以上，常伴有意识障碍、瞳孔缩小、脉搏快速、呼吸急促等自主神经功能紊乱症状。一般物理降温效果差，需及时采用亚低温冬眠治疗。

**4. 癫痫发作护理** 癫痫多发生在术后2~4日脑水肿高峰期，系术后脑组织缺氧及皮层运动区受激惹所致。当脑水肿消退、脑循环改善后，癫痫常可自愈。对于手术者，术前常规给予抗癫痫药物以预防。癫痫发作时，应及时给予抗癫痫药物控制；患者卧床休息，吸氧，保证睡眠，避免情绪激动；注意保护患者，避免意外受伤，观察发作时的表现并详细记录。

**5. 意识障碍护理** 详见本章第一节。

**6. 躯体运动障碍护理** 详见本章第一节。

### 七、康复护理指导

（1）指导高血压患者避免使血压骤然升高的各种因素，如保持情绪稳定和心态平和，避免过分喜悦、愤怒、焦虑、恐惧、悲伤等不良心理和惊吓等刺激；建立健康的生活方式，保证充足睡眠，适当运动，避免体力或脑力过度劳累和突然用力；低盐、低脂、高蛋白、高维生素饮食；戒烟酒；养成定时排便的习惯，保持大便通畅。

（2）告知脑实质出血患者和其家属关于疾病的基本病因、主要危险因素和防治原则，如遵医嘱正确服用降压药物，维持血压稳定。教会患者及其家属测量血压的方法和对疾病早期表现的识别，发现血压异常波动或无诱因的剧烈头痛、头晕、晕厥、肢体麻木、乏力或语言交流困难等症状，应及时就医。

（3）向蛛网膜下隙出血患者及其家属介绍疾病的病因、诱因、临床表现、应进行的相关检查、病程和预后、防治原则和自我护理的方法。蛛网膜下隙出血患者一般在首次出血后 3 日内或 3~4 周后进行检查，以避开脑血管痉挛和再出血的高峰期。应告知脑血管造影的相关知识，使患者和其家属了解进行检查以明确和去除病因的重要性，积极配合。

（4）教会患者及其家属自我护理的方法和康复训练技巧，如向健侧和患侧的翻身训练、桥式运动等肢体功能训练及语言和感觉功能训练的方法，使患者和其家属认识到坚持主动或被动康复训练的意义。

（5）指导家属关心、体贴患者，在精神和物质上对患者给予支持，减轻患者的焦虑、恐惧等不良心理反应。告知患者及其家属再出血的表现，发现异常，及时就诊。女性患者 1~2 年内避孕。

## 第四节　其他类型卒中——妊娠期高血压疾病

### 一、概述

妊娠期高血压疾病（pregnancy induced hypertension）是妊娠期特有的疾病，包括妊娠期高血压、子痫前期、子痫、慢性高血压并发子痫前期以及慢性高血压。子痫是在子痫前期基础上发生的不能用其他原因解释的抽搐。子病后可能出现脑部缺血缺氧性损害的表现，如果 MRI 检查提示广泛的皮质及皮质下损害，则预后不良。对于妊娠期高血压疾病所致脑损害及其他并发症应引起足够重视，并给予积极治疗。

## 二、病因

妊娠高血压疾病是孕妇妊娠期间特有的疾病，可影响孕产妇及胎儿的生命安全，我国发病率约为 9.4%，国外报道为 7%~12%。本病严重影响母婴健康，是孕产妇和围生儿发病和死亡的主要原因之一。研究证明，妊娠期高血压疾病的发生是多因素作用的结果，其中最重要的是母体因素、胎儿 – 胎盘因素及二者共同作用的影响。

**1. 母体因素的影响**

（1）遗传因素：妊娠高血压疾病具有家族多发性，与遗传因素明显相关。另外，有研究表明，寒冷环境或气温骤变可致高血压发病率升高，这说明母体对寒冷和气温变化的反应可能是发病的影响因素。

（2）营养因素：低白蛋白血症及多种营养物质，如钙、镁、锌、硒等的缺乏可能与妊娠高血压疾病有关。

**2. 胎儿 – 胎盘因素的作用**

（1）胎儿/父方基因型的影响：胎儿是带有一半父方遗传因素的半同种移植物，母体会受到父方细胞因子的刺激，如果过度激活母体对这些因子的炎性反应，会导致父母双方特异性的遗传冲突，最终可引起妊娠高血压疾病。

（2）子宫肌层内异常滋养层细胞的侵入：滋养细胞是由受精卵分裂形成，可为胚胎提供营养支持，如果滋养层细胞发生异常，侵入子宫肌层内，最终可导致胎盘血流量减少，进一步引发一系列症状。

**3. 母体与胎儿 – 胎盘因素的共同作用**　二者共同作用可导致胎盘缺血，从而引起母体产生一过性高血压、蛋白尿及多系统、多脏器的损伤，最终导致妊娠期高血压疾病的发生。

另外，如果孕妇存在以下高危因素，则容易引起妊娠高血压疾病，如：孕妇年龄 ≥ 40 岁；子痫前期病史；抗磷脂抗体阳性；高血压、慢性肾炎糖尿病；初次产检时 BMI ≥ 35 kg/m²；子痫前期家族史（母亲或姐妹）；本次妊娠为多胎妊娠、首次怀孕、妊娠间隔时间 ≥ 10 年，以及孕早期收缩压 ≥ 130 毫米汞柱或舒张压 ≥ 80 毫米汞柱等。

### 三、主要功能障碍

妊娠期高血压疾病是妊娠期特有的疾病，包括妊娠期高血压、子痫前期、子痫、慢性高血压并发子痫前期以及慢性高血压。其临床表现主要是妊娠2周后出现高血压、水肿、蛋白尿。轻者可无症状或轻度头晕，血压轻度升高，伴水肿或轻度蛋白尿。重者头痛、眼花、恶心、呕吐、持续性右上腹痛等，血压升高明显，蛋白尿增多，水肿明显，甚至昏迷、抽搐。

1. **先兆子痫**　妊娠前血压正常的孕妇在妊娠2周以后出现高血压、蛋白尿，称子痫前期，或称为先兆子痫。先兆子痫是妊娠期高血压疾病的五种状况之一，为妊娠期特发疾病，可影响机体各器官系统。发病率约占全部妊娠的3.9%。

2. **子痫**　子痫是子痫前期基础上发生的不能用其他原因解释的抽搐，是妊娠期高血压疾病的五种状况之一，也是子痫前期严重的并发症。子痫可以发生在产前、产时、产后等不同时间，不典型的子痫还可发生于妊娠2周以前。子痫是世界范围内的构成孕产妇生命威胁的常见疾病。在发达国家，子痫发病率大约平均1/2 000次分娩，子痫患者的死亡率约1%。

3. **Hellp 综合征**　Hellp综合征是妊娠期高血压疾病的严重并发症，以溶血、肝酶升高和血小板减少为特点。Hellp综合征多数发生在产前，可分为完全性和部分性。典型的临床表现为乏力、右上腹疼痛及恶心呕吐，体重骤增，脉压增宽，但少数患者高血压、蛋白尿临床表现不典型。可出现母婴严重并发症：孕妇可发生子痫、胎盘早期剥离、弥散性血管内凝血（DIC）、肾衰竭、急性肺水肿、严重的腹水、脑水肿、视网膜脱离、伤口血肿感染甚至败血症等；胎儿可发生缺氧、早产、生长受限，甚至围生儿死亡。

4. **意识障碍**　包括最小意识状态、昏迷、植物状态及持续性植物状态。

### 四、康复评定

妊娠期高血压疾病可涉及多个方面的功能障碍，主要针对意识、呼吸、吞咽、肌张力、四肢关节活动度及躯体运动功能等方面进行康复评定，相关内容同脑卒中相关评定（详见本章第一节）。

## 五、康复治疗

针对患者存在的问题，采取综合康复治疗措施。

**1.康复宣教**　加强护理，预防 HELLP、早产、胎盘早剥、颅内出血、高血压脑病等并发症。

**2.一般治疗**　卧床休息，取左侧卧位。密切监测孕妇及胎儿的生命体征，必要时给予吸氧。

**3.药物治疗**　给予解痉、镇静、降压、利尿等药物治疗，应在专业医生的指导下谨慎用药。

**4.饮食治疗**　注意调整饮食，应进食富含蛋白质、维生素、铁、钙、锌等食物。

**5.终止妊娠**　如果发生病情恶化，可能会对孕妇及胎儿的健康造成不良影响，应根据实际情况适时终止妊娠。

## 六、康复护理措施

**1.卧床休息**　孕妇卧床休息，左侧卧位。左侧卧位可使右旋的子宫向左侧移位，并解除下腔静脉的压迫，有利于改善胎盘的血液循环，对降低血压、促进排尿有良好的作用。保证孕妇足够的睡眠（每日 8~10 小时）。保持病室安静舒适，空气流通，避免声光等一切外来刺激。限制探视，避免精神过度疲劳或过度兴奋。

**2.饮食护理**　饮食应包含充足的蛋白质、热量，补充维生素、铁和钙，重度妊高征根据病情适当限制食盐摄入量。

**3.间断吸氧**　每日 2~3 次，每次 30 分钟吸氧，可增加血氧含量，改善全身主要脏器和胎盘的氧气供应。

**4.血压的观察**　了解患者的基础血压，密切观察血压变化，控制血压在安全范围内，特别是血压一直不稳定的患者，在按时测血压的同时，也要检测对侧肢体的血压。血压过高的患者给予降压药，常用的有心痛定、卡托普利等。

**5.用药护理**　适当的镇静可消除患者的焦虑和精神紧张，达到降低血压、缓解症状及预防子痫发作的作用。地西泮具有较强的镇静、抗惊厥和肌肉松弛作用，对胎儿及新生儿的影响较小。解痉药目前临床首选硫酸镁，硫酸镁可预防和控制子痫发生，解除血管痉挛，使血压下降。硫酸镁为静脉给药，首次负荷剂量为 25% 硫酸镁 20 毫升 +10% 葡萄糖 250 毫升，30 分钟内滴完；继之 25% 硫酸镁 60 毫升加入 5% 葡萄糖 500 毫升静脉滴注，滴速为每小时 2 g。镁离子的治疗浓度与中毒浓度接近，因而用药过程中要注意用药的监护指标，定时检查膝反射存在，呼吸每分钟不少于 16 次，尿量每小时大于 30 毫升，或者 24 小时尿量不少于 600 毫升。

6. **心理护理** 孕妇入院多有精神紧张，思虑过度，担心因高血压影响胎儿的营养，又恐惧病情的发展，孕妇的心理状况直接影响其血压及治疗过程。因此，要做好她们的思想工作，消除她们的思想顾虑和焦虑，对于所出现的心理状况予以相应的解释和支持，要注意倾听她们的陈述，耐心解答她们提出的问题，反复开导患者及其家属，关心体贴患者，建立良好的护患关系，指导家属给予患者更多的生活照顾及心理支持，使她们以积极乐观的心态面对疾病，树立战胜疾病、顺利分娩的信心。

## 七、康复护理指导

对于妊娠期高血压患者的护理，除按对一般高血压患者的护理外，应该注意观察胎儿的变化情况。患者进行治疗及调理期间，控制体重也很重要。针对妊娠期高血压患者的主要护理措施如下。

（1）保证患者的休息，休息或睡眠时以左侧卧位为宜。

（2）注意调整饮食，以减少过量的脂肪及食盐的摄入，也要注意增加蛋白质、维生素及富含铁、钙、锌食物的摄入。

（3）要加强产前保健，增加产前检查次数，加强监测措施，密切注意病情变化。

（4）自我监测胎动，定期产检，一旦有头痛、头晕等异常情况及时就医。

# 第五章

# 颅脑创伤

## 第一节　颅脑创伤总述

### 一、概述

颅脑创伤（traumatic brain injury，TBI）是指由于头部受到钝力或锐器作用力后出现脑部功能的改变，如思维混乱、意识水平改变、癫痫发作、昏迷、局部感觉或运动神经功能缺损。准确判断损伤的部位、程度、性质及其临床演变及转归过程，以期尽早发现和防治继发性损害（包括脑外伤），以指导康复医疗决策。尽早（及时）针对性的康复介入是决定颅脑创伤患者康复质量或康复结局的重要基础。

脑损伤是颅脑创伤中最为重要、最易导致患者出现神经功能障碍的损伤。根据脑损伤发生的时间和机制分类分为原发性脑损伤（primary brain injury）和继发性脑损伤（secondary brain injury）。原发性脑损伤指暴力作用于头部时立即发生的脑损伤，如脑震荡（cerebral concussion）、脑挫裂伤（cerebral contusion）；继发性脑损伤指头部受伤一段时间后出现的脑受损病变，主要有脑水肿（brain edema）和颅内血肿（intracranial hematoma）。

### 二、病因

引起颅脑创伤的原因为直接暴力或间接暴力作用于头部，主要见于交通、建筑等意外事故，其次为自然灾害、爆炸、火器伤、跌倒及各种锐器伤等。

### 三、主要功能障碍

1. **认知障碍**　颅脑损伤后常见的认知障碍是多方面的，有注意力分散、思想不能集中、记忆力减退、学习困难、归纳和演绎推理能力减弱等。

**2. 躯体运动障碍** 由于颅脑损伤形式多样，导致运动功能障碍差异很大，通常以高肌张力多见，出现痉挛、姿势异常、偏瘫、截瘫或四肢瘫、共济失调、手足徐动等。表现为患侧上肢无功能，不能穿脱衣物；下肢活动障碍，移动差，站立平衡差，不能如厕、入浴和上下楼梯。

**3. 语言－言语障碍** 脑损伤后的语言－言语障碍常见的有构音障碍、言语失用。构音障碍是由于言语发音肌群受损后不协调、张力异常所致言语运动功能失常，常涉及所有言语水平（包括呼吸、发声、共鸣、韵律）。患者表现为言语缓慢、用力、发紧，辅音不准，吐字不清，鼻音过重或分节性言语等。言语失用是由于言语的中枢障碍而产生的言语缺失。大脑左半球是语言运动中枢，当病变部位在大脑左半球额叶和其他 1~2 个脑叶时，会出现重度非流利型失语，患者表现为言语表达能力完全丧失，不能数数，不能说出自己的姓名，复述、呼名能力均丧失，不能模仿发出言语声音等。

**4. 情绪行为障碍** 脑损伤患者经受各种各样的行为和情感方面的困扰，对受伤情景的回忆、头痛引起的不适、担心生命危险等不良情绪，都可导致包括否认、抑郁、倦怠、嗜睡、易怒、攻击性及躁动不安等情绪行为障碍。严重者会出现人格改变、类神经质的反应、行为失控等。

**5. 日常生活活动能力障碍** 患者由于运动、认知等多种功能障碍并存，在日常自理生活及家务、娱乐等方面受到限制。

**6. 迟发性癫痫** 有一半患者在发病后半年至一年内有癫痫发作的可能，它是神经元阵发性、过度超同步放电的表现，多由瘢痕、粘连和慢性含铁血黄素沉积的刺激所致。全身发作以意识丧失 5~15 分钟和全身抽搐为特征。局限性发作以短暂意识障碍或丧失为特征，一般持续数秒，无全身痉挛现象。

## 四、康复评定

由于颅脑创伤的损伤机制的复杂性和损伤部位的广泛性，导致颅脑创伤后功能障碍的复杂性、多样性，因而针对脑外伤患者的功能障碍评定与康复更强调全面性和个体化。

**1. 意识障碍评定** 格拉斯哥昏迷量表（GCS）是颅脑损伤评定中最常用的一种国际性评定量表。该量表内容简单，共3项，包括睁眼反应、运动反应、言语反应。评分标准具体，是判断急性期颅脑损伤患者损伤严重程度的一个可靠指标。需特别注意，有两种情况不计入评分：颅脑外伤6小时之内死亡；颅脑火器伤。

颅脑损伤程度判定：总分15分为正常，最低计分3分，7分以下为昏迷。3~5分为特重型损伤，伤后昏迷深，有去皮质强直或伴其他部位的脏器损伤或休克；6~8分为重型损伤，伤后昏迷或再次昏迷持续6小时以上；9~12分为中度损伤，伤后昏迷20分钟至6小时；13~15分为轻度损伤，伤后昏迷在2分钟以内。随着医学科学的飞速发展，神经影像学、多种神经电生理检查等，对意识障碍严重程度的判定起着非常重要的作用。

**2. 躯体运动障碍评定**　颅脑损伤后常发生广泛性和多发性损伤，部分颅脑损伤患者可同时存在多种运动功能障碍。运动功能评定主要是对运动模式、肌张力、肌肉协调能力进行评定，为其康复计划提供科学依据。

（1）运动模式评估：采用Brunnstrom分期评定法对颅脑损伤后的不同时期（弛缓期、痉挛期、恢复期）的运动模式进行评定。

（2）肌力评估：通常采用徒手肌力评定（manual muscle test，MMT），此评定方法是一种简便易行及常用的评价肌力方法。对肌力在3级以上患者，可采用器械评定方法，常用握力测试、捏力测试、背肌力测试、四肢各组肌群肌力测试等。肌张力评估主要是手法检查，首先观察受检肌肉在放松、静止状态下的紧张度，然后通过被动运动来判断。痉挛评估目前多采用改良的痉挛量表进行评估。评估时，患者应采用仰卧位，检查者分别对患者上肢、下肢的关节进行活动范围的被动运动，按感受的阻力程度评估。

（3）平衡与协调功能评估：平衡是指身体所处的一种姿势状态，在运动或受到外力作用时自动调整并保持姿势稳定的一种能力。协调是指人体产生平滑、准确及有控制的运动的能力。完成运动的质量包括按一定的方向和节奏，采用适当的力量和速度，达到准确目标等几方面。常采用Breg平衡量表。

**3. 言语及吞咽功能评估**　言语障碍包括失语症和构音障碍。言语功能评价主要针对失语症进行评价。临床常用失语症评估方法有汉语失语症成套测验、汉语标准失语症检查。吞咽障碍评定详见第三章第二节。

**4. 认知功能评定**

（1）RLA（指美国加利福尼亚州Rancho Los Amigos医学中心）认知功能评定表是描述脑损伤后行为变化的常用量表之一，从无反应到有反应共8个等级（表5-1-1）。

表 5-1-1　RLA 认知功能评定表

| 分级 | 认知变化 |
|---|---|
| Ⅰ级：没有反应 | 患者处于深睡眠，对任何刺激完全无反应 |
| Ⅱ级：一般反应 | 患者对无特定方式的刺激呈现不协调和无目的反应，与出现的刺激无关 |
| Ⅲ级：局部反应 | 患者对特殊刺激起反应，但与刺激不协调，反应直接与刺激的类型有关，以不协调延迟方式（如闭着眼睛或握着手）执行简单命令 |
| Ⅳ级：烦躁反应 | 患者处于躁动状态，行为古怪，毫无目的，不能辨别人与物，不能配合治疗，词语常与环境不相干或不恰当，可以出现虚构症，无选择性注意，缺乏短期和长期的回忆 |
| Ⅴ级：错乱反应 | 患者能对简单命令取得相当一致的反应，但随着命令复杂性增加或缺乏外在结构，反应呈现无目的、随机或零碎的；对环境可表现出总体上的注意，但精力涣散，缺乏特殊注意能力，用词常常不恰当，记忆严重障碍常显示出使用对象不当，可以完成以前常有结构性的学习任务，如借助帮助可完成自理活动，在监护下可完成进食，但不能学习新信息 |
| Ⅵ级：适当反应 | 患者表现出与目的有关的行为，但要依赖外界的传入与指导，遵从简单的指令，过去的记忆比现在的记忆更深、更详细 |
| Ⅶ级：自主反应 | 患者在医院和家中表现恰当，能自主地进行日常生活活动，很少出差错，但比较机械，对活动回忆肤浅，能进行新的学习，但速度慢，借助结构能够启动社会或娱乐性活动，判断力仍有障碍 |
| Ⅷ级：有目的反应 | 患者能够回忆并且整合过去和最近的事件，对环境有认识和反应，能进行新的学习，一旦学习活动展开，不需要监视，但仍未完全恢复到发病前的能力，如抽象思维，对应急的耐受性，对紧急或不寻常情况的判断等 |

（2）注意力评定：注意是对事物的一种选择性反应。根据参与器官的不同可以分为听觉注意、视觉注意等。评价方法包括符号划消测验、同步听觉系列加法测验、Stroop 测验和儿童每天注意力测验法。它们不是成套测验，可根据临床需要选用，详见第三章第五节。

（3）记忆功能评定：记忆障碍是颅脑创伤患者最常见、最持久的认知缺陷，不同程度颅脑创伤均可导致记忆障碍。记忆功能评定主要应对瞬时、短时以及长时记忆评估。其中长时记忆评估包括情节和语义记忆评估。临床常用评定工具包括韦氏成人记忆量表（Wechsler memory，WMS）。

韦氏成人记忆量表是应用较广的成套记忆测验，也是神经心理测验之一。共有 1 项分测验，分测验 A~C 测长时记忆，D~I 测短时记忆，J 测瞬时记忆，

MQ 表示记忆的总水平。本测验也有助于鉴别器质性和功能性记忆障碍。

评分方法：将 10 个分测验的粗分（raw score），通过"粗分等值量表分"表转换为量表分（scales score），再相加即为全量表分。将全量表分按年龄组查"全量表分的等值 MQ"表，可得到受试者的记忆商数（memory quotient，MQ）。

记忆商数可以反映出患者记忆功能的好坏，如果低于标准分，则说明其记忆功能存在问题，可以做进一步检查。记忆功能在很大程度上反映出受试者的心理状态及认知功能现有水平。

（4）执行功能评估：可通过综合评价量表进行全面评估，常用的包括简易智能状态量表（MMSE）、日常生活活动能力（ADL）评定量表、威斯康星卡片分类测验（Wisconsin card sorting test，WCST）等评价。WCST 由 4 张模板（分别为 1 个红色三角形，2 个绿色三角形，3 个黄色三角形，4 个蓝色三角形）和 128 张不同形状、不同颜色、不同数量的卡片构成。要求受试者根据 4 张模板对 128 张卡片进行分类，测试者不告知受试者分类原则，只说出每次测试是正确还是错误。受试者完成 6 次分类或将 128 张卡片分类完毕，整个测试过程结束。WCST 提供的指标有 13 个之多，但应用最多的评定指标有完成分类数、坚持性错误数、不能持续完成分类数、坚持性反应、非坚持性反应数、完成第一个分类所需应答数、总错误数、概括力水平等。

（5）失认症评估：失认症是指患者丧失了对物品、人、声音、形状或者气味的识别能力。常见的失认症类型有单侧忽略、触觉失认、疾病失认和视觉失认，其评价方法见第三章第五节。

5. 功能预后的评定　常用残疾分级量表（DRS），主要用于中度和重度残疾的颅脑创伤，目的是评定功能状态及其随时间的变化情况。残疾分级量表包括 6 项内容，前 3 项反映唤醒、觉醒和反应能力，第 4 项反映生活自理方面的认知能力，第 5 项反映生活独立水平，第 6 项反映心理社会适应能力。第 6 项中，对进食、上厕所、梳洗、修饰 4 项分别评分。根据残疾评分量表评出的残疾水平分为：无残疾（0 分）、轻度残疾（1 分）、部分残疾（2~3分）、中度残疾（4~6 分）、中重度残疾（7~11 分）、重度残疾（12~16 分）、极重度残疾（17~21 分）、植物状态（22~24 分）、极度植物状态（25~29 分）、死亡（30 分），详见表 5–1–2。

表 5-1-2　残疾分级量表（DRS）

| 项目 | 评分 | 项目 | 评分 |
|---|---|---|---|
| 1. 开眼 |  | 4. 进食、上厕所、梳洗、修饰方面的认知能力（不管运动方面的残疾如何，只看患者是否知道怎样做和什么时间该做） |  |
| 自发 | 0 |  | 0 |
| 对言语刺激 | 1 | 完好 | 1 |
| 对终痛刺激 | 2 | 部分完好 | 2 |
| 无反应 | 3 | 极少 | 3 |
|  |  | 无 | 4 |
| 2. 言语 |  | 5. 功能水平 |  |
| 定向 | 0 | 完全独立 | 0 |
| 错乱 | 1 | 在特定环境中独立 |  |
| 不恰当 | 2 | 轻度不能自理（需要有限帮助，帮助者不需要住在患者家中） | 1 |
| 不可理解 | 3 | 中度不能自理（需要中度帮助，帮助者需住在患者家中） | 2 |
| 无反应 | 4 | 重度不能自理（任何时间、任何活动均需帮助） | 3 |
|  |  | 完全不能自理（24 小时均需护理） | 4 |
| 3. 运动 |  | 6. 受雇能力 |  |
| 按命令 | 0 | 不受限 | 0 |
| 局部性 | 1 | 可选择一些竞争性工作 | 1 |
| 回撤性 | 2 | 可从事非竞争性、在庇护工厂中的工作 | 2 |
| 屈曲性 | 3 | 不能受雇 | 3 |
| 伸展性 | 4 |  |  |
| 无反应 | 5 |  |  |

**6. 心理障碍评定**　心理测评是对患者的各种心理障碍用各种心理测验（包括智力测验、人格测验、神经心理测试以及精神症状评定）进行测评，以评定心理障碍的性质和程度，为制订心理康复计划提供科学依据。

## 五、康复治疗

（1）尽早给脑外伤患者提供全面的、科学的医疗服务，对减轻残疾、改善预后、提高生活质量有重要意义。

（2）动态病情观察、及早发现继发性脑损伤，及时调整康复方案，观察意识、瞳孔、生命体征及神经系统体征变化；进行必要的头部影像学检查、颅内压监测、神经诱发电位检查等；处理高热、躁动、癫痫等各种并发症，维持良好的周围循环和脑灌注压；注重昏迷的护理与治疗，保证呼吸道通畅。必要时行手术治疗。

（3）促进意识恢复：包括早期对于继发性伤害（包括脑损伤）的防治，

以及及时、合理的康复介入。

（4）并发症的防治：脑外伤患者能否平稳过渡到功能康复期，早期并发症的防治是关键。常见并发症包括躁动、高热、蛛网膜下隙出血、继发性癫痫、消化道出血、严重营养不良及电解质紊乱、急性神经源性肺水肿、压力性损伤、肺部感染、尿路感染等。

## 六、康复护理措施

### （一）急性期康复护理措施

颅脑创伤的急性期并发症可加重脑组织损害，因此，此期的康复护理是尽可能排除影响意识恢复的因素，防治各种并发症。同时，应加强营养，进行被动运动，预防关节僵硬。颅脑损伤患者的生命体征稳定，特别是颅内压持续 24 小时稳定即可进行康复治疗与护理。

**1. 维持营养，保持水、电解质平衡** 昏迷患者鼻饲流食所提供的热量宜根据功能状况和消化能力逐步增加，以维持正氮平衡。给予高蛋白质、高热量饮食，避免低蛋白血症，提高机体免疫力，促进伤口愈合及神经组织修复和功能重建。

**2. 定时翻身叩背预防并发症** 每 1~2 小时翻身叩背一次，防止局部受压过久发生压力性损伤或坠积性肺炎，必要时可使用气垫床。翻身时护士应注意防止牵拉瘫痪的上肢，预防肩关节半脱位的形成。

**3. 保持肢体的良肢位** 早期实施良肢位的摆放可有效抑制痉挛，预防肩关节半脱位，防止骨盆后倾和关节外旋早期诱发分离运动等，为后期的康复打下良好基础。脑损伤患者良肢位摆放包括患侧卧位、健侧卧位、仰卧位、床上坐位、轮椅上坐位等。一般来说，应尽可能少用仰卧位，因为这种体位紧张性受颈反射和迷路反射的影响，异常反射活动最强，而且骶尾部、足跟等处发生压力性损伤的危险性增加。鼓励采用患侧卧位，其次是健侧卧位。

**4. 关节被动活动** 颅脑损伤患者多卧床时间长，两侧瘫痪相对较多，部分合并软组织及骨骼损伤容易出现关节活动受限，所以进行关节被动活动维持正常的关节活动度是必要的。重点针对容易发生萎缩的关节，肩关节外旋、外展和屈曲，肘关节伸展，腕和手指伸展，髋关节外展和伸展，膝关节伸展，足背屈和外翻，以及无自主活动的肢体进行被动活动。在急性期每天做 2 次，以后每天做 1 次，每次每个关节做 3~5 遍。活动时要注意手法轻柔、缓慢，避免疼痛以及骨化的产生。

**5. 呼吸道的管理**　呼吸道管理是颅脑损伤全身管理中的重要环节。可因并发胸、腹部损伤、出血等使呼吸功能受阻，导致气管插管或气管切开，行人工呼吸或呼吸机辅助呼吸。要求严格进行呼吸道观察，按时吸痰、雾化、湿化，如行呼吸机辅助呼吸，严格管理呼吸机管路，保持呼吸道通畅，防止呼吸道感染。

**（二）恢复期康复护理措施**

颅脑损伤恢复期中，患者躯体方面的障碍在 1 年内大多已稳定，但认知、行为和社会心理方面的问题往往持续很久。根据颅脑损伤患者障碍的特点，在急性期过后，病情稳定时，应重点加强功能康复。

**1. 认知障碍的护理**　认知康复是在脑功能受损后，通过训练和重新学习，使患者重新获得较有效的信息加工和执行行动的能力，以减轻其解决问题的困难和改善其日常生活能力的康复措施。认知功能训练是提高智能的训练，应贯穿在治疗的全过程。方法包括记忆力、注意力、理解判断能力、推理综合能力训练等，具体训练方法详见第三章第五节。

**2. 行为障碍的护理**　对行为异常的康复目标是积极消除患者不正常的、不为社会所接受的行为，促进他们的亲社会行为。稳定、限制的住所与结构化的环境，是改变不良行为的关键。

（1）躁动不安与易激惹性的处理：提供安全结构化的环境，减少不良刺激，如导管、引流管等有害刺激；避免过于限制或约束患者的行动能力，避免治疗次数过多、时间过长；对恰当的行为提供积极的反馈；对于不安的情绪提供宣泄的方式，如散步或其他体力性活动；最大限度地减少与不熟悉工作人员的接触。

（2）易冲动的处理：提供安全、布局合理、安静的房间；对不当的行为立即给予反馈；用简单的奖励方法，如实物、代币券等教会患者自我控制。对所有恰当的行为进行奖励；在不恰当行为发生后的短时间内拒绝奖励性刺激；一旦不恰当行为出现应用预先声明的惩罚；在极严重的不良行为发生后，给患者厌恶刺激。

**3. 言语障碍的护理**　患者全身一般状况稳定后，可逐渐延长坐位时间至 1~2 小时，即可开始训练。内容以听觉刺激法为中心，训练次数每周 1~6 次，每次 30 分钟。具体包括听语指图、复述、听语指字、呼名、阅读、书写、听语记忆广度、句法练习等。应由口腔动作训练开始，患者在穿衣镜前模仿治疗师的口型，通过视觉、听觉接受信息，并通过视觉反馈进行调整。如患者模仿治疗师做口腔动作、模仿治疗师发辅音、元音及四声。然后通过听词指物等练习将听觉刺激与视觉刺激结合起来，使视听说结合，进行刺激→反应→反馈环路训练，激起言语反应。在此基础上通过患者自己说出相应的词语，使语词表达得到锻炼。在言语训练中可采用适当的暗示，如应用手指敲打节拍（一字一拍），促进患者产生言语；在呈现某些动作图片时，做相应的动作或手势提示患者。注意言语训练时，在简单对话的训练中，回答问题中的词提取应在患者的能力范围内，以训练患者词语的实际应用能力。构音障碍训练包括呼吸发音和共鸣训练及颜面器官（口、唇、舌等）的训练，训练方法详见第三章第三节。

**4. 躯体运动障碍的护理**　康复运动控制训练的目的，是通过抑制异常运动模式，使脑损伤患者重新恢复其机体的平衡、协调及运动控制功能。一般应在生命体征稳定后，在医生及治疗师的指导下，确定活动量、活动范围及限度，应尽早开始偏瘫训练。采用综合促进技术，传递冲动练习，站立床负重及电动体操等，以促进神经功能的恢复，防止肌萎缩并诱发主动运动。

**5. 迟发性癫痫的护理**　一般服用抗癫痫药物至少2年，完全控制后仍应再服2年。对药物治疗2~3年仍不能控制的癫痫发作，而且发作频繁的严重患者，可慎重考虑外科癫痫病灶切除手术。

**6. 日常生活活动能力障碍的护理**　功能受限的康复脑损伤患者，由于精神、情绪异常、行为失控，常出现拒绝进食、不能自我料理日常生活的情况，作业治疗对其功能恢复有着特殊的意义。如床上肢体功能位的放置、起坐、利用桥式运动翻身、床边站立、床→轮椅、轮椅→浴室等地的转移训练；尽量让患者自己进食，减少不必要的他人帮助。卧位时，患者如没有吞咽障碍且意识清楚，可让患者自己用瓶子、吸管喝水；服药时也应将药递到患者手中后，让他自己放入口中；在患者能够独立坐稳后，让患者采用坐位，将患侧肩前屈、肘伸展、手平放在桌子上，躯干、双肩保持端正，平稳进餐。在获得了一定的运动功能后，利用全身镜子，训练患者动态平衡坐的同时，练习穿、脱鞋、裤子、上衣等动作，站立动态平衡达到3级以上时，让患者学习站着提裤子、系腰带；试着让其站在卫生间的水池边练习洗漱，如单手洗脸、挤牙膏、拧毛巾等，万一有不稳或跌倒的感觉，学会利用周围的建筑、设施缓冲下跌的速度，避免摔倒。有目的地训练患者对周围事物和物体的认识能力，通过与周围人物的交流，对提高记忆和理解能力等都起到重要的作用。

**7. 心理护理** 颅脑损伤常因突然发生的意外所致，心理的变化大都经历震惊期、否认期、抑郁期、努力期及承受期，各个时期有时交错出现。患者由过去健康的身体、正常的工作及生活，突然转变为肢体功能障碍，需要他人照顾，心理上面临巨大的压力和打击，常表现出消沉、抑郁、悲观和焦虑，甚至会产生轻生的念头及其他异常的行为举止。因此，医务人员工作需认真负责，尊重患者，对患者充满同情和理解，避免使用伤害性语言，以免加重患者的猜疑和痛苦。康复护士应对患者进行行为矫正疗法，建立健康行为，使患者能面对现实，学会放松，逐渐学会生活自理，融入社会。

## 七、康复护理指导

（1）指导患者选择适当的运动治疗进行反复训练，同时进行认知、心理等其他康复训练，并持之以恒。

（2）提高家庭参与训练的意识与能力，为患者及其家属讲解基本的康复知识和训练技能，并使其懂得其意义和重要性。保证患者在家庭中得到长期、系统、合理的训练，使其早日回归家庭和社会。

（3）指导患者规律生活、合理饮食、睡眠充足、适当运动、劳逸结合。

（4）鼓励患者日常生活活动自理，保持大便通畅。

（5）指导患者保持情绪稳定，避免不良情绪刺激。

# 第二节　脑震荡

## 一、概述

脑震荡（cerebral concussion）是最轻的脑损伤，其特点为伤后即刻发生短暂的意识障碍和近事遗忘。持续数分钟至十余分钟，一般不超过半小时。有的仅表现为瞬间意识混乱或恍惚，并无昏迷。同时伴有面色苍白、瞳孔改变、出冷汗、血压下降、脉弱、呼吸浅慢等自主神经和脑干功能紊乱的表现。意识恢复后，对受伤当时和伤前近期的情况不能回忆，而对往事记忆清楚，称为逆行性遗忘（retrograde amnesia）。患者多有头痛、头晕、疲乏无力、失眠、耳鸣、心悸、畏光、情绪不稳、记忆力减退等症状，一般持续数日、数周，少数持续时间较长。

## 二、病因

患者头部受暴力作用时立即发生的脑损伤。

## 三、主要功能障碍

患者伤后即刻发生短暂的意识障碍和近事遗忘。

## 四、康复评定

**1. 意识障碍评定** 脑震荡引起的意识障碍主要是脑干网状结构受损的结果。这种损害与颅脑损伤时脑脊液的冲击（脑脊液经脑室系统骤然移动）、外力打击瞬间产生的颅内压力变化、脑血管功能紊乱、脑干的机械性牵拉或扭曲等因素有一定关系。采用格拉斯哥昏迷量表进行评估。

**2. 疼痛评估** 受力部位的神经元线粒体、轴突肿胀，间质水肿可导致疼痛，临床常用数字疼痛评估法进行评估。

**3. 心理障碍评定** 患者因缺乏疾病知识特别是对预后情况未知，常伴有焦虑情绪，采用简易精神状态检查量表（MMSE）评定。

## 五、康复治疗

脑震荡一般不需要特殊治疗。卧床休息 5~7 日，适当使用镇静、镇痛药物，多数患者在 2 周内恢复正常，预后良好。

## 六、康复护理措施

**1. 疼痛护理** 遵医嘱，对疼痛明显者给予镇静、镇痛药物。

**2. 心理护理** 护士及时解答患者疑问，介绍相关知识，加强心理疏导，帮助其正确认识疾病，树立信心。

**3. 意识障碍护理** 严密病情观察，少数患者可合并严重颅脑损伤（如颅内血肿），故应密切观察其意识状态、生命体征和神经系统体征。

## 七、康复护理指导

（1）告知患者保证充足的睡眠，避免过度用脑。

（2）适当增加体育锻炼，以舒缓运动为主，避免劳累。

（3）增加营养，补充健脑食品。

（4）加强安全教育和指导。

# 第三节　脑挫裂伤

## 一、概述

脑挫裂伤（cerebral contusion）是常见的原发性脑损伤，既可发生于着力部位，也可发生在对冲部位。脑挫裂伤包括脑挫伤及脑裂伤，前者指脑组织遭受破坏较轻，软脑膜完整；后者指软脑膜、血管和脑组织同时有破裂，伴有外伤性蛛网膜下隙出血。两者常同时存在，合称为脑挫裂伤。

## 二、病因

脑挫裂伤轻者仅见局部软脑膜下皮质散在点片状出血。较重者损伤范围较广泛，常有软脑膜撕裂，深部白质亦受累。严重者脑皮质及其深部的白质广泛挫碎、破裂、坏死，局部出血、水肿，甚至形成血肿。早期的脑水肿多属血管源性，一般伤后3~7日内发展到高峰，这期间易发生颅内压增高甚至脑疝。伤情较轻者，脑水肿可逐渐消退，病灶区日后可形成瘢痕、囊肿或与硬脑膜粘连，成为外伤性癫痫的原因之一；若蛛网膜与软脑膜粘连影响脑脊液循环，可形成外伤性脑水肿；广泛的脑挫裂伤在数周后可形成外伤性脑萎缩。

## 三、主要功能障碍

**1. 意识障碍**　是脑挫裂伤最突出的症状之一。伤后立即发生，持续时间长短不一，绝大多数超过半小时，常持续数小时、数日不等，甚至发生迁延性昏迷，与脑损伤程度轻重相关。

**2. 头痛、恶心、呕吐**　头痛是脑挫裂伤最常见的症状。疼痛可局限于某一部位（多为着力部位），亦可为全头性疼痛，间歇或持续性，在伤后 1~2 周内最明显，以后逐渐减轻，可能与蛛网膜下隙出血、颅内压增高或脑血管运动功能障碍有关。伤后早期的恶心、呕吐可由受伤时第四脑室底的呕吐中枢受到脑脊液冲击、蛛网膜下隙出血对脑膜的刺激或前庭系统受刺激引起，较晚发生的呕吐大多由于颅内压变化造成。

**3. 言语功能障碍、躯体运动障碍**　脑皮质功能区受损时，伤后立即出现与脑挫裂伤部位相应的神经功能障碍症状或体征，如语言中枢损伤出现失语，运动区受损伤出现对侧瘫痪等。

**4. 吞咽障碍**　脑挫裂伤患者有不同程度的意识障碍，丧失正常的咳嗽反射和吞咽功能，容易发生误咽、误吸。

**5. 生命体征变化**　轻度和中度脑挫裂伤患者的血压、脉搏、呼吸多无明显改变。严重脑挫裂伤，由于脑水肿和颅内出血引起颅内压增高，出现血压升高、脉搏缓慢、呼吸深而慢，严重者呼吸、循环功能衰竭。伴有下丘脑损伤者，可出现持续高热。

## 四、康复评定

**1. 健康及身体状况评定**　详细了解受伤时间、致伤原因、受伤时情况；受伤当时有无口、鼻、外耳道出血或脑脊液漏；有无呕吐及呕吐次数，有无大小便失禁等情况；了解受伤后患者接受过何种处理。了解患者既往健康状况。评估患者头部外伤情况，呼吸道是否通畅。评估患者营养状态。

**2. 意识障碍评定**　了解患者伤后有无昏迷和近事遗忘、昏迷时间长短，有无中间好转或清醒期。评估患者意识状态、瞳孔及神经系统体征的变化。昏迷患者采用格拉斯哥昏迷量表评估，具体方法详见本章第一节。

**3. 躯体运动障碍评定**　详见本章第一节。

**4. 言语障碍评定**　详见第三章第三节。

**5. 吞咽障碍评定**　详见第三章第二节。

**6. 心理 - 社会状况评定**　了解患者及其家属的心理反应，神志清醒者伤后有无"情绪休克"，即对周围事物反应平淡，对周围环境不能清晰感知；"情绪休克"期过后，患者有无烦躁、焦虑；恢复期患者有无悲观、自卑心理，能否顺利回归社会。评估家属对患者的支持能力，有无情绪紧张，是否为预后和经济负担而担忧。

**7. 潜在并发症**　了解患者是否出现颅内压增高和脑疝症状。

## 五、康复治疗

**1. 非手术治疗**　包括防治脑水肿，保持呼吸道通畅，加强营养支持，处理高热、躁动和癫痫，做好脑保护、促苏醒和功能恢复治疗。

**2. 手术治疗**　若经非手术治疗无效或病情恶化出现脑疝征象时，应及时手术去除颅内压增高的原因，解除脑受压。常用手术方法包括脑挫裂伤灶清除，额极或颞极切除，去骨瓣减压术或颞肌下减压术。

## 六、康复护理措施

### （一）一般护理

颅脑创伤救护时应做到保持呼吸道通畅，患者平卧，头部抬高，注意保暖，禁用吗啡止痛。记录受伤经过和检查发现的阳性体征、急救措施及使用的药物。

**1. 保持呼吸道通畅**　脑损伤患者都有不同程度的意识障碍，丧失正常的咳嗽反射和吞咽功能，容易发生误咽、误吸，或因下颌松弛导致舌后坠等原因引起呼吸道梗阻。呼吸道梗阻可加重脑水肿，使颅内压进一步升高，导致病情恶化。因此，保持呼吸道通畅是脑挫裂伤处理中的一项重要措施。

（1）及时清除呼吸道异物，及时清除咽部的血块和呕吐物，并注意吸痰，如发生呕吐，及时将患者头转向一侧以免误吸。

（2）开放气道，维持呼吸功能，舌后坠者放置口咽通气管，必要时气管插管或气管切开。呼吸减弱且潮气量不足不能维持正常血氧者，及早使用呼吸机辅助呼吸。

（3）加强呼吸道管理，保持室内适宜的温湿度，加强湿化，避免呼吸道分泌物过于黏稠，以利排痰。建立人工气道者，加强气道管理。必要时遵医嘱给予抗生素防治呼吸道感染。

**2. 体位**　意识清醒者采取床头抬高15°~30°，以利于颅内静脉回流。昏迷患者或吞咽功能障碍者取侧卧位或侧俯卧位，以免呕吐物、分泌物误吸。

**3. 营养支持**　创伤后的应激反应使分解代谢增强，血糖增高，乳酸堆积，后者可加重水肿。因此，必须及时、有效地补充能量和蛋白质以减轻机体损耗。

（1）早期可采用肠外营养，静脉输入5%或10%葡萄糖液、10%或20%

脂肪乳剂及复方氨基酸液、维生素等。

（2）一般经 3~4 日，肠蠕动恢复后，即可经鼻胃管补充营养。

（3）少数患者由于呕吐、腹泻或消化道出血，长时间处于营养不良状态，可经静脉输入高浓度高营养液体。

（4）昏迷患者禁食，每日静脉输液 1 500~2 000 毫升，其中含钠电解质 500 毫升，输液速度不可过快。个别长期昏迷者，可考虑行胃造瘘术。

（5）成人每日供给总热能为 8 400 千焦，每千克体重 1~15 克蛋白质，同样应控制盐和水的摄入量。

（6）患者意识好转出现吞咽反射时，可耐心地经口试喂食，开始时以喂蒸蛋羹、藕粉等流质食物为宜。

**4. 降低体温**　呼吸道、泌尿系统及颅内感染均可导致体温升高，脑干或下丘脑损伤常引起中枢性高热。高热使机体代谢增高，加重脑组织缺氧，应及时处理。应采取降低室温、头部戴冰帽、使用冰毯等物理降温方法，物理降温无效或有寒战时，遵医嘱给予药物降温或亚低温冬眠疗法。

**5. 躁动的护理**　引起躁动的原因很多，如头痛、呼吸道不通畅、尿潴留、便秘、被服被大小便浸湿、肢体受压等，须查明原因，及时排除，慎用镇静剂，以免影响病情观察。应特别警惕躁动可能为脑疝发生前的表现。对躁动患者不可强加约束，避免因过分挣扎使颅内压进一步增高，可加床栏保护，并让其戴手套，以防坠床和抓伤，必要时由专人护理。

**6. 观察生命体征**　观察有无剧烈头痛、频繁呕吐等颅内压增高的症状。为避免躁动对测量结果的影响，在测量时应先测呼吸，再测脉搏，最后测血压。

（1）脉搏、呼吸、血压：颅内压增高时常出现"两慢一高"，以及进行性意识障碍，属于代偿性生命体征改变，注意加强观察，警惕颅内血肿或脑疝发生；枕骨大孔疝患者可突然发生呼吸、心跳停止；闭合性脑损伤呈现休克征象时，应检查有无内脏出血，如迟发性脾破裂、应激性溃疡出血等。

（2）体温：伤后早期，由于组织创伤反应，可出现中等程度发热；若损伤累及间脑或脑干，可导致体温调节紊乱，出现体温不升或中枢性高热；伤后即发生高热，多系视丘下部或脑干损伤；伤后数日体温升高，常提示有感染性并发症。

**7. 观察神经系统体征**　原发性脑损伤引起的偏瘫等局灶症状，在受伤当时已出现且不再继续加重，伤后一段时间出现或继续加重的肢体偏瘫，同时伴有意识障碍和瞳孔变化，多是小脑幕切迹压迫中脑的大脑脚，损害其中的锥体束纤维所致。

**8. 颅内压增高的护理** 颅内压增高表现为剧烈头痛、频繁呕吐。脑疝形成时，常在躁动时无脉搏增快。注意 CT 和 MRI 检查结果，以及颅内压监测情况。

**9. 用药护理**

（1）降低颅内压的药物：如使用脱水剂、利尿药、肾上腺皮质激素等减轻脑水肿、降低颅内压力。观察用药后的病情变化，为医师调整应用脱水剂间隔时间提供依据。护理措施详见本章第三节。

（2）保护脑组织和促进脑苏醒的药物：巴比妥类有清除自由基、降低脑代谢率的作用，可改善脑缺血、缺氧，有益于重型脑损伤的治疗。此类药物大剂量应用时，可引起严重的呼吸抑制和呼吸道引流不畅，使用中应严密监视患者的意识、脑电图、血药浓度及呼吸情况。神经节苷脂、胞磷胆碱、乙酰谷酰胺等药物，有助于患者苏醒和功能恢复。此类药物宜缓慢静脉滴注，使用中注意观察药物作用和不良反应。

（3）镇静、镇痛药物：疼痛时给予镇静、镇痛药，但禁用吗啡等麻醉镇痛剂，以免抑制呼吸中枢。

**10. 手术前后的护理**

（1）手术前：手术前 2 小时内剃净头发，洗净头皮，待术中再次消毒。

（2）手术后：①体位：小脑幕上开颅术后，取健侧卧位或仰卧位，避免切口受压；小脑幕下开颅术，应取侧卧位或侧俯卧位。②病情观察：严密观察意识、生命体征、瞳孔、肢体活动等情况，及时发现术后颅内出血、感染、癫痫及应激性溃疡等并发症。③引流管护理：手术中常放引流管，如脑室引流、创腔引流、硬脑膜下引流等，护理时严格注意无菌操作，预防颅内逆行感染，妥善固定，保持引流通畅，观察并记录引流液的颜色、性质和量。④搬运患者时动作应轻、稳，防止头部转动或受震荡，搬动患者前后应观察呼吸、脉搏和血压的变化。

**（二）康复护理**

**1. 意识障碍的护理**

（1）意识状态观察：反映大脑皮质和脑干的功能状态，评估时，采用相同的语言和疼痛刺激，对患者的反应进行动态分析，以判断有无意识障碍及其程度。一般伤后立即昏迷是原发性脑损伤；伤后清醒后转为昏迷或意识障碍不断加深，是颅内压增高形成脑疝的表现；躁动患者突然昏睡应怀疑病情恶化。目前通用格拉斯哥昏迷量表对患者进行评分，用量化方法来反映意识障碍的程度。

（2）瞳孔变化的观察：对比两侧瞳孔的大小、形状和对光反射，同时注意观察两侧眼裂大小、眼球的位置和运动情况。伤后立即出现一侧瞳孔散大，是原发性动眼神经损伤所致；伤后瞳孔正常，以后一侧瞳孔先缩小继之进行性散大，并且对光反射减弱或消失，是小脑幕切迹疝的眼征；双侧瞳孔散大、对光反射消失、眼球固定伴深昏迷或去皮质强直，多为原发性脑干损伤或临终表现；双侧瞳孔大小形状多变、对光反射消失，伴眼球分离或异位，常是中脑损伤的表现；眼球不能外展且有复视者，多为展神经受损；眼球震颤常见于小脑或脑干损伤。此外，要注意伤后使用某些药物会影响瞳孔的观察，如使用阿托品、麻黄碱使瞳孔散大，吗啡、氯丙嗪使瞳孔缩小。

**2. 躯体运动障碍的护理**　脑挫伤后早期躯体锻炼有助于改善脑功能，促进运动反射的重新建立及意识恢复，包括被动运动和音乐疗法等。被动运动主要是保持肢体处于功能位，在各关节活动的范围内进行屈曲、伸展、外展等关节活动，详见本章第一节。

**3. 吞咽障碍的护理**　发生脑挫裂伤后患者都有不同程度意识障碍，丧失正常的咳嗽反射和吞咽功能，容易发生误咽、误吸。吞咽训练方法详见第三章第二节。

**4. 语言 – 言语障碍的护理**　脑挫裂伤后留下的语言障碍部分可能在受伤后 1~2 年内恢复。要提高患者的自信心，协助患者制订康复计划，进行语言功能训练。

（1）进行康复基础训练：对于脑挫裂伤导致吞咽困难情况较为轻微的患者，可以通过对口、咽、舌等部位进行较为基础的肌力练习，帮助吞咽功能的恢复。除此之外，也可以对相关部位进行冷刺激或调整姿势，来刺激相关肌肉功能的恢复。

（2）进行摄食训练：如脑挫裂伤导致吞咽困难的患者在经过诊断后，已经达到吞咽评估要求，就可以通过进行一定的摄食训练来促进康复，可以先从糊状食物开始进行摄食练习。在康复训练时，要先从少量流体食物开始进行，然后逐渐增加食物量，改变食物状态，从而逐步增强吞咽能力。

（3）使用吞咽手法进行辅助训练：如果患者自行恢复有些困难的话，也可以通过一些吞咽手法进行辅助，例如采用声门上的训练方法、用力吞咽法、超声门上的训练手法等方式。

（4）物理治疗：如果患者的脑部损伤及吞咽困难较为严重的话，就需要通过一定的外部刺激促进恢复，例如对局部咽部的肌肉进行电刺激治疗，也可以达到很好的治疗效果。

（5）中医治疗：如果不喜欢手术治疗的方式，也可采取中医针灸的方法治疗。

**5. 日常生活活动能力的护理**　脑挫裂伤后由于意识障碍、躯体运动障碍等致日常生活活动能力受限，具体护理措施详见本章第一节。

**6. 并发症的护理**

（1）压力性损伤：加强皮肤护理，保持皮肤清洁干燥，定时翻身预防压疮，尤其注意骶尾部、足跟、耳部等骨隆突部位；消瘦者伤后初期及高热者常需每小时翻身1次，长期昏迷、一般情况较好者可每3~4小时翻身1次。

（2）呼吸道感染：保持室内适宜的温度和湿度，注意消毒隔离，保持口腔清洁，定时翻身、叩背和吸痰，保持呼吸道通畅，呕吐时防治误吸，预防呼吸道感染。

（3）失用综合征：四肢关节保持功能位，每日做四肢被动活动和肌肉按摩3次，以防关节僵硬和肌肉挛缩。

（4）泌尿系统感染：昏迷患者常有排尿功能紊乱，需要留置导尿，注意预防发生泌尿系统感染。导尿过程中严格遵守无菌操作，每日定时消毒尿道口；需长期导尿者，宜行耻骨上膀胱造瘘术。

（5）便秘：若患者发生便秘，可用缓泻剂，必要时戴手套抠出干硬粪便，勿用大量高压灌肠，以免使颅内压增高而诱发脑疝。

（6）暴露性角膜炎：眼睑闭合不全者，角膜涂眼药膏保护；无须随时观察瞳孔时，可用纱布遮盖上眼睑，甚至行眼睑缝合术。

（7）外伤性癫痫：任何部位脑损伤都可能引起癫痫，早期癫痫发作的原因是颅内血肿、脑挫裂伤、蛛网膜下隙出血等，晚期癫痫发作主要是脑的瘢痕、脑萎缩、感染、异物等引起。预防癫痫发作可用苯妥英钠100毫克，每日3次。癫痫发作者给予地西泮10~20毫克，静脉缓慢注射，直至抽搐停止，并坚持服用抗癫痫药物控制发作。保证患者睡眠，避免情绪激动，预防意外受伤。

（8）蛛网膜下隙出血：因脑裂伤所致，患者可有头痛、发热、颈项强直等脑膜刺激的表现。可遵医嘱给予解热镇痛药物对症处理。病情稳定，排除颅内血肿及颅内压增高、脑疝后，为解除头痛可行腰椎穿刺，放出血性脑脊液。

（9）消化道出血：多因下丘脑或脑干损伤引起的应激性溃疡所致，大量使用糖皮质激素也可诱发。除遵医嘱补充血容量、停用激素外，还应使用止血药和抑制胃酸分泌的药物，如奥美拉唑、雷尼替丁等。及时清理呕吐物，避免发生误吸。

（10）颅内压增高和脑疝：参见本章第四节相关内容。

**7. 心理护理**　向患者或其家属说明病情及治疗方法、护理措施，以稳定其情绪，配合治疗和护理。病情稳定后，神经系统功能恢复进展缓慢，需长时间进行精心的护理和康复训练，此时患者及其家属易产生焦虑、烦躁情绪，医护人员要帮助患者树立康复的信心，鼓励其坚持功能锻炼；指导家属务必让患者时刻感到被关怀、理解和支持，增强患者的自信心。

## 七、康复护理指导

（1）指导患者康复训练，对存在失语、肢体功能障碍或生活不能自理者，当病情稳定后即开始康复锻炼。

（2）对患者耐心指导，制订合适目标，帮助患者努力完成。一旦康复有进步，患者会产生成就感，树立起坚持锻炼和重新生活的信心。

（3）对有外伤性癫痫者，告知其应按时服药控制症状发作，在医师指导下逐渐减量直至停药，不可突然中断服药。癫痫患者不宜单独外出或做有危险的活动（如游泳等），以防发生意外。

（4）重度残障者的各种后遗症应采取适当的治疗，鼓励患者树立正确的人生观，指导其部分生活自理；并指导家属生活护理方法及注意事项。去骨瓣减压者，外出时须戴安全帽，以防意外事故挤压减压窗。

（5）出院后继续鼻饲者，要教会家属鼻饲饮食的方法和注意事项。

# 第四节　脑水肿

## 一、概述

脑水肿（brain edema）是指脑内水分增加、导致脑容积增大的病理现象，是脑组织对各种致病因素的反应。脑水肿可致颅内高压，损伤脑组织，临床上常见于神经系统疾病，如颅脑外伤、颅内感染（脑炎、脑膜炎等）、脑血管疾病、颅内占位性疾病（如肿瘤）、癫痫发作，以及全身性疾病如中毒性痢疾、重型肺炎。

## 二、病因

**1.颅脑损伤**　各类颅脑损伤直接或间接地造成脑挫裂伤，都能引起脑水肿，并发颅内血肿，局部脑组织受压也可引起脑水肿。颅骨凹陷骨折，对脑组织产生压迫，或者骨折片刺入脑组织直接致伤，在受累部位出现脑水肿；爆震伤气浪冲击胸部，或胸部直接受到挤压，使上腔静脉压力急剧升高，压力向颅内传导冲击脑组织，造成脑组织内毛细血管广泛弥漫性点状出血，毛细血管通透性增加，常可发生弥漫性脑水肿。脑的弥漫性轴索损伤，可继发严重弥漫性脑水肿。

**2.颅内占位性病变**　肿瘤使周围脑组织受压或阻塞脑静脉回流，静脉压升高、颅内瘀血，脑脊液吸收障碍，以及肿瘤生物毒性作用等，使肿瘤周围的脑组织受影响，血脑屏障损害或破坏，血管壁通透性增加，产生局限性脑水肿。脑的原发性恶性肿瘤所并发的脑水肿尤其显著，肺癌、绒毛膜癌等的脑转移，无论是单发还是多发的，在病灶的周围都有严重的脑水肿。

**3.颅内炎症**　脑炎、脑膜炎、脑室炎、脑脓肿及败血症所致颅内弥漫性炎症，往往继发不同程度的脑水肿，此与致病微生物的毒性及累及的范围有关。

**4.脑血管病变**　颈内动脉或脑动脉血栓形成或栓塞，脑脂肪栓塞，使动脉血流减少或中断，使该动脉供血区发生急性脑供血不足与脑梗死，同时继发局限性或广泛性的脑水肿。脑动脉瘤或动静脉畸形破裂出血，蛛网膜下隙出血、脑室内出血同时发生脑血管痉挛，均继发脑水肿。

**5. 脑缺氧** 癫痫持续状态，胸部创伤，不同原因所致的呼吸困难或窒息，心搏骤停，长时间低血压、休克，高原性缺氧，一氧化碳中毒及其他肺源性脑病，使脑处于缺氧状态伴随脑水肿。

**6. 外源性或内源性中毒** 铅中毒或其他原因引起的全身性中毒，常并发弥漫性脑水肿。

**7. 脑代谢障碍** 各种原因造成的全身性的或局限性的脑代谢障碍，引起脑水肿。

**8. 脑的放射性损害** 包括电磁损伤作用，如微波、红外线、X射线、γ射线、β射线、快中子等。

### 三、主要功能障碍

**1. 颅内压增高及脑疝** 头痛、呕吐和视乳头水肿是颅内压增高的典型表现。颅内压增高时常有明显的进行性意识障碍，由嗜睡、淡漠逐渐发展呈昏迷，严重时伴瞳孔散大、对光反射消失、去大脑强直，继续恶化则可导致发生脑疝。

**2. 意识障碍** 脑水肿患者大脑受到损害，脑干上行网状结构受累，引发患者意识障碍。

**3. 躯体运动功能障碍** 局限性脑水肿多发生在局部脑挫裂伤灶或脑瘤等占位病变及血管病的周围。常见的症状为瘫痪症状加重。

**4. 言语功能障碍** 脑水肿多发生在局部脑挫裂伤灶或脑瘤等占位病变及血管病的周围。常见的症状为癫痫与瘫痪症状加重，或因水质范围扩大，波及语言运动中枢引起运动性失语。

**5. 日常生活活动能力障碍** 患者由于颅压增高导致头痛、运动受限等原因，在日常自理生活及家务等方面受限制。

**6. 精神障碍** 脑水肿影响额叶、颞叶、丘脑前部可以引起精神障碍，严重者神志不清、昏迷。颅内压增高也可引起精神症状。有时体温中度增高，脑水肿累及丘脑下部，可引起丘脑下部损害症状。

### 四、康复评定

**1. 意识障碍评定** 采用格拉斯哥昏迷量表评定。该量表内容简单，共3项，包括睁眼反应、运动反应、言语反应。评分标准具体，是判断颅脑损伤患者损伤严重程度的一个可靠指标（详见第二章第一节）。

2. **躯体运动功能评定**　脑水肿后运动功能评定主要是对肌张力、肌肉协调能力进行评定。采用 Brunnstrom 分期评定法对颅脑损伤后的不同时期（弛缓期、痉挛期、恢复期）的运动模式进行评定；肌力评估采用 MRC 肌力分级标准；肌张力评估主要是手法检查，首先观察受检肌肉在放松、静止状态下的紧张度，然后通过被动运动来判断。痉挛评估多采用改良的痉挛量表进行评估。评估时，患者应采用仰卧位，检查者分别对患者上肢、下肢的关节进行活动范围的被动运动，按感受的阻力程度评估。

3. **言语及吞咽功能评定**　言语障碍包括失语症和构音障碍。言语功能评价主要针对失语症进行评定，详见第二章第三节。指导临床康复、治疗和护理详见第二章第二节。

4. **日常生活活动能力评定**　采用日常生活活动能力评定量表，详见第二章第九节。

5. **心理障碍评定**　采用汉密尔顿焦虑量表和 Zung 自我评定量表，以评定心理障碍的性质和程度，为制订心理康复计划提供科学依据。

## 五、康复治疗

1. **手术治疗**　及时解除病因是治疗脑水肿的根本。针对脑挫裂伤、浸润、坏死、液化的脑组织及蛛网膜下隙出血，采用手术清除颅内血肿，去除刺入脑内的骨片与整复凹陷骨折，解除对脑组织的刺激和压迫，切除脑瘤，清除非外伤性脑内血肿等，病因清除后，脑水肿逐渐消退。

2. **改善脑缺氧**　是防治脑水肿的重要措施，首先要保持呼吸道通畅，如出现低氧血症与高碳酸血症时，需采用辅助呼吸，控制性通气。临床常见颅脑外伤患者持续昏迷，当即进行气管切开，充分给氧，解除脑缺氧后，病情多好转。如不及时解除缺氧，其治疗也难以发挥作用。

3. **脑水肿与颅内高压的治疗**

（1）脱水治疗：根据病情选用脱水药物，目前常用 20% 甘露醇、速尿，可辅以浓缩血清白蛋白，脱水降压效果好。

（2）梗阻性脑水肿，行侧脑室持续引流，减少脑脊液量，达到减压和清除脑水肿的目的。

（3）促进和改善脑代谢的功能：尼莫地平有保护细胞膜的作用；胞二磷胆

碱等药物有促进细胞氧化还原作用，增加细胞能量，加速脑细胞功能的修复。

## 六、康复护理措施

### 1. 颅内压增高及脑疝护理

（1）给予患者安静、舒适的环境，抬高床头 15°~30°，以利于颅内静脉回流，减轻脑水肿。注意头颈不要过伸或过屈，以免影响颈静脉回流；昏迷患者取侧卧位，便于呼吸道分泌物排出。

（2）保持呼吸道通畅，持续或间断吸氧，根据情况使用辅助过度通气，降低 $PaCO_2$（二氧化碳分压），使脑血管收缩，减少脑血流量，降低颅内压。

（3）对于不能经口进食者可鼻饲。成人每日静脉输液量在 1 500~2 000 毫升，其中等渗盐水不超过 500 毫升，保持每日尿量不少于 600 毫升，应控制输液速度，防止短时间内输入大量液体而加重脑水肿。神志清醒者给予普食，但要限制钠盐摄入量。频繁呕吐者应暂时禁食，以防吸入性肺炎。

（4）避免意外损伤挣扎，导致颅内压增高。适当保护患者，躁动不安者忌强制约束。

（5）维持正常体温，避免感染，高热可使机体代谢率增高，加重脑缺氧，应及时给予有效的降温措施。遵医嘱应用抗生素预防和控制感染。

（6）观察患者意识、生命体征、瞳孔和肢体活动变化，警惕颅高压危象的发生，有条件者可监测颅内压。急性颅内压增高早期患者的生命体征常有"二慢一高"现象，即呼吸、脉搏减慢，血压升高；出现患侧瞳孔先小后大，对光反射迟钝或消失，应警惕小脑幕切迹疝的发生；进行无创颅内压监测，将电极贴于患者头部，另一端与颅内压监护仪连接，动态监测并记录颅内压变化。严格无菌操作，预防感染，监护时间不宜超过 1 周。颅内压无创监测仪存在操作步骤复杂、电极容易脱落、舒适度差的缺点，且局部剃头影响患者形象，在急救中往往延误救治时间。现临床科室采用一种无创脑水肿快速连接装置，连接简单，操作时间缩短，2~3 分钟即可完成，且电极不易脱落，减少干扰因素，大小可伸缩，患者无须局部剃头，舒适度及满意度较高。

（7）用药护理：①脱水剂最常用高渗性脱水剂，如 20% 甘露醇 250 毫升，在 30 分钟内快速静脉滴注完，每日 2~4 次。用药后 10~20 分钟颅内压开始下降，维持 4~6 小时。若同时使用利尿药，降低颅内压效果更好，如呋塞米 20~40 毫克静脉注射每日 1~2 次。②脱水治疗期间，应准确记录出入水量，并注意纠正利尿药引起的电解质紊乱。停止使用脱水剂时，应逐渐减量或延长给药间隔时间，以防止颅内压反跳现象。③糖皮质激素类药物，常用地塞米松5~10毫克静脉注射，每日1~2次。在治疗中应注意防止并发高血糖、感染和应激性溃疡。④巴比妥类药物，常用苯巴比妥，但此类药物应用剂量过大时可引起严重的呼吸抑制和呼吸道引流不畅，使用中应严密监测患者的意识、脑电图、血药浓度及呼吸情况。

（8）亚低温冬眠疗法的护理：亚低温冬眠疗法是应用药物和物理方法降低体温，使患者处于亚低温状态。目的是降低脑耗氧量和脑代谢率，增加脑对缺血、缺氧的耐受力，减少脑血流量，减轻脑水肿。该方法适用于各种原因引起的严重脑水肿，但儿童和老年人应慎用，休克、全身衰竭或房室传导阻滞者应禁用。注意：实施降温时先进行药物降温，待自主神经被充分阻滞，患者御寒反应消失，进入昏睡状态后，方可加用物理降温措施。降温速度以每小时下降1℃为宜，体温降至肛温32~34℃、腋温31~33℃较为理想，体温低易诱发心律不齐。亚低温冬眠疗法时间一般为2~3日，停止治疗时，先停物理降温，再逐渐停用冬眠药物，同时为患者加盖被毯，任其自然复温。

（9）脑疝护理：一旦确诊，立即紧急降低颅内压。遵医嘱立即使用20%甘露醇200~500毫升，并快速静脉滴注地塞米松10毫克，静脉推注呋塞米40毫克，以暂时降低颅内压，同时做好手术前准备。保持呼吸道通畅，给予氧气吸入，枕骨大孔疝发生呼吸骤停者，立即进行气管插管和辅助呼吸。密切观察意识、生命体征、瞳孔变化和肢体活动。其他护理措施同颅内压增高的护理。

### 2. 发作性意识障碍护理

（1）移除可能损伤患者的物品，备好开口器或/和压舌板，穿着松紧适宜的衣裤。

（2）建立并保持呼吸道通畅：取侧卧位头偏向一侧，打开气道，备好吸痰用物，及时清除口鼻分泌物及呕吐物。

（3）抽搐时勿按压身体，观察患者抽搐发作时的病情及生命体征变化，并做好记录。

（4）加床栏，必要时遵医嘱并在患者家属知情同意的情况下进行适当约束。

（5）降低颅内压：抬高床头或半卧位，遵医嘱给予药物治疗。

（6）定时监测生命征，按医嘱要求严密观察患者体温、脉搏、呼吸、血压、瞳孔大小、对光反应及意识情况，发现变化立即报告医生，并按要求记录。

（7）定时检查患者膀胱有无潴留，按摩下腹部促进排便，保持会阴部清洁。

**3. 躯体运动障碍护理**　指导患者进行功能训练，以主动运动为主，详见第三章第一节。

**4. 言语功能障碍护理**

（1）运动性失语的康复：对运动性失语患者要进行言语肌肉运动功能的训练，包括舌肌、面肌、软腭和声带的运动练习，模仿发音的练习，如让患者发"阿、依、呜"等音，再学说常用的、最熟悉的单字，然后让患者学双音词、短语、短句及长句话。

（2）感觉性失语的康复：具有说话能力，但不能理解别人说的语言，不能理解训练要求，答非所问，无法进行正确的交谈。因此，康复难度较大，对此种患者的训练，要辅以手势、图片、实物等与声音结合起来，进行反复训练。常用视觉逻辑法，如给患者端上倒满水的茶杯，并告诉患者喝水，患者虽不理解"喝水"的话，但从逻辑上能够理解你是让他喝水，如此反复使语言与视觉结合起来，促使语言功能恢复。还有手势法，如说让患者洗脸，患者虽不理解"洗脸"一词，但与训练者用毛巾示意抹脸的手势结合起来，患者就可以很快理解训练的意思。

（3）混合性失语的康复：此类患者既不具备说话能力，又不能理解别人说的语言，故混合性失语康复最难。训练时应将说、视、听结合起来进行，详见第三章第三节。

**5. 日常生活活动能力障碍护理**　日常功能受限的脑水肿患者由于头痛，精神、情绪异常，躯体功能下降等，常出现不能自我料理日常生活的情况，作业治疗对其功能恢复有着特殊的意义。如床上肢体功能位的放置、起坐、利用桥式运动翻身、床边站立、床→轮椅、轮椅→浴室等地的转移训练；尽量让患者自己进食，减少不必要的他人帮助。卧位时，患者如没有意识吞咽障碍且意识清楚，可让患者自己用瓶子、吸管喝水；服药时也应将药递到患者手中后，让他自己放入口中；在患者能够独立坐稳后，让患者采用坐位将患侧肩前屈、肘伸展、手平放在桌子上，躯干双肩保持端正、平稳进餐。在获得了一定的运动功能后，利用全身镜子，训练患者动态平衡坐的同时，练习穿、脱鞋、裤子、上衣等动作，站立动态平衡达到 3 级以上时，让患者学习站着提裤子、系腰带；试着让其站在卫生间的水池边练习洗漱，如单手洗脸、挤牙膏、拧毛巾等，万一有不稳或跌倒的感觉，学会利用周围的建筑、设施缓冲下跌的速度，避免摔倒。

6. **心理护理**　脑水肿患者病程长，并常伴有偏瘫、视力下降等症状，形成严重的心理障碍，加之社会、家庭、经济等方面的压力，对手术普遍存在恐惧心理，担心手术的治疗效果。我们应耐心地对患者做好心理疏导工作，帮助其建立战胜疾病的信心，使患者了解手术的意义、方法、疾病的转归和手术后恢复过程中的注意事项，明白该手术成功的典型病例，使患者及其家属对手术有充分的心理准备，消除顾虑及紧张情绪，积极主动配合各项治疗和护理。

### 七、康复护理指导

（1）提高家庭参与训练的意识与能力，指导患者及其家属了解基本的康复知识与技能，并懂得其意义和重要性，保证患者在家庭中得到长期、系统、合理的训练，使其早日回归家庭和社会。

（2）指导患者及其家属特别注意有无头痛、头晕、呕吐、面色苍白，翻身时动作不宜过大，尤其注意不可突然抬高头部，待病情稳定后逐渐抬高，防止颅内低压出现。一旦有上述症状出现，立即平卧休息。

（3）定期复查，出院后半年内每月复诊 1 次，半年后可 2~3 个月复诊 1 次，1 年后可每年复诊 2~3 次。

# 第五节　颅内血肿

## 一、概述

颅内血肿（intracranial hematoma）是颅脑损伤中最常见、最严重、可逆性的继发病变，发生率约占闭合性颅脑损伤的 10% 和重型颅脑损伤的 40% ~50%。由于血肿直接压迫脑组织，引起局部脑功能障碍及颅内压增高，如不能及时诊断处理，多因进行性颅内压增高，形成脑疝而危及生命。

## 二、病因

**1. 硬脑膜外血肿** 约占外伤性颅内血肿的30%，大多属于急性型。可发生于任何年龄，但小儿少见。硬脑膜外血肿与颅骨损伤有密切关系，可因骨折或颅骨的短暂变形撕裂位于骨沟内的硬脑膜中动脉或静脉窦而引起出血，或骨折的板障出血。少数患者并无骨折，其血肿可能与外力造成硬脑膜与颅骨分离、硬脑膜表面的小血管被撕裂有关。硬膜外血肿多见于颅盖骨折，以颞部、额顶部和颞顶部多见。

**2. 硬脑膜下血肿** 约占外伤性颅内血肿的40%，大多硬脑膜下血肿的出血来源主要是脑皮质血管，大多由对冲性脑挫裂伤所致，好发于额极、颞极及其底面；另一种较少见的血肿是由于大脑表面回流到静脉窦的桥静脉或静脉窦本身撕裂所致，范围较广。慢性硬脑膜下血肿的出血，好发于老年人，多有轻微头部外伤史。部分患者无外伤，可能与营养不良、维生素缺乏、硬脑膜出血性或血管性疾病等相关。此类血肿常有厚薄不一的包膜。

**3. 脑内血肿** 比较少见，在闭合性颅脑损伤中，发生率为0.5%~1.0%。常与枕部着力时的额、颞对冲性脑挫裂伤同时存在，少数位于着力部位。脑内血肿有两种类型：①浅部血肿多由于挫裂的脑皮质血管破裂所致，常与硬脑膜下血肿同时存在，多伴有颅骨凹陷骨折，多位于额极、颞极及其底面；②深部血肿系脑深部血管破裂引起，脑表面无明显挫裂伤，很少见。

## 三、主要功能障碍

头部外伤后，若有原发性脑损伤者，先出现脑震荡或脑挫裂伤的症状，当颅内血肿形成后压迫脑组织，出现颅内压增高和脑疝的表现。但不同部位的血肿均有其各自的特点。

**1. 意识障碍** 进行性意识障碍为颅内血肿的主要症状，其变化过程与原发性脑损伤的轻重和血肿形成的速度密切相关。主要有3种类型：①原发脑损伤轻，伤后无原发昏迷，待血肿形成后开始出现意识障碍（清醒→昏迷）；②原发脑损伤略重，伤后一度昏迷，随后完全清醒或好转，经过一段时间因颅内血肿形成，颅内压增高使患者再度出现昏迷，并进行性加重（昏迷→中间清醒或好转→昏迷），即存在"中间清醒期"；③原发脑损伤较重，伤后昏迷进行性加重或持续昏迷。因为硬脑膜外血肿患者的原发脑损伤一般较轻，所以大多表现为前两种情况。

**2. 颅内压增高及脑疝表现**　患者在昏迷前或中间清醒期常有头痛、呕吐等颅内压增高症状，颅内血肿所致的颅内压增高达到一定程度，便可形成脑疝。幕上血肿大多先形成小脑幕切迹疝，除意识障碍外，出现瞳孔改变，早期因动眼神经受到刺激，患侧瞳孔缩小，随即由于动眼神经受压，患侧瞳孔散大，对侧肢体偏瘫进行性加重；若脑疝继续发展，脑干严重受压，中脑动眼神经核受损，则双侧瞳孔散大。幕上血肿者大多先经历小脑幕切迹疝，然后合并枕骨大孔疝，故严重的呼吸循环障碍常发生在意识障碍和瞳孔改变之后。幕下血肿者可直接发生枕骨大孔疝，较早发生呼吸骤停。急性或亚急性硬脑膜下血肿，因多数与脑挫裂伤和脑水肿同时存在，故表现为伤后持续昏迷或昏迷进行性加重，少有"中间清醒期"，较早出现颅内压增高和脑症状。

**3. 认知障碍、躯体运动障碍、言语障碍及精神障碍**　慢性硬脑膜下血肿病情进展缓慢，病程较长，临床表现差异很大，会出现慢性颅内压增高症状、偏瘫、失语、局限性病等局灶症状，头昏、记忆力减退、精神失常等智力障碍和精神症状。

## 四、康复评定

**1. 意识障碍评定**　临床最常用格拉斯哥昏迷量表评定。该量表内容简单，共 3 项，包括睁眼反应、运动反应、言语反应。对意识障碍严重程度的判定起着非常重要的作用。

**2. 躯体运动障碍评定**　评估肌力、肌张力、平衡与协调功能，评定方法同颅脑创伤躯体障碍功能评估，详见本章第一节。

**3. 言语障碍评定**　言语障碍主要针对失语症进行评价。临床常用失语症评估方法有汉语失语症成套测验，详见第三章第三节。

**4. 认知功能评定**　同颅脑创伤认知功能障碍评定，详见本章第一节。

**5. 心理障碍评定**　临床采用智力测验及精神症状评定进行测评，以评定心理障碍的性质和程度，为制订心理康复护理计划提供科学依据。

## 五、康复治疗

**1. 硬脑膜外血肿**

（1）非手术治疗：凡伤后无明显意识障碍，病情稳定，CT 所示幕上血肿量＜ 40 毫升，幕下血肿量＜ 10 毫升，中线结构移位＜ 1.0 厘米者，可在密切观察病情的前提下，采用脱水降颅内压等非手术治疗。治疗期间一旦出现颅内压进行性升高、局灶性脑损害、脑疝早期症状，应紧急手术。

（2）手术治疗：急性硬脑膜外血肿原则上一经确诊应立即手术，可根据 CT 所见采用骨瓣或骨窗开颅，清除血肿，妥善止血。要求 24~48 小时内手术，目前多主张采用 CT 定位钻孔加尿激酶溶解血肿碎吸引流术，此法简单易行，对脑组织损伤小，但有时清除积血不彻底，必要时行开颅血肿清除术加去骨瓣减压术。血肿清除后，如硬脑膜张力高或疑有硬脑膜下血肿时，应切开硬脑膜探查。对少数病情危急，来不及做 CT 等检查者，应直接手术钻孔探查，再扩大成骨窗清除血肿。

**2. 硬脑膜下血肿**　急性和亚急性硬脑膜下血肿的治疗原则与硬脑膜外血肿相仿。慢性硬脑膜下血肿若已经形成完整包膜且有明显症状者，可采用颅骨钻孔引流术，术后在包膜内放置引流管继续引流，利于脑组织膨出和消灭死腔，必要时冲洗。

**3. 脑内血肿**　治疗与硬脑膜下血肿相同，多采用骨瓣或骨窗开颅。对少数脑深部血肿，如内压增高显著，病情进行性加重，也应考虑手术，根据具体情况选用开颅血肿清除或钻孔引流术。

## 六、康复护理措施

根据颅内血肿的类型和特点，做好基础护理及病情稳定后的康复护理工作。

**1. 病情观察**　颅内血肿患者多数可因血肿逐渐形成、增大而导致颅内压进行性增高。在护理中，应严密观察患者意识状态、生命体征、瞳孔变化、神经系统体征等，一旦发现颅内压增高迹象，立即采取降颅内压措施，同时做好术前准备。对于术后患者，重点观察血肿清除效果。

**2. 引流管的护理**　留置引流管者应加强引流管的护理。①患者取平卧位或头低足高患侧卧位，以利引流。②保持引流通畅，引流袋应低于创腔 30 厘米。③保持无菌，预防逆行感染。④观察引流液的颜色、性状和量。⑤尽早拔管，术后 3 日左右行 CT 检查，血肿消失后可拔管。

**3. 颅内压增高及脑疝护理**　同脑水肿颅内压增高及脑疝护理，详见本章第四节。

**4. 其他** 意识障碍护理、认知障碍护理、躯体运动障碍护理、言语障碍护理及精神障碍护理同颅脑创伤后功能障碍护理，详见本章第一节。

## 七、康复护理指导

（1）告知家属昏迷患者抬高床头 15°~30° 休息，定时翻身叩背，保持气道通畅，做好口腔及皮肤清洁，预防感染。

（2）指导患者在病情平稳的情况下应尽早康复活动，运动方式循序渐进，被动运动→翻身→床上坐起→床边坐起→床边站立→扶床行走→扶墙行走→室内行走。

（3）保持良好的生活习惯，注意起居、饮食、睡眠的规律性。注意休息，避免过多人探视，以免劳累。

（4）保持情绪稳定，避免激动、紧张、刺激等情绪波动。

（5）保持血压稳定，避免漏服或停用降压药，避免各种不良刺激，如用力咳嗽、打喷嚏、用力排便等各种诱发因素。

（6）外伤性癫痫患者定期服用抗癫痫药物，不能单独外出、登高、游泳等，以防意外。

（7）颅内血肿遗留患者的语言、运动或智力障碍，在伤后 1~2 年内有部分恢复的可能，应提高患者的自信心，同时制订康复计划，进行废损功能训练，如语言、记忆力等方面的训练，以改善生活自理能力及社会适应能力。

（8）定期门诊复查，有不适及时就诊。

# 第六节　颅脑创伤后综合征

## 一、概述

颅脑创伤后综合征是一组临床综合征，是指脑损伤经过治疗，在 3 个月后仍然存在的一组自主神经功能失调或者精神性症状，包括头痛、神经过敏、易怒、注意力集中障碍、记忆力减退障碍、头晕、失眠、疲劳等症状。患者主观症状多，但缺乏客观体征。患者行动能力正常，但由于身体不适造成的心理压力较重，影响工作及生活质量。

## 二、病因

轻度或中度闭合性颅脑创伤，伤后一般情况恢复较好，但头昏、头痛及某些程度不一的自主神经功能失调或精神性症状却经久不愈。目前认为，可能是在轻微脑器质性损害的前提下，再加上患者心身因素与社会因素而造成的。

## 三、主要功能障碍

**1. 头痛**　头痛最为多见，以弥漫性头部胀痛及搏动性头痛为主，持久而严重，发作时间不定，部位常在额颞部或枕后部，有时累及整个头部，或头顶压迫感，或呈环形紧箍感。枕后的头痛经常伴有颈部肌肉紧张及疼痛。头痛的发作可因失眠、疲劳、情绪波动而加剧。

**2. 头晕**　患者感到头部昏沉、思维不够清晰，或是一种混乱迷糊的感觉。有时自认为身体不能保持平衡，常因转动头部或改变体位而加重。

**3. 认知障碍**　表现为学习、记忆、注意力及计算等能力下降，解决问题的能力尤其是解决复杂问题的能力下降。

**4. 精神心理障碍**　患者情绪控制能力下降，易激惹，多伴有失眠。可表现为抑郁及焦虑。

**5. 迟发性癫痫**　严重患者可伴有癫痫发作。

## 四、康复评定

（1）评估患者是否有明确的颅脑创伤病史，且急性创伤是否已恢复。

（2）询问患者是否伴有头痛、头晕、耳鸣、失眠、记忆力减退、多梦、心悸、注意力不集中、恶心及食欲下降等自觉症状，但无确切的神经系统阳性体征。

（3）颅脑创伤后 3 个月以上，头颅 CT 及 MRI 检查无异常发现。

（4）心理评定：常用汉密尔顿抑郁量表、焦虑量表等。

（5）认知评定：常用的认知功能评定包括简易智能状态检查量表、洛文斯顿作业疗法认知评定成套测验评定表、蒙特利尔认知评估量表等。

（6）其他评定：包括日常生活工作能力评定及生活质量评定等。

## 五、康复治疗

康复治疗主要包括药物、心理、认知、针灸及高压氧治疗等综合措施。

1. **药物治疗** 药物治疗主要选择抗抑郁药物，氟西汀、帕罗西汀及曲唑酮等。抗焦虑可选用多塞平、氯硝西泮及阿普唑仑等。更年期患者可使用更年康及雌性激素。如果头痛、头晕等症状严重，可给予相应药物对症处理。

2. **心理治疗** 脑外伤后心理康复治疗很重要。针对患者的具体情况进行病情解释，让患者了解疾病的病因、发展和预后，缓解紧张情绪，消除恐惧感，树立战胜疾病的信心。为患者创造一个良好的生活环境，避免外界的不良刺激，鼓励患者多参加户外活动，锻炼身体，纠正不良习惯和嗜好，主动参与社会交往，尽早回到工作岗位。这样更有益于患者在身体上、精神上和社会适应上的完全康复。

3. **认知治疗** 针对认知障碍主要采用作业认知行为治疗，通过认知功能评定，找出认知问题所在，然后有针对性地进行康复训练。

4. **针灸治疗** 针刺可改变大脑皮质神经细胞的兴奋性，纠正抑制性泛化，使可逆性神经细胞复活或使抑制的神经细胞觉醒。针刺可提高皮层细胞的电活动，改善微循环，提高神经细胞的兴奋性，使椎动脉扩张，增加椎动脉血流量。对脑外伤后综合征患者的恢复有一定的帮助。

5. **高压氧治疗** 高压氧治疗能改善脑组织缺氧状态，有利于脑细胞生理功能的恢复，可有效地调节和控制皮质下自主神经系统的功能，缓解自主神经紊乱所引起的一系列症状，促进脑外伤后综合征患者的恢复。

## 六、康复护理措施

### 1. 心理干预护理

（1）可以让患者通过聆听音乐来达到抑制情绪反应效果，如播放自己喜欢的歌来缓解情绪低落，缓解头昏、头痛症状等。

（2）放松疗法以及康复干预：①深呼吸，嘱患者平静地经鼻呼吸，以最松畅的感觉吸气，然后均匀、缓慢呼出。②提眉皱眉，嘱患者尽量提眉，并使额部皮肤出现皱纹和眼裂增宽，然后皱眉，最后放松。③紧闭双眼，然后放松。④低头和仰头，将下颌抵住胸口，然后放松；将头尽量向后仰，然后放松。⑤缩肩耸肩，先将双肩向胸部缩拢，然后放松；再将双肩向后用力挺胸，然后放松；再将双肩耸起，然后放松。⑥握紧双拳 30 秒，然后放松。⑦嘱患者用力绷紧双腿、放松，然后足尖尽量上跷、放松，再次做深呼吸数次。

（3）心理干预：颅脑创伤对患者来说是一种突如其来的身心创伤，其恢复又是一个慢性过程，所有患者和其家属都表现出恐惧和精神紧张，因此做好心理护理十分重要。当患者的神志、体力逐渐好转时，常伴有头疼、记忆力减退等症状，应向患者解释，让患者明白有些症状属于功能性的，可以恢复，鼓励尽早自理。要做好患者的康复指导，树立战胜疾病的信心，以促进早日康复。

2. **高压氧治疗前护理**

（1）责任护士需向患者或其家属进行高压氧治疗的宣教，氧气本身不会自燃，但可助燃，在加压舱内，如同时具备发火源、可燃物体和高浓度高分压氧条件，可引起剧烈的燃烧，后果严重。

（2）进舱前要用温清水清洁患者皮肤，除去胶布痕迹，禁止涂抹任何化妆品，更换纯棉的专用衣服，衣兜内禁止放入纸、打火机、火柴、油质品等易燃物质，如患者或陪舱人员近期内烫、染过头发，应将烫、染过的头发剪去，用清水洗净头发，摘下佩戴的各种饰品。

## 七、康复护理指导

（1）告知患者生活起居、饮食、睡眠规律的重要性。注意居室的安静，光线不宜太亮，减少对患者的干扰，逐渐培养良好生活习惯。

（2）有精神症状的患者应注意避免激发精神症状的各种因素。

（3）脑外伤后恢复期患者不要改变原有生活习惯，如早起、洗漱、进食、物品放置等，尽量鼓励个人生活自理和做自己喜欢的事，增强患者的责任心，如负责自己居室的门窗开关、清洁床头桌、扫地等，使其保持信心。

（4）饮食上多食水果、蔬菜、豆类食品，增加人体必需的营养素如蛋白质、脂肪、糖类、维生素、无机盐和水等，多食含纤维素丰富、含胆固醇量低以及低热量、低脂肪的饮食，多喝开水或淡茶水，可以减少肠内胆固醇的吸收，防止高脂血症与动脉硬化。

# 第六章
# 神经系统感染性疾病

## 第一节 脑膜炎

### 一、概述

脑膜炎（cephalomeningitis）为中枢神经系统的感染性疾病之一，根据侵犯病原微生物的不同，可分为病毒、细菌、真菌、螺旋体和立克次体等感染性脑膜炎，主要病变部位为软脑膜。近年来，研究证实脑膜炎多由病毒感染所引起。脑膜炎患者急性期以及恢复期可以表现为多种功能障碍，部分患者可遗留各种功能障碍，影响患者的日常生活活动能力及生活质量。很多研究证实，如能早期进行规范化康复治疗，可以使脑膜炎患者并发症和后遗症的功能障碍降到最低程度。

### 二、病因

**1. 病毒性脑膜炎** 85%～95%病毒性脑膜炎由肠道病毒引起。该病毒属于微小核糖核酸病毒科，包括脊髓灰质炎病毒、柯萨奇病毒 A 和 B、埃可病毒等；其次为流行性腮腺炎、单纯疱疹病毒和腺病毒。

**2. 细菌性脑膜炎**

（1）化脓性脑膜炎：最常见的致病菌为肺炎球菌、脑膜炎双球菌及流感嗜血杆菌 B 型，这三种细菌引起的脑膜炎占化脓性脑膜炎的 80%；其次为金黄色葡萄球菌、链球菌、大肠杆菌、变性杆菌、厌氧杆菌、沙门菌及铜绿假单胞菌等。感染的来源可因心、肺以及其他脏器感染波及脑室和蛛网膜下隙系统，或由颅骨、椎骨和脑实质感染病灶直接蔓延引起，部分也可以通过颅骨、鼻窦或乳突骨折或神经外科手术侵入蛛网膜下隙引起感染。致病细菌经血液循环侵入蛛网膜下隙后，由于脑脊液缺乏有效的免疫防御，细菌大量繁殖，菌壁抗原成分及某些介导炎性反应的细胞因子刺激血管内皮细胞，促使中性粒细胞进入中枢神经系统，诱发一系列软脑膜的炎性病理改变。

（2）结核性脑膜炎：结核杆菌经血播散后在软脑膜下种植，形成结核结节，结节破溃后大量结核菌进入蛛网膜下隙引起结核性脑膜炎（TBM）。

（3）新型隐球菌脑膜炎：新型隐球菌广泛分布于自然界，如水果、奶类、土壤、鸽子和其他鸟类的粪便中，为条件致病菌，当宿主的免疫力低下时致病，常见于全身性免疫缺陷性疾病、慢性衰竭性疾病时，如获得性免疫缺陷综合征、淋巴肉瘤等。最初常感染皮肤和黏膜，经上呼吸道侵入体内。

## 三、主要功能障碍

脑膜炎患者常见功能障碍有意识障碍、运动功能障碍、认知功能障碍、言语功能障碍、吞咽功能障碍、心理行为功能障碍等。

**1. 病毒性脑膜炎** 患者多为急性起病，出现病毒感染的全身中毒症状，如发热、头痛、畏光、肌痛、恶心、呕吐、食欲减退、腹泻和全身乏力等，并可有脑膜刺激征。非特异性皮疹常见于埃可病毒9型脑膜炎；伴有肌痛和肢体无力多见于柯萨奇B组病毒感染。

**2. 细菌性脑膜炎**

（1）化脓性脑膜炎：各种细菌感染引起的化脓性脑膜炎，临床表现如下。①感染症状，发热、寒战或上呼吸道感染表现等。②脑膜刺激征，表现为颈项强直、Keig征和Brudzinski征阳性，但新生儿、老年人或昏迷患者脑膜刺激征常常不明显。③颅内压增高，表现为剧烈头痛、呕吐、意识障碍等，有的甚至形成脑症。④局灶症状，可出现局灶神经功能损害的症状，如偏瘫、失语等。

（2）结核性脑膜炎：多起病隐匿，慢性病程，症状往往轻重不一，其临床表现如下。①结核中毒症状，低热、盗汗、食欲减退、乏力、精神不振。②脑膜刺激征和颅内压增高，颅内压多为轻、中度增高，通常持续1~2周；早期表现为头痛、呕吐及脑膜刺激征；晚期蛛网膜、脉络丛粘连，呈完全或不完全性梗死性脑积水，颅内压多明显增高，表现为头痛、呕吐和视乳头水肿；严重时常出现脑强直发作或去皮质状态。③脑实质损害，如早期未能及时治疗，发病4~8周时常出现脑实质损害症状，如精神萎靡、淡漠、谵妄或妄想，部分性、全身性癫痫发作或癫痫持续状态，昏睡或意识模糊；可呈卒中样发作，出现肢体偏瘫、交叉瘫等。④脑神经损害，颅底炎性渗出物的刺激、粘连、压迫，可致脑神经损害，以动眼神经、展神经、面神经和视神经最易受累，表现视力减退、复视和面神经麻痹等。⑤老年人结核性脑膜炎的特点表现为头痛、呕吐较轻，颅内压增高症状不明显，约半数患者脑脊液改变不典型，但在动脉硬化基础上发生脑梗死的较多。

（3）新型隐球菌脑膜炎：起病隐匿，进展缓慢。早期可有不规则低热或间歇性头痛，后持续并进行性加重；免疫功能低下的患者可呈急性发病，常以发热、头痛、恶心、呕吐为首发症状。少数出现精神症状，如烦躁不安、人格改变、记忆衰退，大脑、小脑或脑干的大肉芽肿引起肢体瘫痪和共济失调等局灶性体征。大多数患者出现颅内压增高症状和体征，如视乳头水肿及后期视神经萎缩，不同程度的意识障碍，脑室系统梗死出现脑积水。可累及听神经、面神经和动眼神经等，引起脑神经受损的症状。

## 四、康复评定

脑膜炎的康复评定是针对患者存在功能障碍进行相应的功能评定，以全面了解其功能受损的情况，为康复治疗计划的制订以及评价康复疗效提供依据。

1. **意识障碍评定**　脑膜炎患者可有意识障碍，表现为意识模糊或谵妄，随病情加重可出现嗜睡、昏睡、昏迷或去皮质状态。可采用格拉斯哥昏迷量表评价脑膜炎患者的意识障碍程度。

2. **躯体运动功能评定**　脑膜炎病程中可表现并可遗留偏瘫和其他类型的肢体瘫痪、肌张力异常、眼肌麻痹、面瘫、多动（震颤、舞蹈样动作、肌阵挛）、共济失调、平衡和协调功能障碍等功能障碍。运动功能障碍主要评定内容如下。

（1）偏瘫、四肢瘫：常用的方法有 Brunnstrom 分期评定法、Fugl-Meyer 运动评定量表。

（2）肌张力异常增高：常用改良 Ashworth 肌张力评定量表进行评定。

（3）关节活动度：发生肢体挛缩，出现关节活动受限时需进行关节活动度评定。

（4）肢体围度测定：观察患者肢体肿胀及肌肉萎缩情况，有利于及时发现深静脉血栓，预防肺栓塞。

（5）平衡功能评定：常采用 Berg 评定量表。

（6）步态分析：可用足迹分析、足底压力分布或步态分析仪等进行检测。

**3. 感知觉评定**　包括感觉和知觉，临床上常见的感觉障碍有偏身感觉障碍、交叉感觉障碍等，知觉障碍有失认症、失用症等。

**4. 认知功能评定**　脑膜炎患者可能存在不同程度的认知功能障碍，包括觉醒和注意障碍、学习和记忆障碍、计算力障碍及逻辑思维能力减退等。

**5. 言语功能评定**　脑膜炎患者可遗留失语、构音障碍，常采用波士顿诊断性失语检查法中的失语症严重程度分级标准、西方失语成套测验及汉语失语检查法进行评定。近年来可通过计算机辅助的语言交流测试分析，来判断脑卒中失语症和构音障碍的性质和病理分型，制订治疗程序和措施。

**6. 吞咽功能评定**　常用的方法有饮水试验和吞咽能力评定。另外还可采用 X 线透视检查评估吞咽障碍严重程度。

**7. 智力评定**　常采用韦氏成人智力量表（WAIS-RC）进行评定（表 6-1-1）。

表 6-1-1　WAIS-RC 测试项目和内容

| 类别 | 分测试项目和内容 | 所测能力 |
| --- | --- | --- |
| 言语测试 | 知识：29 个题目，包括历史、地理、天文等 | 知识、兴趣范围和长时记忆等能力 |
| | 领悟：14 个题目，涉及社会风俗、价值观、成语等 | 对社会的适应程度，尤其是对伦理道德的判断能力 |
| | 算术：14 个心算，要计时 | 对数的概念和操作（加、减、乘、除）能力，注意力及解决问题的能力 |
| | 相似性：有 13 对词，念给患者听时要求说出每对词的相似性 | 抽象和概括能力 |
| | 数字广度：念给患者听一组数字，要求顺背 3~12 位数，倒背 2~10 位数 | 瞬时记忆和注意力 |
| | 词汇：念 40 个词汇给患者听，要求在词汇表上指出并说明其含义 | 词语理解和表达词义的能力 |
| 操作测试 | 数字符号：阿拉伯数字 1~9 各配一符号，要求患者给测验表上 90 个无顺序的数字配上相应的符号，限时 90 秒 | 手－眼协调，记忆力和操作速度 |
| | 图画填充：21 个图画，都缺失一个重要部分要求说出缺失什么并指出缺失部分 | 视觉辨认能力，对组成物件要素的认识能力及扫视后迅速抓住缺失部分的能力 |

续表

| 类别 | 分测试项目和内容 | 所测能力 |
|---|---|---|
| 操作测试 | 木块图案：要求患者用9块红、白两色的立方体木块按照木块测验图卡组合成图案，共7个 | 辨认空间关系的能力、视觉分析综合能力 |
| | 图片排列：把说明一个故事的一组图片打乱顺序后给患者看，要求摆成应有的顺序，共8组 | 逻辑联想能力、理解部分与整体关系的能力、思维灵活性 |
| | 图形拼凑：把人体、头像等图形的碎片给患者，要求拼成完整的图形，共4个 | 想象力、抓住事物线索的能力、手－眼协调能力 |

**8.其他评定**　日常生活活动能力评定、生活质量评定、心理行为障碍评定详见神经系统疾病常见功能障碍相关章节。

## 五、康复治疗

脑膜炎的康复治疗原则是早期采取有效措施维持生命体征平稳，消除局部的炎症、水肿，减少脑神经的进一步受损，改善脑局部的血液循环，促进脑部神经功能的改善和恢复，预防并发症；恢复期应综合应用各种有效康复手段，以促进患者功能的最大恢复，提高日常生活活动能力和生活质量，重返社会。

**1.药物治疗**

（1）针对病因选择合适的药物：①病毒性脑膜炎，目前临床上可选择免疫血清球蛋白和抗微小核糖核酸病毒药普来可那立。②化脓性脑膜炎，及早使用抗生素，三代头孢、头孢曲松或头孢噻肟常作为首选药物，确定病原菌后应根据病原菌选择敏感抗生素。③结核性脑膜炎，应早期给药、合理选药、联合用药和系统治疗，最有效的联合用药方案有异烟肼、利福平、吡嗪酰胺或乙胺丁醇、链霉素。儿童因乙胺丁醇的视神经毒性作用，孕妇因链霉素的听神经毒性作用，应尽量不用。④新型隐球菌性脑膜炎，应进行抗真菌治疗，可选用两性霉素B、氟康唑等。⑤肾上腺皮质激素的应用：可减轻中毒症状、抑制炎症反应及预防和减轻脑水肿，降低颅内压，能促进患者的恢复。⑥神经营养药物的应用：如促脑代谢药物、脑细胞活化剂等。

（2）对症支持治疗：颅内压高者可脱水降压治疗（脑症形成有手术指征需行手术治疗，有脑积水者可行侧脑室分流减压术）；高热患者使用物理降温、药物退热等处理；有癫痫发作者予以积极抗癫痫及预防癫痫治疗；营养支持，维持水、电解质平衡治疗。

（3）免疫治疗：包括干扰素、转移因子等。

**2. 早期治疗与昏迷期的治疗** 维持生命体征平稳，促进患者意识恢复，防治并发症（如肺部感染、尿路感染、深静脉血栓形成、关节挛缩、压疮、营养不良、肺栓塞等）。加强护理，特别注意将瘫痪肢体置于良肢位，每2小时翻身拍背一次，促进有效排痰，加强呼吸道及大小便管理，应注意患者的全身营养、全面护理。

（1）营养支持治疗：除静脉输注脂肪乳剂、复方氨基酸和血液制品外，昏迷患者鼻饲饮食管理至关重要，大部分昏迷患者通过鼻饲饮食基本可维持患者的每日营养需求，保证每日必需的营养，包括蛋白质（牛奶、鸡蛋等）、能量、脂肪、水、电解质、维生素、微量元素等。

（2）辅助用药：包括中枢神经系统代谢促进药物、神经营养药物、神经细胞活化剂等的应用。

（3）正确体位摆放：头的位置不宜过低，以利于颅内静脉血回流，但注意避免屈颈及躯干屈曲，以免诱发异常肌张力。肢体置于良肢位，预防异常肌张力、肢体屈曲挛缩和足下垂。

（4）肢体被动运动、按摩和关节挤压：肢体被动运动应先从健侧开始，然后参照健侧关节活动范围活动患侧。被动运动应尽早进行，如没有禁忌证每日都要进行。一般按从肢体近端到远端的顺序进行，动作要轻柔缓慢。重点进行肩关节外旋、外展和屈曲，肘关节伸展和手指伸展，髋关节外展、内收和屈曲，膝关节伸展，足背屈和外翻。

（5）多种感觉刺激技术：包括触觉刺激（如冷、热，光滑、粗糙，软、硬等），听觉刺激（用患者既往熟悉的声音），视觉刺激（用患者熟悉的物体），在患者睁眼时进行味觉和嗅觉刺激（包括酸、甜、苦、辣等，避免引起呛咳、误吸），直流电刺激（将电极分别置于脊柱上、下位行脊柱通电疗法，或置于额、枕下行额枕通电疗法），电兴奋刺激（常用间断感应电和直流电刺激有关穴位、神经兴奋点或头皮上的脑功能定位区）。

（6）其他治疗：空气压力波治疗、功能性电刺激与生物反馈疗法、针灸治疗等。

**3. 运动功能康复** 脑膜炎后常见的功能障碍为肢体瘫痪，可出现偏瘫、截瘫、四肢瘫等，表现为肢体感觉运动功能障碍、肌张力异常、平衡协调功能障碍等。偏瘫的运动治疗原则与脑卒中治疗相似。截瘫、四肢瘫则可参照脊髓损伤的运动治疗原则进行。

**4. 其他**　感知训练、认知训练、言语障碍的治疗及并发症的防治。

## 六、康复护理措施

### 1. 体温过高护理

（1）严密监测病情变化：严密监测患者的生命体征，重点观察体温的变化，注意发热的过程、热型、持续时间、伴随症状。根据病情确定体温测量的间隔时间。

（2）采取有效降温措施：通常应用物理降温方法，如用冰帽、冰袋冷敷头部或大动脉走行处，可有效降低头部温度，适用于中枢神经系统传染性疾病；对高热、烦躁的患者可用 25% ~50% 的酒精擦浴；对高热伴寒战、四肢肢端厥冷的患者采用 32~35 ℃的温水擦浴；冷（温）盐水灌肠适用于中毒性痢疾患者；高热惊厥患者可遵医嘱采用冬眠疗法或亚冬眠疗法。降温时应注意以下几点。①冷敷时，避免持续长时间冰敷在同一部位，以防局部冻伤；②注意周围循环情况，如脉搏细速、面色苍白、四肢厥冷的患者，禁用冷敷和酒精擦浴；③全身发疹或有出血倾向的患者禁忌酒精擦浴；④应用药物降温时，注意不可在短时间内将体温降得过低，以免大汗导致虚脱；⑤应用冬眠疗法降温前，应先补充血容量，用药过程中避免搬动患者，观察生命体征，特别是血压的变化并保持呼吸道通畅。

（3）加强基础护理：发热患者应注意休息，高热患者应绝对卧床休息，以减少耗氧量。保持病室适宜的温湿度，定期通风换气，保持空气清新和流通。

（4）补充营养和水分：每天应保证足够的热量和液体的摄入。可给予高热量、高蛋白、高维生素、易消化的流质或半流质食物，保证每日 2 000 毫升液体的摄入，以维持水、电解质的平衡。必要时遵医嘱静脉输液，以补充水分。

（5）口腔、皮肤护理：发热患者易并发口腔感染，应指导并协助患者在餐前、餐后、睡前漱口。病情严重或昏迷患者，给予特殊口腔护理。高热患者大量出汗后，应及时用温水擦拭，更换浸湿的床单、被褥和衣裤，以保持皮肤的清洁、干燥，使患者舒适，防止皮肤继发感染。病情严重或昏迷的患者，应协助改变体位，防止压疮的出现。

**2. 意识障碍护理**

（1）休息与环境：患者应卧床休息。病房应有防蚊设备和灭蚊措施。环境安静、光线柔和，防止声音、强光刺激患者。有计划集中安排各种检查、治疗、护理操作，有利于休息并避免操作刺激诱发惊厥或抽搐。

（2）病情观察：注意患者的意识状态，瞳孔大小、对光反射，血压改变，呼吸频率、节律、幅度的改变，以早期发现脑疝的临床表现。观察惊厥发作先兆，如烦躁不安、口角抽动、指（趾）抽动、两眼凝视、肌张力增高等，以及发作次数、发作持续时间、抽搐的部位和方式。准确记录出入量。

（3）对症护理和治疗配合：根据意识障碍不同的原因，给予相应的护理。①脑水肿所致者以脱水为主，使用20％甘露醇静脉滴注时，应注意在30分钟内滴完。②呼吸道分泌物多者，应取仰卧位，头偏向一侧，松解衣服和领口，如有义齿应取下，给予吸痰、保持呼吸道通畅。吸氧，氧流量4~5升/分，以改善脑缺氧。如舌后坠阻塞呼吸道，可用缠有纱布的舌钳拉出后坠舌体，并使用简易口咽通气管，必要时行气管切开。呼吸衰竭的患者遵医嘱给予呼吸兴奋药，并注意观察用药的疗效。③高热所致者以物理降温为主，高热伴抽搐者应用亚低温冬眠治疗期间，应避免搬动患者。④脑实质炎症使用地西泮等镇静药，治疗时应注意药物对呼吸有抑制作用。

（4）生活护理：做好眼、鼻、口腔的清洁护理，每天用漱口液清洁口腔2次，口唇涂以液状石蜡，以防干裂。定时翻身、拍背，骶尾部等受压处使用减压贴，防止压疮形成。有吞咽困难或昏迷者，以鼻饲或静脉补充足够水分和营养。早期以清淡流质饮食为宜，恢复期患者注意增加营养，防止继发感染。注意患者安全，防止坠床，必要时用床栏或约束带约束。

**3. 其他** 躯体运动障碍护理、感知障碍护理、认知障碍护理、言语障碍护理，可参照第四章脑卒中康复护理相关章节。

## 七、康复护理指导

（1）告知患者早期诊断、早期治疗、早期康复可有效减少脑膜炎所致功能残疾的发生。

（2）指导患者避免诱发因素，首先预防全身性的感染，预防感冒，增加机体抵抗力及免疫力。口周围、眼周围及鼻部有感染要及早、彻底治疗，预防肠道病毒感染。

（3）指导患者在高热阶段吃半流食，易消化吸收，如粥、面条、面片汤、蒸蛋羹等，高热控制后，应改为高蛋白饮食，以补充热量，如瘦肉、鸡蛋、鱼等，蛋白质的含量可按照标准体重计算，每千克体重每天可进食 1.5~2 克。

（4）告知患者脑电图检查注意事项，做检查前 3 日禁止服用安眠、镇静、止痛、抗癫痫等药物，避免影响检查结果。

# 第二节　急性脊髓炎

## 一、概述

急性脊髓炎（acute myelitis）为脊髓白质脱髓鞘或坏死所致的急性脊髓横贯性损害，也称为急性横贯性脊髓炎。常在感染后或疫苗接种后发病，特征性表现为病变水平以下肢体瘫痪、传导束性感觉障碍和尿便障碍。多数患者在出现脊髓症状前 1~4 周有发热、上呼吸道感染、腹泻等病毒感染症状，推测可能与病毒感染后自身免疫反应有关。患者预后取决于急性脊髓损害程度、病变范围及并发症情况。一般来说，急性非特异性脊髓炎预后良好，经康复治疗，约 70% 的患者可在 3 个月内恢复一定的步行能力，少数患者残留严重后遗症，10% 左右的患者可能复发或者出现视神经损害而演化成视神经脊髓炎或多发性硬化。

## 二、病因

本病确切的病因未明，多数为病毒感染或接种疫苗后引起的机体自身免疫反应。脊髓血管缺血和病毒感染后，抗病毒抗体所形成的免疫复合物在脊髓血管内沉积也可能是本病的发病原因。脊髓全长均可累及，但以胸 3~5 节段最多见，因为此段脊髓供血较差而易发生。其次为颈段和腰段，骶段少见。肉眼观察脊髓可见病变部位软膜充血或有炎性渗出物，脊髓肿胀，严重者质地变软。切面可见脊髓软化，白质与灰质分界不清，有点状出血。镜检可见软膜和脊髓血管扩张、充血，血管周围以淋巴细胞和浆细胞为主的浸润和水肿，灰质内神经细胞肿胀，尼氏小体溶解，甚至细胞溶解消失。白质内髓鞘脱失，轴突索变性，大量吞噬细胞和胶质细胞增生。脊髓严重破坏时，可软化形成空腔。

## 三、主要功能障碍

**1. 躯体运动功能障碍** 急性脊髓炎患者，首发症状为双下肢麻木、无力。早期常呈脊髓休克表现，截瘫肢体迟缓性瘫痪，肌张力低、腱反射消失、病理反射不能引出等；持续 2~4 周后进入恢复期，肌张力、腱反射逐渐增高，出现病理反射，肌力恢复常始于下肢远端，逐步上移。多数患者在 2~3 日内、部分患者在 1 周内发展为完全性截瘫。

**2. 感觉障碍** 病变节段以下所有感觉丧失，感觉缺失平面上缘可有感觉过敏或束带感。

**3. 自主神经功能障碍** 如尿潴留、尿失禁、多汗或少汗，皮肤脱屑及水肿，指（趾）甲松脆和角化过度等。

**4. 其他症状** 上升性脊髓炎起病急，病情发展迅速，可出现吞咽困难、构音障碍、呼吸肌麻痹，甚至死亡。由于受累脊髓的肿胀和脊膜受牵拉，常出现背痛、病变节段束带感。

**5. 并发症** 脊髓休克期长，脊髓损害严重程度，会并发肺部感染、尿路感染、压力性损伤等并发症。休克期越长，预示脊髓损害越重，功能恢复越差。

## 四、康复评定

由于脊髓炎的主要病理表现为病变区域神经元坏死、变性、缺失，白质中血管周围髓鞘脱失、炎性细胞渗出、胶质细胞增生等致脊髓功能丧失或减退，其评定可参考脊髓损伤的评定。通常以美国脊髓损伤学会（American Spinal Injury Association，ASIA）制定的标准来评定（图 6-2-1）。

**1. 损伤平面的评定** 通过对身体两侧 10 组关键肌的肌力检查和 28 对关键点的感觉检查，确定运动损伤平面和感觉损伤平面。脊髓损伤患者的功能恢复通常以运动平面为依据。

（1）运动平面（motor level）评定：运动平面是指身体两侧均具有正常运动功能的最低脊髓节段。运动功能正常是指该脊髓节段所支配肌肉的肌力 ≥ 3 级，同时其上一节段关键肌肌力必须等于 5 级的关键肌所代表的平面。由于左右两侧的运动平面可能不一致，因此需分别评定。胸髓平面相应肌节的肌

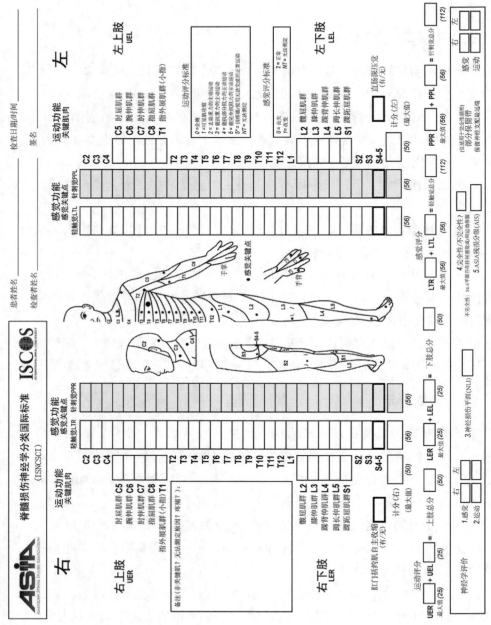

图6-2-1 美国脊髓损伤学会（ASIA）康复评定标准

力无法通过徒手检查获得，只能假定其运动平面与感觉平面相同，以感觉损伤平面来确定。

（2）感觉平面（sensory level）评定：由身体两侧有正常的针刺觉（锐/钝区分）和轻触觉的最低脊髓节段进行确定。确定感觉平面时，须从 2 节段开始检查。若 2 感觉异常，而面部感觉正常，则感觉平面为 C1。感觉检查时，由于左右两侧的感觉平面可能不一致，因此需分别评估。

（3）神经损伤平面（neurological level of injury，NLI）：NLI 是指在身体两侧有正常的感觉和运动功能的最低脊髓节段，该平面以上感觉和运动功能正常（完整）。实际上，身体两侧感觉、运动检查正常的神经节段常常不一致。因此，在确定神经平面时，需要确定四个不同的节段，即 R- 感觉、L- 感觉、R- 运动、L- 运动。而单个 NLI 为这些平面中的最高者。

2. **损伤程度的评定**　根据 ASIA 的损伤分级，判定最低骶节（S4~S5）有无残留功能。骶部感觉功能包括肛门黏膜皮肤交界处的感觉及肛门深感觉，运动功能是指肛门指诊时肛门处括约肌的自主收缩（表 6-2-1）。

表 6-2-1　ASIA 损伤分级

| 级别 | 脊髓损伤类型 | 运动感觉功能 |
|---|---|---|
| A | 完全性 | 鞍区 S4~S5，无任何感觉或运动功能保留 |
| B | 不完全性感觉损伤 | 神经平面以下包括鞍区 S4~S5 无运动但有感觉功能保留，且身体任何一侧运动平面以下无三个节段以上的运动功能保留 |
| C | 不完全性运动损伤 | 神经平面以下有运动功能保留，且单个神经损伤平面以下超过一半的关键肌肌力小于 3 级（0~2 级） |
| D | 不完全性运动损伤 | 神经平面以下有运动功能保留，且 L1 以下有一半以上（一半或更多）的关键肌肌力大于或等于 3 级 |
| E | 正常 | 感觉和运动功能均正常，且患者既往有神经功能障碍，则分级为 E。既往无 SCI 者不能评为 E 级 |

3. **其他**　运动功能的评定（包括肌力、肌张力）、感觉功能的评定、日常生活活动能力的评定等，完成康复方案后还有康复疗效评定等，详见本书相关章节。

## 五、康复治疗

减轻症状、防治并发症、加强功能训练、促进康复是本病的治疗原则。

**1. 药物治疗**　急性期以糖皮质激素为主，可减轻脊髓水肿，控制病情发展。常采用大剂量甲泼尼龙短程冲击疗法，500~1 000毫克静脉滴注，每日1次，连用3~5日；其后改用泼尼松口服，每日40~60毫克，以后逐渐减量后停用。也可应用大剂量的免疫球蛋白，B族维生素也有助于神经功能的恢复。根据病原学检查或药敏试验结果，可选用适当的抗生素或抗病毒药物及时治疗呼吸道及泌尿道感染。

**2. 康复治疗**

（1）急性期康复：①保持良好姿势，防止肢体畸形。②按时翻身拍背，避免长期卧床。③超短波治疗、磁疗等物理因子疗法，有减轻水肿、改善循环及镇痛等作用。④其他：排痰拍背、中医针灸、按摩推拿，以促进肢体功能的恢复并防止肌肉萎缩。

（2）恢复期康复：

1）运动疗法：运动疗法不仅能使神经系统功能活动发生短暂的变化，而且能锻炼和加强大脑皮质的活动能力，使神经系统的兴奋性和反应性都大为改善。运动还可通过挤压肌肉加强静脉回流，防止深静脉血栓的形成，加强肢体消耗及代谢，帮助锻炼患者的心肺功能，预防坠积性肺炎、压疮等并发症。

2）低中频电刺激疗法：低频脉冲电流促进组织血液循环，减轻水肿，促进炎症产物的排出，缓解疼痛。中频电流有明显的促进局部血流和淋巴循环的作用，可使皮肤温度上升，小动脉和毛细血管扩张。锻炼骨骼肌，预防肌萎缩，提高平滑肌张力，调整自主神经功能。

3）神经刺激疗法：应用低频脉冲电流刺激神经肌肉，促使神经支配肌肉恢复运动功能，改善肌肉本身的血液循环，减轻肢体肿胀，防止、延缓或减轻失用性肌萎缩和挛缩的发生，抑制肌肉纤维化。

4）肢体加压疗法：是指通过套在肢体上的气囊有规律地充气、排气，对肢体软组织进行加压，从而促进肢体组织间液经静脉和淋巴管向心性回流，加速肢体血液循环，有利于消除肢体局部水肿。

5）神经源性膀胱、直肠控制疗法：膀胱训练常与间歇导尿法一起应用，既可以改善逼尿肌－括约肌功能的协调模式，也可以避免膀胱发生痉挛。对于直肠控制障碍的患者，给予直肠训练，可减少家属在照顾上的困扰，改善患者的生活质量。主要康复措施包括肛门牵张技术、饮食结构控制、神经阻滞技术、药物疗法、运动疗法和手法治疗。

6）减重步行训练：减重平板步行训练中来自髋、膝、踝的本体感觉传入脊髓运动区，作用于腰骶运动神经元和中间神经元，当这种影响积累到一定程度时可被小脑和更高级运动中枢的传出整合系统接收，这些传入有可能扩大皮层和皮层下运动代表区的活动，对皮层代表区产生可塑性作用，反过来又影响脊髓的中枢模式发生器。而脊髓腹侧下行的网状脊髓运动通路对迈步和步行必不可少，这一通路在偏瘫或截瘫患者常保存，所以减重平板步行训练可以刺激潜在的中枢模式发生器，有利于促进步态恢复。

7）心理干预：病情的迅速变化给患者的心理带来沉重的负担，其心理反应通常经历休克期、否认期、焦虑抑郁期、承认适应期，康复护士应了解各期的特点，同时应注意，患者各期的发展不是一成不变的，经常会出现反复，医务人员应根据患者情况，采取认知、行为、支持等心理治疗，使患者尽快进入承认适应期。

8）音乐疗法：音乐的生理学作用，是音乐通过听觉系统作用于大脑皮质下的非特殊反射系统和脑干网状结构，进而协调大脑皮质各部分功能间的关系，促进身心健康。音乐还有镇痛作用，通过刺激听觉中枢对疼痛有交互抑制作用，同时提高垂体脑啡肽的浓度，从而抑制疼痛。具体方法有歌曲演唱和音乐演奏，使患者在演奏、演唱过程中情绪高涨、心里充实，并逐步建立适应外界环境的能力。音乐在训练中能让患者保持高度的热情，具有正向强化作用。

（3）针灸治疗：中国医学认为急性脊髓炎归属中医"痿证"范畴，多因正气不足，感受湿热毒邪，耗伤津液，筋脉失于濡养，导致手足痿弱不用。针灸治疗能调节脏腑的功能，调整机体的阴阳平衡，疏通经脉的气血运行，增加筋脉的濡养，使机体得以恢复。

（4）高压氧治疗：目前认为高压氧治疗的早期及超早期介入十分重要。高压氧治疗时间越早，疗程越长，效果越好。

（5）防治各种并发症：并发症包括肢体挛缩、压疮、肺部感染、尿路感染、营养不良及静脉血栓等。

## 六、康复护理措施

### 1.躯体运动障碍护理

（1）病情监测：评估患者运动和感觉障碍的平面是否上升；观察患者是否存在呼吸费力、吞咽困难和构音障碍，注意有无药物不良反应，如消化道出血等。

（2）饮示指导：给予高蛋白、高维生素且易消化的饮食，多吃瘦肉、豆制品、新鲜蔬菜、水果和含纤维素多的食物，供给足够的热量与水分，以刺激肠蠕动，减轻便秘和肠胀气。

（3）生活护理、安全护理和康复护理：详见第三章第一节。

### 2.尿潴留/尿失禁护理

（1）评估排尿情况：急性脊髓炎的患者早期有脊髓休克，常出现尿潴留，患者无膀胱充盈感，可出现充盈性尿失禁；进入恢复期后感觉障碍平面逐渐下降，膀胱容量开始缩小，尿液充盈到300~400毫升时即自动排尿，称反射性神经源性膀胱。护士应观察排尿的方式、次数、频率、时间、尿量与颜色，了解排尿是否困难，有无尿路刺激征，检查膀胱是否膨隆，区分是尿潴留还是充盈性尿失禁。

（2）预防压力性损伤：由于截瘫患者脊髓损伤截瘫平面以下的皮肤失去知觉，缺少保护性反应，而且皮肤营养失调，持续受压，尿失禁者容易导致尿床和骶尾部压力性损伤。常用减压用品有气垫床、水床、小枕头等。翻身或转移时应注意避免拖、拉、推、拽，减少摩擦力和剪切力。保持皮肤的干爽，皮肤过干可使用润肤露，贴身衣服应柔软、无皱褶。

（3）留置尿管的护理：①严格无菌操作，定期更换尿管和无菌接尿袋，每天进行尿道口的清洗、消毒，防止逆行感染。②观察尿的颜色、性质与量，注意有无血尿、脓尿或结晶尿。③每小时开放尿管1次，以训练膀胱充盈与收缩功能。④鼓励患者多喝水，每日2 500~3 000毫升，以稀释尿液，促进代谢产物的排泄。

### 3.并发症护理
并发症包括肢体挛缩、压力性损伤、肺部感染、尿路感染、营养不良及下肢深静脉血栓等，相关护理详见第三章第九节。

### 七、康复护理指导

（1）本病恢复时间长，指导患者及其家属掌握疾病康复知识和自我护理方法，帮助分析和去除对疾病治疗与康复不利的因素。

（2）合理饮食、加强营养，多食瘦肉、鱼、豆制品、新鲜蔬菜、水果等高蛋白、高纤维素的食物，保持大便通畅。

（3）避免受凉、感染等诱因，鼓励患者树立信心，保持健康心态。

（4）坚持肢体康复锻炼，急性期患者应卧床休息，将瘫痪肢体保持功能位，防止肢体、关节痉挛和关节挛缩。帮助患者进行被动和局部肢体按摩，以促进肌力恢复。肌力开始恢复后，鼓励其进行日常生活动作训练，尽量利用残存功能代偿，独立完成各种生活活动和做力所能及的家务。

（5）指导家庭环境改造，完善必要的设施，创造有利于患者康复与生活的家庭氛围与条件，锻炼时加以防护，避免跌伤等意外。

（6）进入康复期后应鼓励患者多喝水，训练自行排尿；关心体贴患者，确保排尿时舒适而不受干扰。

（7）带尿管出院者应向患者及照顾者讲授留置导尿的相关知识和操作注意事项，避免集尿袋接头的反复打开，防止逆行感染。保持外阴部清洁，定时开放尿管，鼓励其多喝水，以达到促进代谢产物排泄、冲洗膀胱的目的。告知膀胱充盈的指征与尿路感染的相关表现，如发现患者尿液引流量明显减少或无尿、下腹部膨隆，尿液呈红色或混浊时，应协助及时就诊。

## 第三节　艾滋病性神经损害

### 一、概述

艾滋病（acquired immunodeficiency syndrome，AIDS）又称获得性免疫缺陷综合征，是由人类免疫缺陷病毒（HIV）引起的具有传染性的疾病。HIV 是嗜神经性病毒，在疾病的早期就可侵犯神经系统。AIDS 的中枢神经系统表现主要是 HIV 直接侵犯造成的，同时，HIV 感染后人体免疫机制受抑制或免疫缺陷后造成病毒、细菌、真菌等易感染或产生继发性肿瘤，以上两种原因合并在一起则更容易造成神经系统的损害，引起相应的功能障碍，在临床中应

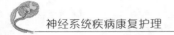

引起重视。

## 二、病因

艾滋病的病因主要为 HIV 病毒感染人体，引起人体免疫细胞 T 淋巴细胞（CD4$^+$T 细胞）的损伤和减少，同时导致其他免疫功能损伤，从而引起各种机会性感染甚至肿瘤，最终导致患者死亡。艾滋病已经成为全球主要公共卫生问题之一，至今已造成 3 600 多万人死亡。艾滋病病毒具有嗜神经的特点，可依靠突变而获得亲神经的特异性变种，HIV 可在中枢神经系统内长期存活，并直接感染而造成许多损害。HIV 感染可以累及全身各器官和组织，其中 10%~20% 的 AIDS 患者首发症状为神经系统损害，30%~40% 的患者随病情进展而出现中枢神经系统症状，AIDS 死亡者尸检中 90% 以上有神经病理异常。即使对于没有神经系统异常主诉者，经过详细的神经系统检查，也常能发现 HIV 感染者中枢或周围神经功能异常的证据。在我国康复医学科的日常诊疗中，尽管艾滋病的神经损伤并不多见，但临床思维上要考虑到艾滋病的可能，特别是在临床特点中捕捉到艾滋病所致的神经损伤的蛛丝马迹，为下一步正确的诊治打下基础。

## 三、主要功能障碍

**1. 神经系统损害**　艾滋病的神经系统损害的早期主要表现为记忆丧失、注意力不集中、智力减退、表情淡漠和行为改变，可有运动异常，如步态不稳和共济失调等。表现为头痛、意识障碍、抽搐和脑膜刺激征阳性等典型脑膜炎表现。

**2. 认知功能障碍**　AIDS 痴呆综合征，以前又称为亚急性或慢性 HIV 脑炎，在临床上最常见，一般发生于本病晚期，主要表现为进行性认知功能减退，注意力不集中，记忆力减退，时间及空间定向障碍，运动功能减弱，行为异常；由于共济失调及震颤使步履困难，书写不能，平衡功能不良等。

**3. 躯体运动感觉障碍**　脊髓病合并艾滋病主要表现为运动失调及痉挛，可有步态异常，下肢感觉异常和感觉迟钝。

## 四、康复评定

艾滋病性神经损害主要表现为认知障碍、感觉障碍、意识障碍、躯体功能障碍等，具体评定方法详见第三章相关章节。

## 五、康复治疗

艾滋病的治疗主要包含一般对症支持治疗、抗病毒治疗、并发症治疗。艾滋病目前无法治愈，需要终身间歇性治疗。无症状 HIV 感染者，可保持正常的工作和生活。对艾滋病前期或已发展为艾滋病的患者，应注意休息和营养，给予高热量、高维生素饮食，不能进食者，应静脉输液补充营养。另外，需对症给予输血，维持水及电解质平衡等支持治疗。对于控制住病情的患者，可根据具体病情及患者个人意愿进行抗病毒治疗，并密切监测病情的变化。

### 1. 药物治疗

（1）核苷类和核苷酸类反转录酶抑制剂：如齐多夫定、拉米夫定、替诺福韦、阿巴卡韦、恩曲他滨等，疗效确切，在体外对逆转病毒包括人免疫缺陷病毒（HIV）具有高度活性。

（2）非核苷类反转录酶抑制剂：如依非韦伦、奈韦拉平、利匹韦林，属于治疗艾滋病的一线药物，可以有效阻止病毒的转录以及复制。

（3）蛋白酶抑制剂：如洛匹那韦＋利托那韦、达芦那韦，可以有效阻断感染性病毒颗粒的形成。

（4）其他药物：整合酶抑制剂如多替拉韦、拉替拉韦，还有一些药物是合剂，如丙酚替诺福韦＋恩曲他滨＋艾维雷韦＋考比司他、多替拉韦钠＋硫酸阿巴卡韦＋拉米夫定，均可有效控制疾病的进展。

### 2. 其他治疗

（1）口腔念珠菌感染：制霉菌素研碎加甘油，调成糊状局部涂，或调成黏稠糊状慢慢吞咽。

（2）卡氏肺囊虫肺炎：口服复方新诺明，恢复后尚需间断服用以防复发。长期服用时要注意复查血、尿常规和肾功能。

（3）细菌性感染：有反复发作的沙门菌感染，如血培养阳性可口服喹诺酮类药物。也可用异烟肼、利福平、吡嗪酰胺、链霉素或乙胺丁醇三联或四联抗结核药，强化治疗 2 个月，异烟肼、利福平巩固治疗 4 个月。用药过程中亦需注意监测肝肾功能。

（4）隐球菌性脑膜炎：重点是降颅内压，可用 20% 甘露醇或进行脑室引流，抗生素可用两性霉素 B。

（5）疱疹病毒感染：带状疱疹、单纯疱疹或巨细胞病毒感染可口服阿昔洛韦或伐昔洛韦。

（6）弓形体病病原治疗：首选口服磺胺嘧啶或乙胺嘧啶治疗，替代治疗方案为可以选择抗生素治疗。

（7）隐孢子虫病：补液，纠正电解质紊乱及调节免疫功能，口服螺旋霉素或口服甲硝唑。

## 六、康复护理措施

（1）指导患者每天定时服用抗病毒药物，监测患者营养状况，如体重、体温、血糖以及 24 小时液体出入量。

（2）对于不能自主活动的患者要注意定时翻身，加强营养，以免产生压力性损伤。

（3）心理护理：该疾病的患者一般会承受巨大的心理、精神压力，家属应该及时对患者进行疏导，缓解患者的情绪，必要时可以寻求心理医生的帮助。患者也会渴望融入周围正常人群，家属应该不要害怕与患者进行身体接触，时常与患者握手或是拥抱，可对患者产生极大的鼓舞，可帮助患者建立乐观、积极的心态。

（4）定期检查，不到非正规机构献血、不捐献器官、不捐献精子，避免怀孕。不隐瞒病情，如实告知医生感染或发病的事实。

（5）营养状况是确定艾滋病患者生存时间长短的一个重要因素，营养良好就可延长患者的生存时间。此外，足够的蛋白质储备和充足的微量营养素对保证治疗药物的疗效也十分必要。

（6）饮食调理：

1）高热量、高蛋白饮食，如牛奶、牛肉、羊肉、猪肉等，补充能量。

2）避免食用酸、辣等刺激性食物。

3）多食新鲜蔬菜及水果，少吃含有反式脂肪酸的食物，限制含有酒精饮品的食物，同时注意饮食卫生，避免食物中毒或发生感染性疾病。

## 七、康复护理指导

（1）告知患者要注意口腔和皮肤清洁，防止继发感染。

（2）告知家属多与患者进行沟通，了解其心理状态，多给予关怀和安慰。

（3）指导患者家属了解艾滋病基本知识，不要对艾滋病患者心怀恐惧。

（4）告知患者所用药物可能会出现的不良反应，一旦有不良反应出现应及时就医。

（5）若出现发热、慢性腹泻、头晕、反复口腔白色念珠菌感染及脉搏异常等不适症状，应立即就医。

（6）预防措施：

1）遵守性道德，洁身自爱，反对乱性，正确使用安全套，进行安全性行为。

2）避免到不经严格消毒的地方理发、修脚。

3）不宜到非正规的医美机构进行文眉、文身等操作。

4）不到非正规机构献血、输血。

5）已被感染艾滋病病毒的妇女避免受孕、哺乳。

6）确诊为 HIV 感染者，需要立即进行抗逆转录病毒治疗，避免传播给性伴侣。

7）避免与 HIV 感染者共用牙刷、剃须刀、指甲刀等用具，不慎暴露于 HIV 感染环境后需要紧急处理伤口。

# 第七章
# 神经系统变性与脱髓鞘疾病

## 第一节　帕金森病

### 一、概述

帕金森病（Parkinson disease，PD）是一种常见的中老年神经系统退行性疾病，主要以黑质多巴胺能神经元进行性退变和路易小体形成的病理变化，纹状体区多巴胺递质降低、多巴胺与乙酰胆碱递质失平衡的生化改变，震颤、肌强直、动作迟缓、姿势平衡障碍的运动症状和睡眠障碍、嗅觉障碍、自主神经功能障碍、认知和精神障碍等非运动症状的临床表现为显著特征。流行病学调查研究显示，欧美国家 60 岁以上帕金森病患病率达到 1%，80 岁以上超过 4%，我国 65 岁以上人群患病率为 1.7%，与欧美国家相似。未来我国帕金森病患病人数将从 2005 年的 199 万人上升到 2030 年的 500 万人，几乎占到全球帕金森病患病人数的一半。随着疾病的进展，帕金森病的运动和非运动症状会逐渐加重，一方面会损害患者本身的日常活动；另一方面，也会带来巨大的社会和医疗负担。目前尚无治愈该病的有效方法。大量证据显示康复治疗对大脑有保护作用，康复治疗可延缓老年人的智力减退，可以促进脑功能的重塑。通过康复训练可使帕金森病患者肢体运动功能得到改善和恢复，延缓疾病的进展。

### 二、病因

帕金森病的病因包括年龄老化、环境因素、遗传因素、氧化应激、线粒体功能缺陷和泛素－蛋白酶体功能异常等。本病多主要发生于 50 岁以上的中老年人，40 岁以前很少发病，65 岁以上发病明显增多，提示年龄因素可能与发病有关；流行病学调查显示，长期接触杀虫剂、除草剂或某些工业化学品可能是帕金森病发病的危险因素；本病在一些家族中呈聚集现象，有报道称10%左右的帕金森病患者有家族史，包括常染色体显性遗传或常染色体隐性遗传；帕金森病的主要病理改变是由于黑质多巴胺能神经元坏死、凋亡导致的细胞数目减少，使黑质－纹状体通路中多巴胺的释放减少。帕金森病发病非单一因素，可能是几种因素共同作用的结果。

### 三、主要功能障碍

1. **运动功能障碍**　包括震颤性功能障碍、强直所致的功能障碍、运动迟缓、步态异常、姿势不稳定及"冻结现象"。

（1）震颤性功能障碍：震颤是多数帕金森病患者最为常见的首发症状，常表现为静止性震颤，多数患者在活动中也有震颤，多从一侧上肢远端开始，呈现有规律的拇指对掌和手指屈曲的不自主震颤，类似"搓丸"样动作。具有静止时明显震颤，动作时减轻，入睡后消失等特征。随病程进展，震颤可逐步侵及下颌、唇、面和四肢。

（2）强直所致的功能障碍：强直引起主观上的全身僵硬和紧张，多从一侧上肢或下肢近端开始，逐渐蔓延至远端、对侧和全身肌肉。这也是帕金森病患者常见的主诉，但是在患者的主诉与强直程度之间不一定平行。强直限制了患者的活动程度，在早期即出现明显笨拙，患者心理上有残疾感。后期患者全身肌肉的僵硬成为主要问题，逐渐发展，最终呈现木僵甚至植物状态。

（3）运动迟缓：患者随意动作减少、减慢，多表现为开始的动作困难和缓慢，如行走时启动和终止均有困难。

（4）步态异常：早期走路拖步，迈步时身体前倾，行走时步距缩短，上肢协同摆动的联合动作减少或消失；晚期由坐位、卧位起立困难。迈步后碎步，往前冲，越走越快，不能立即停步，称为"慌张步态"。

（5）姿势不稳定：帕金森病患者逐渐发展的肌张力增高引起颈、躯干和肢体的屈曲性姿态，上臂保持在躯干的两侧，肘和腕轻度弯曲，与前冲或后冲相关的平衡缺失，患者缺乏正常的姿势反射，姿势障碍是帕金森病患者的一个特征性表现，这是患者行走时容易跌倒的主要原因。由于在起步时患者的躯干、髋部不能协调地向前或向左摇摆而引起"僵步现象"。

（6）冻结现象：它的特征是动作的起始或连续有节奏地重复性动作困难，

这是引起帕金森病患者运动功能障碍的一个重要问题。

**2. 认知功能障碍**　随着疾病的进展，逐渐出现认知功能损害。具体表现为抽象思维能力下降，洞察力及判断力差，理解和概括形成能力障碍，对事物的异同缺乏比较，言语表达及接受事物能力下降，以及学习综合能力下降。视空间能力障碍是帕金森病患者最常见的认知功能障碍，早期即可出现，发生率高达93%，表现为观察问题能力及视觉记忆下降、图像记忆下降，缺乏远见、预见和计划性，结构综合能力下降，视觉分析综合能力、视觉运动协调能力和抽象空间结合技能减退，记忆障碍，智力障碍等。

**3. 语言－言语障碍**　语言是一种高度复杂的讲话机制参与的活动，受人的呼吸、唇、舌、下颌运动的影响。由于帕金森病肌肉的强直和协调功能异常，多数患者逐渐出现语言－言语障碍而影响正常的生活交流。多数患者被语言问题所困扰，常出现发音浑浊、缺乏语调、节奏单调等，还会出现音量降低、语调衰减、单音调、音质变化、语速快、难以控制的重复和模糊发音、吐字不清等症状。

**4. 精神和心理障碍**　震颤和渐进的运动迟缓引起患者的窘迫心理，异常的步态、易跌倒、语言和发音困难等将增加患者的精神压力和严重的残疾，患者害怕将出现的生活自理能力的缺失。在帕金森病长达数年的病程中，患者表现出一种较典型的人格类型。患者脑内黑质细胞进行性变性，脑内多巴胺减少，势必造成患者的智能和行为改变。患者常表现出抑郁、幻觉、认知障碍、痴呆等。

**5. 吞咽功能障碍**　帕金森病患者喉部肌肉运动功能障碍，导致吞咽困难，表现为不能很快吞咽，进食速度减慢，食物在口腔和喉部堆积，当进食过快时会引起呛咳。

**6. 膀胱功能障碍**　膀胱功能障碍的问题很常见，尿流动力学研究发现，其主要原因是逼尿肌的过度反射性收缩和外括约肌的功能丧失。当逼尿肌不能克服膀胱的排出阻力时，患者有类似前列腺肥大的表现，虽然有这样的表现，但是做前列腺切除的效果不明显，而且术后有20%患者出现尿失禁。

## 四、康复评定

### 1. 躯体运动功能评定

（1）关节活动度测量：关节活动度是指远端骨所移动的度数，即关节的远端向着或离开近端运动，远端骨所达到的新位置与开始之间的夹角。关节活动度测量远端骨所移动的度数，而不是两骨之间所构成的夹角。常用的仪器通常为通用量角器、电子量角器、指关节测量器等。

（2）肌力评定：常采用徒手肌力检查法来评估肌肉的力量。

（3）肌张力评定：采用改良 Ashworth 肌张力评定量表。

（4）平衡能力评定：采用 Berg 平衡量表。

（5）步行能力评定：常用 Hoffer 步行能力分级（表 7-1-1）及 Holden 步行功能分类（表 7-1-2）。

表 7-1-1　Hoffer 步行能力分级

| 分级 | 评定标准 |
| --- | --- |
| Ⅰ 不能步行 | 完全不能步行 |
| Ⅱ 非功能性步行 | 借助于膝 – 踝 – 足矫形器（KAFO）、手杖等能在室内行走，又称治疗性步行 |
| Ⅲ 家庭性步行 | 借助于踝 – 足矫形器（AFO）、手杖等可在室内行走自如，但在室外不能长时间行走 |
| Ⅳ 社区性步行 | 借助于 AFO、手杖或独立可在室外和社区内行走、散步、去公园、去诊所、购物等，但时间不能持久，如需要离开社区长时间步行时仍须坐轮椅 |

表 7-1-2　Holden 步行功能分类

| 级别 | 表现 |
| --- | --- |
| 0 级：无功能 | 患者不能走，需要轮椅或 2 人协助才能走 |
| Ⅰ 级：需大量持续性的帮助 | 需使用双拐或需要 1 个人连续不断地搀扶才能行走及保持平衡 |
| Ⅱ 级：需少量帮助 | 能行走但平衡不佳，不安全，需 1 人在旁给予持续或间断地接触身体的帮助或需使用膝 – 踝 – 足矫形器（KAFO）、踝 – 足矫形器（AFO）、单拐、手杖等以保持平衡和保证安全 |
| Ⅲ 级：需监护或言语指导 | 能行走，但不正常或不够安全，需 1 人监护或用言语指导，但不接触身体 |
| Ⅳ 级：平地上独立 | 在平地上能独立行走，但在上下斜坡、不平的地面上行走或上下楼梯时仍有困难，需他人帮助或监护 |
| Ⅴ 级：完全独立 | 在任何地方都能独立行走 |

**2.认知功能评定**　应用本顿视觉形状辨别测验、线方向判断测验、人面

再认测验、视觉组织测验等评估视空间能力；采用韦氏记忆量表评估患者的记忆力和智力。

3. **语言 – 言语障碍评定**　主要通过交流、观察、使用量表以及仪器检查等方法，了解被评者有无语言 – 言语障碍，判断其类型及程度，详见第三章第三节。

4. **精神和心理障碍评定**

（1）智力评估量表：常用的有简易精神状态检查量表和韦氏成人智力量表。

（2）情绪评估：常用汉密尔顿抑郁量表，评估患者是否有抑郁状态。常用焦虑自评量表、汉密尔顿焦虑量表等，评估患者是否有焦虑。

5. **吞咽困难评定**　采用反复唾液吞咽试验和洼田饮水试验等。

6. **膀胱功能障碍**　评估患者有无尿潴留、尿失禁和尿路感染的症状和体征。

7. **日常生活能力评定**　常用改良 Barthel 指数量表和功能活动问卷（FAQ）。

8. **生存质量评定**　常用的量表有生活满意度量表、WHOQOL–BREF 量表和 SF–36 量表等。随着生存质量评估工具的研制，专用生存质量量表帕金森病患者生活质量问卷（Parkinson's disease quality of life questionnaire，PDQ–39）产生，经国外严密检验，PDQ–39 信度效度优，是最适宜的帕金森病生存质量量表，并且 2002 年由香港 Tsang 等首次对其进行中文版翻译及评价，证明 PDQ–39 标准中文版也具有良好的信效度，在帕金森病中广泛应用（表7–1–3）。

帕金森病患者生活质量问卷（PDQ–39）由 39 个问题（8 个维度）组成，能够反映在过去 1 个月之内帕金森病患者的生活质量情况。

（1）身体活动（mobility，10 题）：测量帕金森病患者身体活动能力。

（2）日常生活行为（activities of daily living，6 题）：测量帕金森病对患者日常的生活影响情况。

（3）精神健康（emotional well–being，6 题）：测量帕金森病患者心理健康状态。

（4）屈辱感（stigma，4 题）：测量帕金森病患者对所患帕金森病的态度。

（5）社会支持（social support，3 题）：测量帕金森病患者获取家人、朋友、社会支持鼓励情况。

（6）认知（cognition，4题）：测量帕金森病对患者认知功能的影响。

（7）交流（communication，3题）：测量帕金森病对患者语言交流的影响。

（8）身体不适（bodily discomfort，3题）：测量帕金森病带给患者生理功能的影响情况。

表 7-1-3　帕金森病患者生活质量问卷（PDQ-39）

| 序号 | 问题 | 回答 | | | | |
|---|---|---|---|---|---|---|
| | | 从不（0分） | 偶尔（1分） | 有时（2分） | 经常（3分） | 始终或根本无法做（4分） |
| 1 | 做一些平常自己喜欢做的休闲运动，有困难吗？ | | | | | |
| 2 | 进行一些家务劳动，比如烧饭、整理房间，有困难吗？ | | | | | |
| 3 | 提着手袋外出买东西，有困难吗？ | | | | | |
| 4 | 独自行走 1 000 米，有问题吗？ | | | | | |
| 5 | 独自行走 100 米，有问题吗？ | | | | | |
| 6 | 在家里随便走走，有问题吗？ | | | | | |
| 7 | 在外面随便走走，有问题吗？ | | | | | |
| 8 | 当外出时，需要他人陪同吗？ | | | | | |
| 9 | 当外出时，会害怕或担心摔倒吗？ | | | | | |
| 10 | 很想出门，但是被限制在家里无法出去，是吗？ | | | | | |
| 11 | 自己洗澡，有问题吗？ | | | | | |
| 12 | 自己穿衣，有困难吗？ | | | | | |
| 13 | 扣纽扣、系鞋带，有问题吗？ | | | | | |
| 14 | 写工整的字，有问题吗？ | | | | | |
| 15 | 自己切食物，有困难吗？ | | | | | |
| 16 | 拿着一杯饮料而不洒出来，有困难吗？ | | | | | |
| 17 | 感到抑郁吗？ | | | | | |
| 18 | 有孤独和被隔离的感觉吗？ | | | | | |
| 19 | 有想哭的感觉吗？ | | | | | |
| 20 | 有愤怒或怨恨的感觉吗？ | | | | | |

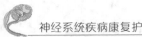
续表

| 序号 | 问题 | 回答 | | | | |
|---|---|---|---|---|---|---|
| | | 从不<br>（0分） | 偶尔<br>（1分） | 有时<br>（2分） | 经常<br>（3分） | 始终或根本<br>无法做<br>（4分） |
| 21 | 有焦虑的感觉吗？ | | | | | |
| 22 | 对自己的将来担心吗？ | | | | | |
| 23 | 觉得有必要对他人隐瞒你的帕金森病病情吗？ | | | | | |
| 24 | 会尽量避免在公共场合吃饭或喝饮料吗？ | | | | | |
| 25 | 因为帕金森病，觉得在公共场合很尴尬吗？ | | | | | |
| 26 | 对其他人对你的反应感到担忧吗？ | | | | | |
| 27 | 处理好朋友之间的人际关系，有问题吗？ | | | | | |
| 28 | 当需要帮助时，缺少配偶或伴侣的支持吗？ | | | | | |
| 29 | 当需要帮助时，缺少家庭或朋友的支持吗？ | | | | | |
| 30 | 在大白天，也会不知不觉睡着吗？ | | | | | |
| 31 | 在看电视、读报纸的时候，集中注意力会有问题吗？ | | | | | |
| 32 | 觉得记忆力很差吗？ | | | | | |
| 33 | 做噩梦或有幻觉吗？ | | | | | |
| 34 | 说话有困难吗？ | | | | | |
| 35 | 感觉和他人无法进行沟通，是吗？ | | | | | |
| 36 | 有被忽视的感觉吗？ | | | | | |
| 37 | 有肌肉抽筋或抽筋所导致的疼痛吗？ | | | | | |
| 38 | 身体或关节有疼痛吗？ | | | | | |
| 39 | 有令你不舒服的热或冷的感觉吗？ | | | | | |

每个题目的答案有 5 个选项，这 5 个选项表示的是最近 30 天内，帕金森病患者的某项生理或心理状态发生的频率，各个题目的分值范围为 0~4 分。从不，0 分；偶尔，1 分；有时，2 分；经常，3 分；始终或根本无法做，4 分。

## 五、康复治疗

**1. 综合治疗**　每一位帕金森病患者可以先后或同时表现有运动症状和非运动症状，但在整个病程中都会有这两类症状，有时会产生多种非运动症状。

不仅运动症状会影响患者的工作能力和日常生活能力，非运动症状也会明显干扰患者的生活质量。因此，应对帕金森病的运动症状和非运动症状采取全面综合治疗。

**2. 多学科治疗模式** 帕金森病治疗方法和手段包括药物治疗、手术治疗、肉毒毒素治疗、运动疗法、心理干预、照料护理等。药物治疗作为首选，且是整个治疗过程中的主要治疗手段，手术治疗则是药物治疗不佳时的一种有效补充手段。肉毒毒素注射是治疗局部痉挛和肌张力障碍的有效方法，运动与康复治疗、心理干预与照料护理则适用于帕金森病治疗全程。因此，在临床条件允许的情况下，组建以神经内科、功能神经外科、神经心理、康复乃至社区全科医生等多学科团队的医生，可以更有效地治疗和管理帕金森病患者，为患者的症状改善和生活质量提高带来更大的益处。

**3. 全程管理** 目前应用的治疗手段，无论药物或手术，只能改善症状，不能阻止病情的发展，更无法治愈。因此，治疗不仅立足当前，而且需长期管理，以达到长期获益。

**4. 人工智能及移动技术** 这些新技术已经应用于帕金森病管理的诸多方面。

（1）远程医疗：就诊更方便，从而增加医患间的互动频率，有助于医生全面评估病情，从而指导治疗。

（2）可穿戴设备：一方面能够对症状进行客观评估与监测，有助于病情的准确评估和个体化方案的制订；另一方面可作为辅助治疗手段改善患者的生活质量，如防抖勺辅助进食，视 / 听觉提示改善冻结步态等。

（3）智能手机应用：有利于患者信息的收集、病情评估及患者教育。

（4）虚拟现实技术：可用于康复训练。尽管以上技术在帕金森病中具有应用前景，但也存在一定的局限性。例如，远程医疗对网络条件要求高，可穿戴设备采集的数据是否有效，移动应用对于老年人使用可能过于复杂，虚拟现实技术康复训练需要特定场地等。因此，在临床应用中，应当定期评估人工智能及移动技术在患者管理方面的有效性及可能存在的问题。

**5. 康复与运动疗法** 康复与运动疗法对帕金森病运动和非运动症状改善，乃至对延缓病程的进展可能都有一定的帮助，特别是帕金森病患者多存在步态异常、姿势平衡障碍、语言和 / 或吞咽障碍等轴性症状，这些症状用药物治疗疗效甚微，但是可以从康复和运动疗法中获益。因此，康复治疗建议应用于帕金森病患者的全病程。临床上，可以根据不同的行动障碍进行相应的康复或运动训练，如健走、太极拳、瑜伽、舞蹈及抗阻训练等。国外已证明有效的帕金森病康复治疗包括物理与运动治疗、作业治疗、言语和语言治疗以及吞咽治疗。需要注意的是，在进行康复和运动治疗时，安全性是第一位的。另外，需要针对不同的患者特点制订个体化和适应性康复和运动训练计划；同时需要确保长期依从性，若能每日坚持，则有助于提高患者的生活自理能力，改善运动功能，并能延长药物的有效期。

## 六、康复护理措施

### 1.躯体运动功能障碍护理

（1）上肢锻炼：上肢锻炼包括触下颌、胸部，头向后仰、头向右转向右看和向左转向左看，右肩向下，右耳向右肩上靠，左侧重复，慢慢地大范围旋转头部，然后换方向。下颌前伸内收各保持5秒。伸直手臂，高举过头向后，双手向后在背部扣住，往回拉，将手放在肩上，试着用面部去接触肘部、双肘分开、挺胸，以上动作各10秒。手臂置于头上，肘关节弯曲，左手抓住右肘，右手抓住左肘，身体向两侧弯曲，以上每项练习3~5次。

（2）下肢锻炼：下肢锻炼包括站立，曲身弯腰向下，手扶墙。右手抓住右脚向后拉，然后左腿重复。面向墙壁站立，双腿稍分，双膝紧靠，手掌贴墙，身体前倾，感觉小腿肌肉牵拉。双腿呈"V"形坐下，头先后靠右腿、中间和左腿以上每个位置维持5~10秒，每项练习3~5次。

（3）躯干锻炼：躯干锻炼包括双脚分开，双膝微屈，右臂前伸，向对侧交叉。平躺在地板上，一侧膝关节曲向胸前，另一侧重复。再双侧同时重复。平躺在地板上，双臂抱住双膝，缓慢地将头伸向膝关节。双手置于头下，一腿伸直，另一腿弯曲，交叉向身体的对侧，另一侧重复。俯卧，腹部伸展，腿与骨盆紧贴地板，用手臂上撑维持10秒俯卧，手臂和双腿同时举高。以上动作维持10秒，每项练习重复3~5次。

（4）重心锻炼：先进行从坐位到立位的重心移动训练和平衡训练，在关节活动度内让患者移动重心，引起体位反应和防御反应。

（5）行走锻炼：步行时让患者思想放松，尽量迈大步。向前走时让患者抬高脚，脚跟着地，尽可能两脚分开，背部挺直，让患者摆动双臂，目视前方，并让患者抬高膝部，跨过想象中的障碍物。

（6）放松的呼吸训练：在灯光较暗的安静场所，让患者微闭眼睛，全身尽可能地放松，然后进行缓慢的腹式呼吸运动。

（7）平衡训练：坐位、跪位、站立位下分别进行重心前后、左右、侧方移动。

（8）日常生活活动能力训练：手指抓放训练、手指对指训练、手精细动作训练等。

（9）面部训练：面部肌肉锻炼，如皱眉、鼓腮、露齿和吹哨练习等。

（10）吞咽功能训练：包括直接和间接两种训练方法。直接训练是进食同时并用体位、食物形态等代偿方法进行训练。间接训练包括呼吸训练、颈部训练、唇部训练、舌肌和咀嚼肌训练等。同时配合冰疗、吞咽电刺激治疗仪治疗。

**2. 认知功能障碍护理**　认知功能障碍常常给患者带来很多不便，所以认知训练对患者的全面康复起着极其重要的作用，详见第三章第五节。

**3. 言语 – 语言障碍护理**

（1）音量锻炼：目的是增加吸气的频率，限制呼气时所讲出的词语的数量。正常的讲话是中间适当的时候有停顿呼吸，而帕金森病患者对呼吸肌肉活动控制的能力降低，使得在词语之间就停顿，做频繁的呼吸。训练时要求患者在停顿呼吸以前，必须以常规的组词方式讲完一定数量的词语。①感知呼吸的动作，双手放在腹部，缓慢吸气和呼气，感觉腹部运动，重复几次。②呼气练习，吸气然后呼气，呼气时保持发元音的声音（a、o、e 等）并计算每次发音的持续时间，要求能平衡发音 10~15 秒。③发音感受，把手放在 12 厘米远的地方感受讲话的气流。用力从 1 数到 10，在每个数字之间呼吸。④朗读字词，首先深呼吸，再分别讲出下列词语的每一个字：读 / 一本 / 书，刷 / 牙，一帮 / 男孩。朗读词组，注意每次读说词组前先吸气并做短暂的停顿。⑤练习呼吸控制，分节读出下列短语：到吃午饭 / 的时间了，在院子里 / 读书，我们需要 / 更多帮助。

（2）音词练习：①每次发音前先吸气，然后发 "a" 或 "de" "po" 音，从轻逐渐调高声音至最大，重复数次 "o" 音。②在不同音级水平上重复一些简单的词语。③连续讲下列词语两遍（第一遍音稍低，第二遍声音大而有力）：安静 / 安静，别看 / 别看，走近点 / 走近点。④练习读句子，注意句中的疑问句、关键词等，重复发 "o" 音。

（3）清晰发音锻炼：①舌运动练习，舌头重复地伸出和缩回，舌头在两嘴角间快速地左右移动，舌尖环绕上下唇做环形运动，舌头伸出，尽量用舌尖触及下颌，然后放松，重复数次，尽快准确地说出"啦－啦－啦""卡－卡－卡""卡－拉－卡"，重复数次。②唇和上下颌的练习，缓慢地反复做张嘴闭嘴动作，上下唇用力紧闭数秒，再放松；尽快地张嘴和随之用力闭嘴，重复数次；尽快地说"吗－吗－吗－吗……"，休息后再重复。

**4. 精神和心理障碍护理**　帕金森病患者早期多有忧郁心理，回避人际交往，拒绝社交活动，整日沉默寡言，闷闷不乐。随着病情进展，患者生活自理能力逐渐下降，会产生焦虑、恐惧，甚至绝望心理。护士应细心观察患者心理反应，鼓励患者表达并注意倾听他们的心理感受，与患者讨论身体状况改变所造成的影响、不利于应对的因素，及时给予正确的信息和引导。鼓励患者尽量维持过去的兴趣和爱好，多与他人交往；指导家属关心体贴患者，为患者创造良好的亲情氛围，减轻他们的心理压力。告诉患者本病病程长，进展缓慢，治疗周期长，而疗效的好坏常与患者精神情绪有关，鼓励他们保持良好心理。

**5. 吞咽障碍护理**

（1）指导患者进行鼓腮、伸舌、噘嘴、龇牙、吹吸等面肌功能运动，可以改善面部表情和吞咽困难，协调发音。

（2）进食和饮水时保持坐位和半卧位，注意力集中，给予患者充足的时间和安静的进食环境，不催促、打扰患者进食。

（3）对于流口水过多的患者，可以使用吸管吸食流质。对于咀嚼能力消化功能减退的患者，应给予易消化、易咀嚼的细软无刺激性软食或流食，少量多餐。对于咀嚼能力差和吞咽障碍者，应选用稀粥、面片、蒸蛋羹等精细制作的小块食物或黏稠不易反流的食物，并做好相应护理，防止进食引起误吸、窒息或者吸入性肺炎。

（4）协助指导患者进行吞咽困难的相关康复训练，详见第三章第二节。

**6. 排尿功能障碍护理**　对于尿潴留患者，可指导患者精神放松，腹部按摩、热敷以刺激排尿，膀胱充盈无法排尿时在无菌操作下给予留置导尿或间歇导尿。对于尿失禁患者，注意皮肤护理，必要时留置导尿，并注意正常排尿功能重建的训练。

### 七、康复护理指导

（1）告知患者及其家属本病需要长期或终身服药治疗，让患者了解常用药物种类、用法、注意事项、疗效及不良反应的观察与处理。告诉患者长期服药过程中可能会突然出现某些症状加重或疗效减退，让患者及其家属了解服药过程中的"开 – 关现象"以及应对方法。

（2）鼓励患者维持兴趣和爱好，坚持适当的运动和体育锻炼，做力所能及的家务劳动，延缓身体功能障碍的发生和发展，从而延长寿命，提高生活质量。

（3）帕金森病为慢性进行性加重的疾病，为一种无法根治的疾病，病程长达数年或数十年。家庭成员身心疲惫，经济负担加重，容易产生无助感。医护人员应关心患者家属，倾听他们的感受，理解他们的处境，尽力帮他们解决困难，走出困境，以便给患者更好的支持。指导照顾者关心体贴患者，协助进食、服药和日常生活照顾；督促患者遵医嘱正确服药，防止错服、漏服；细心观察，积极预防并发症并及时识别病情变化。

（4）患者因震颤和不自主运动出汗多，易造成皮肤刺激和不舒适感，皮肤抵抗力降低，应勤洗勤换，保持皮肤卫生；中晚期患者因运动障碍，卧床时间增多，应勤翻身、勤擦洗，防止局部皮肤受压和改善全身血液循环，预防压力性损伤。

（5）患者外出时需人陪伴，尤其是精神智能障碍者，其衣服口袋内要放置写有患者姓名、住址和联系电话的"安全卡片"，或让患者佩戴手腕识别牌，以防丢失。

（6）告知患者及其家属应定期门诊复查，动态了解血压变化和肝肾功能、血常规等指标。当患者出现发热、外伤、骨折或运动障碍、精神智能障碍加重时应及时就诊。

## 第二节　阿尔茨海默病

### 一、概述

阿尔茨海默病（Alzheimer's disease，AD）是一种起病隐匿、原因未明的、慢性进行性神经系统变性疾病。阿尔茨海默病又称老年性痴呆，目前已经成为继心脏病、肿瘤、脑卒中后第四位引起成人死亡的原因，是导致 ≥ 60 岁的老年人残障的主要原因。临床上以记忆力减退和其他认知功能障碍为特征，常伴有社会或日常生活能力受损和精神行为改变。它是一种综合征，是在意识清晰的情况下全面持续的智能障碍，是获得性进行性认知功能障碍综合征，表现为记忆力、语言功能、视空间功能障碍、人格异常及认知能力（认知能力包括计算力、综合能力、分析及解决问题能力）降低，常伴行为和感觉异常，导致日常生活、社会交往工作能力明显减退，是后天智能的持续性障碍。患者多死于肺炎、泌尿系统感染、压疮、骨折等继发性疾病或衰竭，需要相应的医疗支出，给社会及家庭造成严重的经济负担，成为重要公共卫生及社会问题。阿尔茨海默病康复护理的目的是早期认识、早期筛查、对症治疗和康复训练，延缓疾病的进程，提高患者的生存质量。

## 二、病因

AD 的危险因素很多，研究显示慢性疾病、遗传因素、环境因素等均与该病相关。

**1. 遗传因素**　AD 具有家庭聚集性，40% 的患者有阳性家族史，呈常染色体显性遗传及多基因遗传，在第 21 对染色体上有淀粉样变性基因。

**2. 环境因素**

（1）铝的蓄积：AD 的某些脑区的铝浓度可达正常脑的 10~30 倍，老年斑（SP）核心中有铝沉积。铝选择性地分布于含有神经纤维缠结（FT）的神经之中，铝与核内的染色体结合后影响到基因的表达，铝还参与老年斑及神经纤维缠结的形成。

（2）病毒感染：许多病毒感染性疾病可发生在形态学上类似于 AD 的神经纤维缠结和老年斑的结构变化。如羊痒症（scrapie）、克 - 雅病（Creutzfeldt-Jakob disease，CJD）等。其临床表现中都有痴呆症状。

（3）免疫系统功能障碍：老年人随着增龄，AD 患病率明显增加，而增龄与免疫系统衰退、自身免疫性疾病增加有关。抗原 - 抗体复合物沉积形成淀粉样核心，可能导致神经变性和老年斑形成。

（4）神经递质学说：AD 病神经药理学研究证实，AD 患者的大脑皮质和海马部位乙酰胆碱转移酶活性降低，直接影响了乙酰胆碱的合成和胆碱能系统的功能以及 S-HT、P 物质减少。

（5）正常衰老：神经纤维缠结和老年斑也可见于正常人脑组织，但数量较少，AD 患者的这些损害超过了一定的"阈值"水平。

（6）雌激素作用：长期服用雌激素的妇女患 AD 危险低，研究表明雌激素可保护胆碱能神经元。

### 三、主要功能障碍

**1. 认知功能障碍**

（1）记忆损害：是诊断 AD 的首先、必备条件，主要表现为近记忆力减退，达 90.3％。学习新信息能力缺陷，不能准确回忆以前学会的东西，患者表现为遗忘、行为重复、容易错放物品等。

（2）语言障碍：主要表现是语言内容空洞、重复和累赘。患者虽然能够大声朗读，但对所阅读的东西理解有限，交流时患者往往很难找到合适词汇，有时词不达意。

（3）定向能力障碍：当患者出现人物、时间、地点三方面记忆力下降时，就有可能出现定向能力障碍。在早期认知减退的情况下，个体的时间定向力受损会较地点定向力更为明显。视觉空间感知障碍表现对空间结构的辨别障碍。

（4）失认症：包括视觉失认、听觉失认、体感觉失认。视觉失认可表现为对物体或人物形象、颜色、距离、空间环境等的失认，视觉失认容易造成环境迷失方向、不能阅读、不能通过视觉辨别物品，严重时不能辨别亲友或自己的形象；听觉失认表现为对语音、语调、语意难以理解；体感失认主要指触觉失认，严重时患者不能辨别手中的物品，最终患者不知如何穿衣、洗脸、梳头等。

（5）失用症：感觉、肌力、协调性运动正常，但是不能进行有目的性的运动，失用包括观念性失用、观念运动性失用、肢体运动性失用、结构性失用、穿衣失用。中期失用症状明显，患者逐渐出现用过卫生间后不能冲水，不能穿衣服和脱衣服，吃饭容易散落等失用现象，生活需要照顾。

（6）执行功能障碍：与额叶或有关皮质下通路功能障碍有关。执行功能包括动机、抽象思维、复杂行为的计划和组织等高级认知功能。执行功能障碍主要表现为日常生活和学习能力下降，组织、计划和管理能力减退，分析事物的异同、连续减法、词汇流畅性测验、连线测验等可反映。

**2.非认知性精神障碍**　AD的行为和精神症状包括激越、激惹、幻觉、妄想、焦虑、淡漠和欣快等，作为AD的非认知症状发生率可达90%以上，有高度的异质性、易变性和危害性。

**3.日常生活活动能力障碍**　早期AD患者日常生活功能完全不会受影响，但随着认知功能的下降，在认知功能层面上的日常生活活动能力受限。据统计，目前有2%~15%轻中度AD患者生活不能自理，严重影响患者及其家属的生活质量，表现为自我意识下控制、处理日常生活活动能力减退（吞咽、大小便控制、穿衣、洗漱等功能下降）；在运动功能层面上日常生活活动能力受限：表现为继发功能受损后的日常生活活动能力减退（转移活动减少），到最终会出现全面功能下降而呈现木僵状态，完全依赖他人的照料。

**4.并发症**　包括肌力减退和肌肉萎缩，关节活动范围受限，软组织挛缩，平衡功能减退和跌倒，步行能力减退，全身耐力减退，吞咽及消化能力下降引起的营养不足，感染，压疮，肢体肿胀及血栓形成，骨、关节损伤及意外等。

## 四、康复护理评定

**1.AD的认知功能评定**

（1）简易精神状态检查量表（MMSE）：简单易行，为国内外广泛应用的AD筛查量表。

（2）洛文斯顿作业疗法认知评定成套测验评定表：最初是用于脑外伤后认知功能的评定，由于其操作简便、应用方便、结果可靠，且通过了效度和信度检验，很快在中枢神经系统病变的认知评定中得到使用和推广。此量表包括5个方面20项条目，即定向、视知觉、空间知觉、动作运用、视运动组织、思维运作，总分115分，可较为全面地评定认知功能。

（3）蒙特利尔认知评估（montreal cognitive assessment，MOCA）量表：包括注意力、执行功能、记忆力、语言、视空间结构技能、抽象思维、计算力和定向力等认知领域，旨在复查轻度认知功能障碍的患者。

（4）临床痴呆量表（clinical dementia rating scale，CDR）：是目前常用的对痴呆程度进行评定的量表。根据记忆力、定向力、判断及解决问题能力、社会活动能力、家庭生活及爱好和个人自理能力六个方面进行综合判断。

（5）阿尔茨海默病评定量表认知部分（Alzheimer's disease assessment scale cognitive, ADAS-Cog）：适用于轻中度 AD 的疗效评估，由 12 个条目组成，包括词语回忆、命名、执行口头命令、结构性练习、意向性练习、定向力、词语辨认、回忆测验指令、口头语言能力、找词困难、口头语言理解能力及注意力。得分范围：0~75 分，得分越高，提示认知功能损害越严重。

**2. 日常生活活动能力评定**　最常采用改良 Barthel 指数量表评定日常生活活动能力。

**3. 评估患者听觉注意、视觉注意和声辨认**

（1）视觉注意：包括视跟踪、形态辨认以及删字母测试。①视跟踪：要求患者目光跟随光源做左、右、上、下移动。每个方向记 1 分，正常为 4 分。②形态辨认：要求患者临摹出垂线、圆形、正方形和 A 字各 1 图。每项记 1 分，正常为 4 分。③删字母测试：要求患者用铅笔以最快速度画去字母列中的 C 和 E（试测字母大小应按规格）。100 秒内画错多于 1 个为注意有缺陷。

（2）听觉注意：包括听认字母测试、背诵数字以及词辨认。①听认字母测试：在 60 秒内以每秒 1 个的速度念无规则排列的字母给患者听，其中有 10 个为指定的同一字母，要求患者听到此字母时举手，举手 10 次为正常。②背诵数字：以每秒 1 个的速度念一列数字给患者听，念完后要求患者立即背诵。从两位数开始至不能背诵为止，背诵少于 5 位数为不正常。③词辨认：向患者放送 1 段短文录音，其中有 10 个为指定的同一词，要求患者听到此词时举手，举手 10 次为正常。

（3）声辨认：包括声音辨认和在杂音中辨认词。

**4. 评估患者有无失认症和失用症**　详见第三章第五节。

## 五、康复治疗

AD 康复治疗的目的，是改善和延缓患者认知功能、日常生活能力及肢体功能下降的进展。

**1. 认知功能训练**　有针对性的治疗，针对定向能力、注意力、失认症、失用症、计算力及解决问题能力等进行训练。

**2. 运动疗法**　对老年人的手足协调性、平衡能力、注意力的集中、记忆力及执行能力均有一定的维持和促进作用。

**3. 作业疗法**　针对 AD 患者的干预主要包括功能性活动、环境改造和辅助技术。日常生活活动能力训练主要包括躯体处理能力训练和使用日常工具的基本能力训练等。

**4. 药物治疗** 乙酰胆碱酯酶抑制剂是常用的药物，对早期患者有一定疗效。神经生长因子改善胆碱能神经元的生存能力，改善 AD 患者记忆障碍，促进神经细胞分化发育。轻、中度 AD 患者可以选用尼麦角林、尼莫地平、吡拉西坦、维生素 E 等作为胆碱酯酶抑制剂兴奋性氨基酸受体拮抗剂的协同治疗药物。

## 六、康复护理措施

**1. 记忆功能训练** 护士及患者家属要经常与 AD 患者进行回忆交流。当患者由衷地回忆起往事时，他们的心情变得愉悦，语言也会变得较流畅，医护人员能够取得患者的信任，同时也能改善患者的记忆状况。

（1）视觉记忆：先将 3~5 张绘有日常生活中熟悉物品的图片卡放在患者面前，给患者 5 秒的时间记忆卡片上的内容，看后将卡片回收，请患者叙述卡片上物品的名称，反复数次，加深患者的记忆。根据患者痴呆程度，降低或者提高记忆训练难度，减少或增加卡片数量。

（2）地图作业：在患者面前放 1 张大的、上有街道和建筑物而无文字标明的城市地图，告诉患者先由护士用手指从某处出发，沿其中街道走到某一点停住，让患者将手指放在护士手指停住处，从该处找回到出发点，反复 10 次，连续两日无错误，再增加难度，如设置更长的路程、绕弯更多等。

（3）彩色积木块排列：用 6 块 2.5 厘米 ×2.5 厘米 ×2.5 厘米的不同颜色的积木块和 1 块秒表，以每 3 秒 1 块的速度向患者展示积木块。展示完毕，让患者按护士所展示的次序展示积木块，正确的记"+"，不正确的记"−"，反复 10 次。连续两日均 10 次完全正确时，加大难度进行，如增加木块数或缩短展示时间。

（4）缅怀治疗：随着痴呆患者的近期记忆衰退，加上患者在判断能力、语言、思维、运算及理解能力方面的减退，患者会渐渐与现实脱节，以致与人沟通障碍。缅怀治疗是利用患者所拥有的记忆作媒介，去鼓励患者与人沟通及交往。由于远期记忆是一些实在材料，患者可以在没有压力的情况下抒发自己的情感。缅怀治疗可用不同形式进行，包括个别回想、与人面谈、小组分享、展览、话剧及老幼共聚等。

**2. 注意力训练**

（1）平衡功能训练仪：利用平衡功能训练仪加强认知注意力训练，通过监视屏向患者提供身体重心变化，利用视觉和听觉反馈信息来实现对身体重心的控制，训练项目中蕴含了注意、记忆、知觉等方面内容，患者通过前后左右方向上的重心摆动及主动调整注意力进行训练。在认知注意力训练中包含了五大注意基本特征的训练：注意广度、注意维持和警觉、注意选择、注意转移、注意分配。

（2）时间感训练：给患者一块秒表，让患者按护士口令启动并于10秒内由患者自动停止它。然后将时间由10秒逐步延长至1分钟，当误差小于1~2秒时改为不让患者看表，启动后让患者心算到10秒时停止，然后将时间延长到2分钟时停止。每10秒误差应不超过1.5秒，即30秒时允许范围为30秒±（3×1.5）秒。当误差不超过允许范围时，再改为一边与患者交谈一边让患者进行上述训练，让患者尽量控制自己注意力不被交谈分散。

**3. 解决问题能力训练** 解决问题的能力涉及推理、分析、综合、比较、抽象、概括等多种认知过程的能力。简易的训练方法，如物品分类：给患者一张列有30项物品名称的清单，要求患者按照物品的共性进行分类，如家具、食物、衣服等类别。如果患者有困难，可给予适当帮助。训练成功后，可增加分类的难度，如将食物细分为植物、动物、奶类、豆制品等。

**4. 定向能力训练** 老年人一般都有脱离环境接触的倾向，而且由于病理原因致使部分大脑停止活动。因此，应该经常予以刺激，反复进行环境的定向练习。反复讲解一些生活的基本知识，并要求患者讲述日期、时间、上下午、地点、天气等，使患者逐渐形成时间概念；帮助患者认识目前生活中真实人物（如记忆亲人、护士、朋友）和事件；在病房或卧室设置易懂醒目的标志，帮助其认识病房或卧室、厕所位置。可予以实际定向疗法，即利用真实定向训练板，每天记录相关信息，反复做环境的定向练习，核心是用正确的方法反复提醒，在训练过程中鼓励患者尽量多谈论熟悉的人或事，尽量自己完成饮食起居等日常活动，以保持同现实生活的接触和日常生活能力。

**5. 失认症训练**

（1）触觉失认训练：包括刺激增强－衰减法和暗箱法。①刺激增强－衰减法：先让患者看着物体，用健手触摸，再用双手触摸，最后用患手触摸。反复多次后，闭目进行。②暗箱法：可将多种物体放入一个暗箱中，让患者按指令找出正确的物体，或让患者看图片在暗箱中找出相应的物体。

（2）听觉失认训练：根据检查出的类型进行针对性训练，可在放录音的同时展示相应内容字卡或图片，例如听狗叫时看狗的图片或字卡等。

（3）视觉失认训练：包括颜色失认、物品失认、形状失认、面容失认和视空间失认训练。①颜色失认，提供各种色板让患者配对，或提供各种物体的轮廓图，让患者填上正确的颜色。②物品失认，可将多种物品放在一起，其中有相同的物品，护士先拿出一个，让患者拿出相应的另一个，同时告诉患者该物品的名称、作用等。③形状失认，可用各种形状的拼图拼出图案，让患者模仿复制，或要求患者按图纸拼出图案。④面容失认，护士及患者家属可拿知名人物或熟悉人物（如家人、挚友等）的照片让患者辨认，或将照片和写好的名字让其配对。⑤视空间失认，包括二维法和三维法。二维法是指让患者在地图上找出本省、本市位置，从本市的地图中查找曾经去过或熟悉的地方的位置或路线。或让患者在地图上用手指指出从某处出发到某处终止，再令其手指停放于终止处，原路找回出发点。三维法是指让患者从重叠图中找出是何种物品重叠在一起，或让其从白纸上拿起白毛巾；穿衣服时找出袖子、衣领、扣子、扣眼等；在一堆衣服中辨别出哪件是长袖的，哪件是短袖的等。

（4）一侧空间失认训练（单侧忽略）：如果患者存在患侧忽略现象，护士及患者家属在日常生活中应给予及时的提醒。具体方法如下。①对忽略侧经常提供触摸、拍打、挤压、擦刷或冰刺激等感觉刺激。②将患者急需要的物品故意放在其忽略侧，让患者用另一只手越过中线取它，反复进行训练。③在忽略侧内用移动的颜色鲜艳的物体或手电筒光提醒患者对该侧的注意。

（5）身体失认训练：包括以下几种训练方法。①刺激患者身体的某部位，让他说出名称；②说出患者身体名称时，让他指出部位；③让患者先指出护士身体的某一部位，然后指出他自身相应的部位；④描绘身体各部位的位置、画人的轮廓、组装小型的人体模型、拼配人体和面部的拼版玩具等。

6. **失用症训练**

（1）意念性失用：这类患者在训练时，护士应该遵循从易到难、从简单到复杂的原则。护士可选择一些在日常生活中常见的、由一系列分解动作组成的完整动作来进行训练，如泡茶后喝茶、洗菜后切菜等。由于次序混乱，护士除将分解动作分开训练以外，还要对一个步骤后的下一个步骤给予提醒。

（2）意念运动性失用：训练这类患者时，护士的口令应尽可能简短明确，清晰缓慢。护士可边说边结合动作让患者模仿，如患者不能模仿，把实物放在他面前或手中。可先从面部动作开始，如轻咳、用鼻子吸气、闭眼、皱眉、吹蜡烛、鼓腮、伸舌、微笑等，肢体动作可包括招手、握手、敬礼、点头、摇头、刷牙等。

（3）运动性失用：这类患者进行训练时，护士要给予大量暗示、提醒或手把手地教患者做。症状改善后可减少暗示和提醒，并加入复杂的动作。

（4）结构性失用：护士可先给患者示范画图或拼搭积木，让患者复制，遵循从易到难、从平面到立体的原则，起初给予较多的提醒和暗示，待有进步后再逐步减少提醒和暗示的数量，并增加作业难度。

（5）穿衣失用：护士最好在上衣、裤子上做明显的记号并标出左右，在领口、袖口处贴上颜色鲜艳的标签，以便患者易于找到。患者穿衣时，护士可在旁暗示、提醒，甚至一步步地用言语指示同时用手教患者进行，症状有改善后再逐渐减少帮助，直到患者能自己独立穿衣为止。

（6）步行失用：护士可给患者预备一根"L"形的拐杖。当患者不能迈步时，将拐杖的水平部横在足前，形成障碍诱发迈步。开始行走后，可喊口令，使其配合行走，鼓励患者摆动手臂以帮助行走。

## 七、康复护理指导

（1）教育患者饮食起居要有规律。一般应早睡早起，定时进食，定时排便。饮食可多样化，但不可过饱。均衡饮食，要做到高蛋白、高维生素、高纤维素、低脂肪、低胆固醇、低盐、低糖。常吃富含胆碱的食物，如豆类及其制品、蛋类、花生、核桃、鱼、瘦肉等；常吃富含B族维生素的食物，如贝类、海带等。

（2）指导家属让患者做一些适当的活动，如散步、打太极拳、做保健操或练气功，活动量要循序渐进。经常让患者听广播、看报纸，安排一定时间看电视。培养患者的兴趣爱好，如练字、画画、器乐、钓鱼等，保持乐观的心态，增强与人交往的能力，树立家属与患者战胜疾病的信心。

（3）鼓励患者多动脑，在护理人员和家属的指导下进行适当的益智活动，如下棋、打麻将、做算数小游戏等，活化大脑的细胞，防止大脑老化。

（4）鼓励患者积极参加社会活动。开展社会心理治疗，与患者及其家属建立良好合作关系，对患者的诊断、痴呆严重程度、精神症状、躯体健康状况及药物治疗情况进行详细评价。通过社会心理治疗尽可能维持患者认知和社会生活功能，同时保证患者安全和舒适。督促患者按时服药，按时复诊。

（5）医护人员要与患者家庭保持密切联系，教会家庭照顾者照顾时注意以下原则：①回答患者问题时，语言要简明扼要，以免患者迷惑。②患者生气和发怒时不必与其争执。③如果患者吵闹，应冷静坚定地予以劝阻。④不要经常变换对待患者的方式。⑤功能明显减退或出现症状时，应及时找医生诊治。⑥尽可能提供有利于患者定向和记忆的提示或线索，如日历、使用物品标注名称，厕所、卧室给予适当的图示。此外，还可向家属或照顾者讲解一些处理行为问题的心理学方法和技巧。

# 第三节　多系统萎缩

## 一、概述

多系统萎缩（multiple system atrophy，MSA）是一组成年期发病、散发性的神经系统变性疾病，临床表现为进行性小脑性共济失调、帕金森病、体位性低血压、尿失禁、勃起障碍、尿频等神经功能障碍等症状。

## 二、病因

MSA 的病因可能与遗传易感性以及环境因素，如职业、生活习惯（接触有机溶剂、重金属、农药等）有关。

**1. 遗传因素**　可能与原发性少突胶质细胞病变或神经元 α-突触核蛋白异常聚集，造成神经元变性死亡有关。

**2. 环境因素**　环境因素的作用尚不十分明确，有研究显示，职业、生活习惯（如接触有机溶剂、重金属、农药等）可增加发病风险。

## 三、主要功能障碍

**1. 自主神经功能障碍**　常为首发症状，也是最常见的症状之一。常见的临床表现有尿失禁、尿频和尿潴留、男性勃起功能障碍、体位性低血压、吞咽困难、瞳孔大小不等和霍纳综合征、哮喘、呼吸暂停以及呼吸困难。手凉和斑纹是特征性自主神经功能障碍的表现。男性最早出现的症状往往是勃起功能障碍，而女性则常为尿失禁。

**2. 帕金森综合征**　主要表现为运动迟缓、肌强直与震颤，多为双侧同时受累，但一般轻重不一，并可出现异动症等不良反应。

**3. 小脑性共济失调**　表现为进行性步态和肢体共济失调，从下肢开始，下肢的表现常较上肢更为突出，同时存在明显的构音障碍和眼球震颤等其他小脑共济失调症状。

**4. 认知功能障碍**　约 20% 的患者可出现轻度认知功能损害。

**5. 精神、心理障碍**　常合并抑郁、睡眠障碍、幻觉和不宁腿综合征等。

**6. 躯体运动障碍**　如肌张力障碍、阵挛和肌阵挛等，面部和手刺激敏感的肌阵挛是 MSA 的特征性表现。部分患者可在肌肉萎缩后期出现肌张力增高、腱反射亢进、巴宾斯基征和视神经萎缩。

### 四、康复评定

因多系统萎缩累及多处神经系统且临床表现多样，加之绝大多数患者病程缓慢迁延，故康复评定应注意对其状况做全面、综合的评估，以确定其现有的各种功能障碍，从而指导患者进行有效的康复治疗与护理。

多系统萎缩评估量表（unified multiple system atrophy rating scale，UMSARS）由欧洲多系统萎缩研究组在 2004 年建立公布。该量表较为全面，评定条目多，比较精细，是目前多系统萎缩临床研究和康复评定中应用最为广泛的一种量表。其内容包括病史恢复、运动功能、自主神经功能、整体状态四个部分。前两个部分每项分值 0~4 分，0 分正常，4 分最严重，评分越高说明功能障碍程度越重。

除在多系统萎缩评估量表中涉及的评定内容外，多系统萎缩患者常合并轻度认知功能受损、睡眠障碍与心理状态异常，也应及时使用相关筛查量表进行客观评估（详见相关章节）。

### 五、康复治疗

对于 MSA 而言，综合的康复治疗虽不能改变疾病本身的进程与结局，但可以改善日常生活活动能力，减轻功能障碍程度，提高生活质量并延长生活自理的时间。在整个康复治疗的过程中应注意：①各种康复方法对 MSA 患者功能障碍的效果须经长期的、规范的实施方可实现，因此需要患者及其家属的主动参与和积极配合。②康复训练需循序渐进、避免疲劳，因 MSA 存在多种潜在意外伤害可能，故康复治疗中要加强对患者的保护，并注意观察患者的生命体征，根据患者的状态及时调整康复方案。③ MSA 患者的认知障碍和心理问题可影响康复训练效果，应密切观察，积极治疗及适当疏导。

**1. 物理因子治疗** 物理因子治疗如水疗、热疗、离子导入治疗、神经肌肉电刺激及肌电生物反馈等，均有松弛肌肉、缓解肌强直的效果，并有促进肢体血液循环和肌力恢复的作用。

**2. 运动治疗** MSA 的运动治疗主要围绕缓解患者肌张力增高、运动迟缓、步态失常及可能出现的肢体震颤而进行，可进行面肌训练、呼吸肌功能训练、维持和改善关节活动度、平衡训练、协调训练及步态训练。

**3. 作业治疗** 重点放在手部训练，可应用旋前及旋后训练、抓放训练、精细动作训练，来提高手指及手掌活动的准确性和协调性。

**4. 发音及吞咽训练** 发音训练包括呼吸训练、放松训练、构音障碍训练、克服鼻音化训练及韵律训练等。吞咽训练则应包括口舌的灵活性训练、口舌肌力训练、头颈肩关节活动范围训练及口咽腔运动体操。

**5. 认知训练** 绝大多数的 MSA 患者认知损害以轻度认知功能受损为主。因认知损害不仅严重降低患者生活质量，还可严重影响康复训练的完成和效果，故应在 MSA 病程中加以识别并及时处理。可采用视觉记忆训练、地图作业训练、积木排列训练等方法改善记忆认知，采用信息获取训练、排列数字、顺序提取训练等方法提高患者的分析、比较、抽象及推理能力。

**6. 传统康复治疗** 中国传统医学在 MSA 的康复治疗中也可发挥一定的治疗作用。从中医角度分析，MSA 属于中医的"痿证""虚劳"范畴，系五脏亏虚，气血阴阳不能上荣于脑，而病变脏腑尤以肝、脾、肾三脏最为突出，故治疗可采用针灸与中药的取穴，用方多以益脑填髓、滋补肝肾为基础加减。

## 六、康复护理措施

**1. 躯体运动障碍护理** 坚持实施面肌训练、呼吸肌功能训练、维持和改善关节活动度、平衡训练、协调训练及步态训练，从中获益，减轻生活依赖程度，推迟各种并发症的产生。

**2. 日常生活活动能力障碍护理** MSA 患者日常生活活动能力受损是广泛

而严重的，为提高患者的日常生活自理能力，患者应尽早开始学习穿衣脱衣、个人卫生维护、如厕、进食及转移训练，详见第三章第九节。

**3. 构音障碍的护理**

（1）呼吸训练：这是改善发声的基础。先调整坐姿，后做增加呼气时间的训练和呼出气流控制训练。

（2）松弛训练：主要针对痉挛性构音障碍，可进行以下放松训练。①足、腿、臀的放松。②腹、胸、背部的放松。③手和上肢的放松。④肩、颈、头的放松。

（3）发音训练：①发音启动训练，深呼气、用嘴哈气，然后发"a"，或做发摩擦音口形，然后做发元音口形如"su"。②持续发音训练，由一口气发单元音逐步过渡到发 2~3 个元音。③音量控制训练，指导患者由小到大，再由大到小交替改变音量。④音高控制训练，帮助患者找到最适音高，在该水平稳固发音。⑤鼻音控制训练，控制鼻音过重。

（4）口面与发音器官训练：①唇运动，练习双唇闭合、外展、鼓腮。②舌的运动，练习舌尽量向外伸出、上抬，由一侧口角向另一侧口角移动，舌尖沿上下齿龈做环形"清扫"动作。③软腭抬高。④交替运动，主要是唇舌的运动，是早期发音训练的主要部分。开始时不发音，只做发音动作，以后再练习发音。

（5）语言节奏训练：重音节奏训练，如呼吸控制，诗歌朗读，利用生物反馈技术加强患者对自己语言节奏的调节。语调训练，如练习不同的语句、使用不同的语调。

（6）非言语交流方法训练：重度构音障碍的患者由于言语功能的严重损害，治疗师应根据患者的具体情况和未来交流的实际需要，选择非言语的方法交流。

**4. 器具及辅助装置使用** 穿弹力袜可有效防治体位性低血压，穿衣困难者可借助穿衣辅助器，助行器的使用可有效防止跌倒，尽量减少卫生间通行障碍，墙壁上安装把手。助行器使用过程中注意腿要慢抬、轻放，避免关节面撞击，控制在每分钟 60 步以内，每日约半小时，坚持 2 个月左右，步行强度以肌肉轻度酸痛但休息后很快恢复为宜。

**5. 饮食护理** ①给予高热量、高维生素、低脂、适量优质蛋白的易消化饮食，并根据病情变化及时调整和补充各种营养素。鼓励患者多食新鲜蔬菜、水果、蜂蜜，及时补充水分，以利保持大便通畅，减轻腹胀和便秘。②进食或饮水时保持坐位或半卧位，集中注意力，并给予患者充足的时间缓缓进餐。对于流涎过多的患者，可使用吸管吸食流汁；对于咀嚼能力和消化功能减退的患者，应给予易消化、易咀嚼的细软、无刺激性的软食或半流食，少量多餐；对于进食困难、饮水反呛的患者，要及时给予鼻饲并做好相应护理，防止吸入性肺炎。

**6. 心理护理** MSA 患者常因活动能力下降和各种功能障碍而产生抑郁情绪和依赖倾向。可向患者讲解疾病的相关知识，让他们了解自己的病情，正确对待疾病，促进患者对现实状况的适应，坦然面对疾病，积极配合治疗，坚持功能训练，最大限度地争取生活自理。放松疗法可消除患者在漫长治疗过程中产生的疑虑，减轻心理压力，缓解紧张和焦虑情绪。团体交流可在患者出现消极、悲观和绝望感时，让患者相互倾诉，并对其在治疗中取得的成绩给予肯定和鼓励，帮助其宣泄内心的痛苦。

## 七、康复护理指导

（1）告知家属良好的日常生活管理能够帮助患者提高生活质量，延缓病情发展。

（2）患者应保证充足的睡眠，避免过度劳累。

（3）保持肢体功能位置，并辅以理疗、针灸以及按摩等，症状较轻者，可适当进行活动锻炼，防止关节变形和肌肉萎缩。

（4）注意患者个人卫生，保持皮肤及口腔清洁，勤换床单，预防感染。

（5）长期卧床者，家属需协助患者每 2 小时翻身一次，防止压力性损伤的发生，预防肺部感染。

（6）告知患者注意气候变化，及时添减衣物，避免受寒引发感冒，加重病情。

（7）参与语言－言语的训练是一种交流过程，需要患者的主动参与，激发患者言语交流的欲望和积极性，要注意设置适宜的言语环境。

（8）告知患者及其家属步行训练时要提供安全、无障碍的环境。患者衣着长度不可及地，以防绊倒，应穿着合适的鞋及袜，鞋带必须系牢，不宜赤足练习行走，严防摔倒。选择适当的行走辅助工具和行走步态，选择高度和长度合适的助行架、拐杖或手杖，使用拐杖要避免腋下直接受压，以防损伤臂丛神经。

# 第四节　多发性硬化

## 一、概述

多发性硬化（multiple sclerosis，MS）是一种免疫介导的中枢神经系统炎性脱髓鞘病。MS 发病率有随纬度增高而增加的趋势，即离赤道越远的地区发病率越高，亚洲国家发病率较低，约 5/10 万。我国属 MS 低发病区，与日本相似。研究显示我国 MS 发病率，儿童是 0.055/10 万，成人是 0.288/10 万。该病发病高峰年龄为 40~49 岁，男女患病比例约为 1：2.02。MS 发生率的地理分布呈现出北 - 南纬度梯度差异和西 - 东高度梯度差异。因 MS 每次复发均可残留部分症状和体征，逐渐累积则形成了不同类型程度的功能障碍，故早期的康复介入对缓解 MS 症状、降低复发率、减少或延迟各种功能障碍的发生、提高患者长期生活质量有十分重要的作用。

## 二、病因

多发性硬化病因可能是遗传易感个体与环境因素作用而发生的自身免疫过程。临床上以空间的多发性（中枢神经系统白质散在分布的多病灶）与时间的多发性（病程中的缓解复发）为主要特点，主要累及部位为脑室周围白质、视神经、脊髓、脑干和小脑。

## 三、主要功能障碍

1. **躯体功能障碍**　肢体无力最多见，约 50% 的患者首发症状包括一个或多个肢体无力，多为不对称性痉挛性瘫痪。腱反射早期正常，以后可逐渐发展为亢进，并出现病理反射阳性。

2. **感觉功能障碍**　肢体、躯干或面部可出现针刺麻木感、蚁走感及烧灼样疼痛。眼部症状常表现为急性视神经炎，多为急性起病的单眼视力下降，可出现眼肌麻痹、复视、眼球震颤和一个半综合征。

3. **共济失调**　30%~40% 的患者有不同程度的共济运动障碍，Charcot 三主征（眼震、意向性震颤和吟诗样语言）仅见于部分晚期多发性硬化患者。

**4. 发作性症状**　是指持续时间短暂、可被特殊因素诱发的感觉或运动异常，为 MS 较特征性的症状之一。常见的发作性症状有强直痉挛、感觉异常、构音障碍、共济失调、癫痫和疼痛不适等。

**5. 精神、认知障碍**　为 MS 常见症状，多表现为抑郁、易怒和脾气暴躁，亦可出现记忆力减退、注意力损害等认知功能障碍。

**6. 其他症状**　可有自主神经功能障碍表现，如尿频、尿急、尿潴留、尿失禁与性功能障碍等。

## 四、康复护理评定

（1）多发性硬化影响量表（multiple sclerosis impact scale，MSIS-29）是专门针对多发性硬化进行功能评估的工具，具有较高的效度、信度、科学性和内部一致性，可从 MS 患者主观感受直接了解和判断各种治疗与康复手段的干预效果。本量表共由 29 个问题组成，其中 20 个问题是针对患者躯体功能状况的调查，9 个问题是对其心理影响情况的调查。每个问题都根据疾病最近 2 周内对患者的影响情况划分为 5 级。

（2）Kurtzke 残疾状况扩展性评估量表（Kurtzke expanded disability status scale，EDSS）是目前临床最普遍应用的多发性硬化治疗效果标准化评定工具。它首先采用功能系统量表（functional systems scale，FSS）对 8 个神经功能系统进行评价，分值从正常（0 分）到最严重缺损（5~6 分）；之后对 MS 患者整体功能状态进行进一步评估，分值从 0~10 分，逐步划分患者功能残疾等级。

（3）躯体功能障碍、感觉障碍、排尿障碍、疼痛等评定：详见神经系统疾病常见功能障碍相关章节。

## 五、康复治疗

**1. 物理因子治疗**　利用各种物理因子康复方法，可有效缓解 MS 患者多种突出的临床症状。合理选用电疗、光疗、磁疗及水疗各种处方，不仅可对 MS 患者的疼痛、痉挛及感觉异常进行对症干预，还可作为其他康复方法的铺垫治疗和辅助手段。如温水浸浴和局部振动使痉挛肌肉有一过性放松，也可缓解疼痛，在运动疗法之前可以显著增加其效果；电刺激配合肉毒杆菌毒素缓解痉挛，可能比单用肉毒杆菌毒素更为有效。

**2.运动治疗**　合理的运动训练可对 MS 患者带来有益的效果。研究表明，牵伸运动、有氧耐力训练及平衡和姿势控制训练不仅可以提高患者的运动能力，还可改善乏力及消沉状态，减少摔倒的恐惧。另有研究显示，渐进抗阻训练可通过提高肌肉力量和功能性的能力，从而帮助患者缓解疲劳、改善情绪与提高生存质量。

**3.作业治疗**　患者除了进行功能性作业治疗，如进食、穿衣、转移、个人清洁卫生等日常生活能力训练，还应进行职业作业治疗。因为大多数 MS 患者在病程中早期缓解阶段其日常生活基本自理，活动受限较少，回归社区活动和参与社会工作不仅可帮助患者保持积极的心态，还对促进神经功能恢复、重新进入社会角色、提高生活质量意义重大。

**4.节能训练**　节能训练是一种常见的用于帮助慢性疾病患者改善疲劳的治疗方法。该训练的定义是通过系统分析所有相关环境中的日常工作、家庭和娱乐活动，辨别和改善活动模式，来减轻疲劳。常见的节能训练策略主要包括分析和调整活动方式来减少能量消耗；平衡工作和休息，把部分活动委托给他人；有效利用体力、改善工作环境；使用辅助技术来保存体能。

**5.传统康复治疗**　MS 康复治疗值应被充分重视，MS 中医上属于"风痹""痿证"范畴，是由脾肾亏虚所致，故汤剂调方应以活血化瘀、清热化湿为主。针灸则可通过细胞因子、神经活性物质等多个环节，对 MS 患者体液免疫与细胞免疫系统起调节作用，其特点具有双向性、整体性。针灸刺激穴位后，局部神经和感受器可将其信息传入中枢神经系统，引起中枢释放递质、分泌细胞因子等一系列变化，实现调控机体免疫系统的功能。此外，推拿与刮痧技术已被较多应用于缓解 MS 患者的疲乏。

**6.器具及辅助装置**　约一半以上 MS 患者到晚期需要使用助行器及轮椅，使用助行器及轮椅可以减轻患者的疲劳，使患者的日常活动更加安全，另外还可以增加患者的日常生活活动范围，从而减少对他人的依赖。但应注意，轮椅适用于不能进行长距离行走的患者及活动困难的患者，反之，如果过度依赖轮椅，将会提前或加速患者丧失行走功能。

## 六、康复护理措施

**1.躯体运动障碍的护理**　MS 患者运动障碍一般下肢比上肢明显，可为偏瘫、截瘫或四肢瘫。偏瘫患者多主张患侧卧位，同时增加偏瘫侧肢体的被动运动，以增加偏瘫侧的感觉刺激，有利于患侧功能恢复，促进偏瘫侧肢体主动活动早日出现。对于运动障碍患者来说，定时翻身是预防压力性损伤的重要措施，应每2小时翻身1次，偏瘫肢体的被动运动应从近端关节到远端关节，一般每日2~3次，每次5分钟以上。对运动障碍患者，护理人员应加强巡视，主动了解患者的需要，鼓励患者进行力所能及的运动，协助其每天进行四肢伸展练习，预防肌肉萎缩及关节挛缩。给患者配备助行器具，下床活动时须做好安全防护，严防患者摔倒受伤。

2. **感觉障碍护理**　每日用温水擦洗感觉障碍的部位，以促进血液循环。注意给患者的肢体保暖，但禁用热水袋保暖，以防烫伤。保持患者床单位清洁、干燥、无渣屑，以防止感觉障碍的身体部分受损伤。

3. **吞咽功能障碍护理**　对于吞咽困难的患者，应根据患者情况进行吞咽训练，一般先用糊状或胶状食物进行训练，如苹果泥、香蕉泥等，少量多次，如无呛咳再逐步过渡到普通食物。进行训练时患者应取坐位，颈稍前屈。

4. **疼痛及痛性痉挛的康复护理**　在给予药物治疗的同时，给予针灸、推拿及按摩等治疗，来缓解患者的疼痛；可辅以物理治疗，如电刺激镇痛疗法；还可指导患者使用放松技术来减轻疼痛，如使用想象、分散注意力等技术。

5. **膀胱功能障碍的康复护理**　膀胱功能障碍是多发性硬化患者的主要痛苦之一，表现为尿潴留及尿失禁。尿失禁的患者要保证床单位清洁、干燥、平整、无渣屑。用温水清洗会阴部，每日2次，防止感染。尿潴留患者要及时给予导尿，对于留置尿管的患者要加强尿道口的护理，防止尿路感染，必须定时夹放尿管，以维持膀胱功能。膀胱功能障碍患者可采取间歇导尿、刺激法来训练膀胱功能，从而达到自行排尿的目的。

6. **饮食护理**　指导患者进食低脂、高蛋白、富含维生素及含钾高的食物，避免烫的、坚硬的食物及刺激性食物。

7. **用药护理**　患者出院后需长期服用硫唑嘌呤药物，指导患者按时定量服药。应用此药物会导致肝功能损害，用药期间应严格检查血象。

8. **生活护理**　尽量遏制诱发因素，如感冒、发热、感染、外伤、药物过敏和寒冷，控制沐浴水温，控制体温、血压在正常范围内，避免疲劳。

9. **心理护理**　患者因病情重、发病突然、生活不能自理等存在焦虑心理，及时与患者沟通，消除其顾虑，保持心情舒畅，在生活上给予帮助，安慰和鼓励患者，帮助其树立与疾病做斗争的信心。

### 七、康复护理指导

（1）告知患者及其家属减轻患者疲劳症状，保证足够的时间卧床休息，避免过劳，尤其在急性复发期。

（2）指导患者每日进行适当有氧运动，如骑自行车1小时，适当进行步行锻炼，进行双下肢推拿按摩半小时。

（3）告知患者注意保护胃黏膜，避免进食辛辣、过凉、过热、过硬等刺激性食物，不可饮用浓茶、咖啡等刺激性饮料。对于吞咽困难患者及时给予鼻饲饮食，一方面可保证营养供给，增强机体抵抗力；另一方面可防止进食后呛咳导致患者发生吸入性肺炎，甚至窒息。

（4）使MS患者正确认识疾病，认识自我，了解多发性硬化的演变过程，知晓每一次发作均可能导致病情的恶化及功能障碍的加重，故预防复发尤为重要。

（5）指导患者注意预防感染，避免过度疲劳、精神紧张、疫苗接种及妊娠分娩等诱发因素。

（6）教育患者早期积极配合各种康复治疗，调整心态，克服生理和心理上的各种困难，多参与各种社交活动。

# 第五节 吉兰-巴雷综合征

### 一、概述

吉兰-巴雷综合征（Guillain-Barré syndrome，GBS）系一类免疫介导的急性多发性周围神经病。急性起病，临床症状多在2周左右达到高峰，表现为多发神经根及周围神经损害，常有脑脊液蛋白-细胞分离现象，多呈单时相自限性病程，静脉注射免疫球蛋白（IVIG）和血浆交换治疗有效。GBS发病率为（0.4~2.5）/10万，其中急性炎性脱髓鞘性多发性神经病（acute inflammatory demyelinating polyneuropathy，AIDP）和急性运动轴突性神经病（acute motor axonal neuropathy，AMAN）是GBS中最为常见的两个亚型。另外，较少见的GBS亚型包括急性运动感觉轴突性神经病（acute motor sensory axonal neuropathy，AMSAN）、米勒-费希尔综合征（Miller-Fisher syndrome，

MFS）、急性泛自主神经病和急性感觉神经病等。

## 二、病因

GBS 确切病因不明，临床和流行病学资料显示其可能与空肠弯曲菌感染有关，以腹泻为前驱症状的 GBS 患者空肠弯曲菌感染率高达 85%，常引起急性运动轴突性神经病。此外，GBS 还可能与巨细胞病毒、肺炎支原体、乙型肝炎病毒、HIV 感染相关。较多报告指出，白血病、淋巴瘤、器官移植后使用免疫抑制剂或患者有系统性红斑狼疮、桥本甲状腺炎等自身免疫病常合并GBS。GBS 主要病理改变为周围神经组织小血管周围淋巴细胞、巨噬细胞浸润，神经纤维脱髓鞘，严重时可继发轴突变性。

## 三、主要功能障碍

**1. 躯体运动障碍**　首发症状多为肢体对称性迟缓性肌无力，自远端向近端发展或自近端向远端加重，常由双下肢开始逐渐累及躯干肌和脑神经。严重病例可累及肋间肌和膈肌，导致呼吸麻痹，四肢腱反射减弱。

**2. 感觉功能障碍**　发病时患者多有肢体感觉异常，如烧灼感、麻木、刺痛和不适感，可先于或与运动症状同时出现。感觉缺失相对较轻，呈手套 – 袜套样分布。脑神经受累以双侧面神经麻痹最常见，其次为舌咽神经、迷走神经，其他脑神经麻痹较少见。部分患者以脑神经损害为首发临床表现。

**3. 自主神经功能障碍**　表现为皮肤潮红、出汗增多、心动过速、心律失常、体位性低血压及排尿、排便障碍等。

## 四、康复评定

**1. 躯体运动功能评定**　运动能力受损往往是 GBS 最早出现及最为突出的功能障碍，对 GBS 患者运动功能的评定除关节活动度测量、肢体周径测量外，肌肉力量的评定是重点，由于 GBS 引起的肌肉麻痹为一组肌群，采用 MRC 肌力分级标准（详见第二章第四节）。该评定仍将肌力划分为 0~5 级，但评定范围包括双侧的肩外展肌、肩屈肌、腕伸肌、髋屈肌、膝伸肌和背屈肌共 12 个部位，故评分范围为 0~60 分。

**2. 感觉功能评定**　GBS 患者可合并多种感觉异常，评定时应注意客观全面，评定内容包括浅感觉（触觉、痛觉、温觉）、深感觉（位置觉、运动觉、据派动觉）及复合感觉（两点辨别觉、图形觉、实体觉）等，具体方法详见第三章第四节。

**3. 整体功能状态评定** 吉兰-巴雷综合征残疾评分量表（GBS disability scale）是目前应用最为广泛的用于 GBS 整体功能评价的一种测量工具（表7-5-1）。该量表分为0~6级，对 GBS 起病后半年时功能结局有一定预测作用。此外，还可使用日常生活活动能力评分量表、疾病影响状况调查、功能综合评定量表等，对 GBS 患者整体功能进行评定。

表7-5-1 吉兰-巴雷综合征残疾评分量表

| 分级 | 评定标准 |
|------|----------|
| 0 | 健康 |
| 1 | 症状轻微，有跑动能力 |
| 2 | 无须帮助可行走 10 米，但无法跑动 |
| 3 | 在帮助情况下可步行 10 米 |
| 4 | 需坐轮椅或卧床 |
| 5 | 一日中部分时间需要呼吸机辅助呼吸 |
| 6 | 死亡 |

**4. 其他评定** 患者常并发疼痛、疲劳等症状，在康复护理中也应予以重视。疼痛可用视觉疼痛评分表（visual analogue scale，VAS）予以评估。疲劳则可采用疲劳程度量表（fatigue severity scale，FSS）进行评分，回答9个问题，表中"1""2""3""4""5""6""7"分别代表每个条目分数，然后把9个条目所得分数相加即为总得分。总分低于36分，表明你或许不会感受到疲劳。总分为36分或者高于36分，表明你需要医生做进一步的评估（表7-5-2）。

表7-5-2 疲劳程度量表（FSS）

| 条目 | 得分 |
|------|------|
| 1. 当我感到疲劳时，我就什么事都不想做了 | |
| 2. 锻炼让我感到疲劳 | |
| 3. 我很容易疲劳 | |
| 4. 疲劳影响我的体能 | |
| 5. 疲劳带来频繁的不适 | |

续表

| 条目 | | | | | | 得分 |
|---|---|---|---|---|---|---|
| 6. 疲劳使我不能保持体能 | | | | | | |
| 7. 疲劳影响我从事某些工作 | | | | | | |
| 8. 疲劳是最影响我活动能力的症状之一 | | | | | | |
| 9. 疲劳影响了我的工作、家庭、社会活动 | | | | | | |
| 1 | 2 | 3 | 4 | 5 | 6 | 7 |
| 非常不满意 | | | | | | 非常满意 |

## 五、康复治疗

由于 GBS 在病程的各个阶段呈现出不同症状表现与功能障碍，故 GBS 的康复治疗可大致分为早、中、晚三期予以实施。早期主要为改善呼吸功能、消除可能出现的疼痛，减轻肌肉萎缩，防止因卧床可能导致的坠积性肺炎、深静脉血栓、压力性损伤等并发症。中期主要是综合运用各种康复手段促进损伤神经的恢复与再生，同时通过康复训练逐渐恢复患者的基本活动能力。晚期则主要针对患者不能完全恢复的肢体，使用康复工程和各种矫形器具，最大限度地恢复患者日常生活活动能力与社会功能，同时注意心理康复。

### 1. 病因治疗

（1）血浆置换（plasma exchange，PE）：周围神经脱髓鞘时，由于体液免疫系统的作用，患者血液中存在与发病有关的抗体、补体及细胞因子等，采用血浆置换疗法可直接去除血浆中的致病因子，减轻临床症状，缩短使用呼吸机的时间，减少并发症。一般每次交换以 40 毫升 /kg 体重或 1~1.5 倍血浆容量计算，每周 2~4 次。

（2）免疫球蛋白：在出现呼吸麻痹前尽早应用大剂量的免疫球蛋白静脉滴注治疗，可获得与血浆置换治疗相接近的效果，且更安全。成人剂量为 0.4 g/（kg·d），连用 5 日。

（3）糖皮质激素：慢性 GBS 对激素仍有良好的反应。一般用地塞米松 10 毫克 / 日静脉滴注，7~10 日为 1 个疗程。

### 2. 辅助呼吸

呼吸麻痹是 GBS 的主要危险，呼吸麻痹的抢救是增加本病治愈率、降低病死率的关键。因此，应严密观察病情，对有呼吸困难者及时进行气管插管、气管切开和人工辅助呼吸。

**3. 其他治疗** 考虑有胃肠道空肠弯曲菌感染者，可用大环内酯类药物治疗。可选用 B 族维生素，如维生素 $B_1$、维生素 $B_{12}$、维生素 $B_6$ 等营养神经。病情稳定后可早期进行正规的神经功能康复锻炼，包括主动或被动运动、理疗、针灸及按摩等。

**4. 物理因子治疗** 合理选用各种物理刺激因子或生物反馈治疗，可以消除神经炎性水肿、延缓肌肉萎缩、促进神经功能恢复、缓解疼痛及预防各种并发症。如选用低频脉冲电刺激可迫使瘫痪肌肉被动收缩，经皮电神经刺激、调制中频干扰电流则可用于疼痛缓解，而早期应用超短波、微波和红外线等温热治疗不仅能有效预防各种并发症，还有利于促进神经炎性水肿的消除。

**5. 特殊功能训练**

（1）呼吸功能训练：GBS 诊断一经确立，患者即应在专业指导下开始呼吸功能训练，为在此后病程中可能出现的呼吸肌无力或瘫痪做准备。主要训练内容应包括：胸部扩张练习、呼吸肌群柔韧性训练、主动腹式呼吸、缩唇呼吸及躯体屈曲时呼气、伸展时吸气训练。同时应教会患者进行有效咳痰及配合体位排痰的方法。

（2）感觉训练：应根据患者不同感觉障碍类型提供相应的感知刺激机会，强度应遵循从小到大、逐渐适应的原则，训练顺序则先进行触觉训练，再逐步到振动觉、实体觉等复合感觉上来。对存在感觉过敏的患者可试用范围和强度两个方面的脱敏训练。

（3）其他：部分 GBS 患者可因颅神经受损出现吞咽、语言障碍，应根据实际的评定情况相应进行吞咽训练、语言训练等（方法详见本书相关章节）。

**6. 运动治疗**

（1）关节活动度训练：GBS 患者会于病程中出现长时间的运动能力下降或丧失，如无适时、规律的关节活动，则极易导致关节的肿胀、疼痛和活动度减少，严重则出现关节挛缩。起病后即应开始全关节活动范围各轴向的被动运动，但需注意动作轻柔，并从近端关节开始，同时强调正确的良肢位摆放和定期翻身。

（2）肌力训练：在 GBS 早期，应利用患者尚存的肌力进行康复训练，对受累肌肉进行被动运动，诱发主动肌力运动。此期患者呼吸储备功能尚未完全恢复，肌力相对低下，容易产生疲劳，对训练引起的过劳性无力特别敏感，并会引发心理问题，因此要特别注意运动处方的设计，严格按循序渐进的原则，由助力运动过渡到主动运动。当肢体肌力恢复到3~4级时则可开始进行抗阻练习，如开始等张、等长肌肉收缩训练等内容，以争取肌力的最大恢复。同时，还应加入对肢体协调性和平衡性的专门训练，但训练时仍应注意适量原则，根据患者肌力和耐受性逐步增加活动阻力。

**7. 作业治疗**　GBS患者作业治疗的目的，是帮助患者在日常生活的各个方面都恢复到其功能和独立的最高水平，提高生活质量，使其尽早回归家庭和社会。当患者主动活动能力增强时，应尽早开始日常生活能力训练，如翻身、坐起、进食、穿衣、如厕、使用轮椅等。通过这些作业训练不仅可以提高患者生活自理能力，还可增加身体两侧的协调性和整合性。

**8. 心理治疗**　GBS急性起病患者从生活完全自理的健康状态在数日内变成卧床不起的瘫痪状态，这种经历常导致患者存在多种心理问题，故对GBS患者应定期给予心理评估，并针对性地开展心理治疗。常用的治疗方法有支持性心理治疗、认知疗法、行为疗法、松弛训练、生物反馈疗法等。

**9. 器具及辅助装置**　GBS患者由于身体长时间的迟缓性瘫痪，易出现肌肉、肌腱和关节的挛缩变形。防止挛缩最好的方法是利用支具和矫形器，将关节固定于最有利于日常生活的功能位。康复机器人能模拟康复治疗师直接对患者进行康复训练，还可以对患者进行非常轻柔的关节被动活动，从而促进神经功能重建，帮助患者恢复运动能力，并具有安全、定量、有效、可重复等特点。

## 六、康复护理措施

**1. 躯体运动障碍护理**　尽早康复训练，指导协助肢体部位的主动运动和被动运动。

（1）主动运动：①根据患者情况选择进行单关节或多关节，单方向或多方向的运动，根据病情选择体位，如卧位、坐位、跪位、站位和悬挂位等。②在康复医师或治疗师指导下由患者自行完成所需的关节活动；必要时，治疗师的手可置于患者需要辅助或指导的部位。③主动运动时动作宜平稳、缓慢，尽可能达到最大幅度，以引起轻度疼痛为最大限度。④关节的各方向依次进行运动。⑤每一动作重复10~30次为1组，每日2组或3组。

（2）被动运动：①患者取舒适、放松体位，肢体充分放松。②按病情确定运动顺序。由近端到远端（如肩到肘，髋到膝）的顺序有利于瘫痪肌的恢复。诱发髋关节内收：适用于早期，取仰卧位，双髋、膝关节于屈曲位时，增加健侧内收运动的阻力，诱发髋关节内收。由远端到近端（如手到肘，足到膝）的顺序有利于促进肢体血液和淋巴回流。③固定肢体近端，托住肢体远端，避免替代运动。④动作缓慢、柔和、平稳、有节律，避免冲击性运动和暴力。⑤训练在无痛范围内进行，活动范围逐渐增加，以免损伤。⑥用于增大关节活动度的被动运动可出现酸痛或轻微的疼痛，但可耐受。不应引起肌肉明显的反射性痉挛或训练后持续疼痛。⑦从单关节开始，逐渐过渡到多关节；不仅有单方向的，也应有多方向被动活动。⑧患者感觉功能不正常时，应在有经验的康复治疗师指导下完成被动运动。⑨每一动作重复 10~30 次为1 组，每日 2 组或 3 组。

**2. 低效性呼吸形态护理**

（1）给氧：持续低流量给氧，并保持输氧管道的通畅和氧气的湿化。当患者动脉血氧饱和度下降时，应加大氧流量。

（2）保持呼吸道通畅：指导半坐卧位，鼓励患者深呼吸和有效咳嗽，协助翻身、拍背或体位引流，及时清除口、鼻腔和呼吸道分泌物，必要时吸痰。

（3）准备抢救用物：床头常规备吸引器、气管切开包及机械通气设备，以便随时抢救。

（4）病情监测：动态监测生命体征，观察吞咽情况、运动障碍和感觉障碍的程度和分布。给予心电监测，动态观察血压、脉搏、呼吸、动脉血氧饱和度及情绪变化。询问患者有无胸闷、气短、呼吸费力等症状，注意呼吸困难的程度和血气分析的指标改变。当患者烦躁不安时，应区分是否为早期缺氧的表现；当出现呼吸费力、出汗、口唇发绀等缺氧症状时，应立即报告医生；当肺活量降至正常的 25% ~30%，血氧饱和度降低，血气分析血氧分压低于 70 毫米汞柱时，一般应先行气管插管，如 1 日以上无好转，则行气管切开（用外面围有气囊的 Y 形气管套管），使用呼吸机辅助呼吸。

**3. 感觉障碍护理**　根据患者不同感觉障碍类型提供相应的感知训练，强度遵循从小到大、逐渐适应的原则，训练顺序则先进行触觉训练，再逐步到振动觉、实体觉等复合感觉上来。对存在感觉过敏的患者可使用范围和强度两个方面的脱敏训练，具体方法详见第三章第四节。

### 4. 二便功能障碍护理

（1）评估排尿、排便情况：患者早期常出现尿潴留，患者无膀胱充盈感，可出现充盈性尿失禁；进入恢复期后感觉障碍平面逐渐下降，膀胱容量开始缩小，尿液充盈到 300~400 毫升时即自动排尿，称反射性神经源性膀胱。护士应观察患者排尿的方式、次数、频率、时间、尿量与颜色，了解排尿是否困难，有无尿路刺激征，检查膀胱是否膨隆，区分是尿潴留还是充盈性尿失禁。

（2）预防压力性损伤：大小便失禁者容易导致尿床和骶尾部压力性损伤，应保持床单位整洁、干燥，勤换、勤洗，保护会阴部和臀部皮肤免受尿液、粪便刺激，必要时体外接尿或留置导尿管。

（3）留置尿管的护理：①严格无菌操作，定期更换尿管和无菌接尿袋，每天进行尿道口的清洗、消毒，防止逆行感染。②观察尿的颜色、性质与量，注意有无血尿、脓尿或结晶尿。③每 4 小时开放尿管 1 次，以训练膀胱充盈与收缩功能。④鼓励患者多喝水，每日 2 500~3 000 毫升，以稀释尿液，促进代谢产物的排泄。

### 5. 饮食护理

指导患者进食高蛋白、高维生素、高热量且易消化的软食，多食水果、蔬菜，补充足够的水分。对吞咽困难和气管切开、呼吸机辅助呼吸者，应及时插胃管，给予鼻饲流质，以保证机体足够的营养供给，维持水、电解质平衡。对留置胃管的患者，强调在进食时到进食后 30 分钟抬高床头，防止食物反流引起窒息和吸入性肺炎。

### 6. 预防并发症

重症 GBS 因为瘫痪、气管切开和机械通气，往往卧床时间较长，机体抵抗力低下，除容易发生肺部感染、压疮、营养失调外，还可导致下肢静脉血栓形成、肢体挛缩、肌肉失用性萎缩、便秘、尿潴留等并发症。护士应指导和协助患者翻身、拍背、活动肢体、按摩腹部，必要时穿弹力长袜、灌肠、导尿等。

### 7. 用药护理

护士应指导患者遵医嘱正确服药，告知药物的作用、不良反应、使用时间、方法及注意事项。如使用糖皮质激素治疗时可能出现应激性溃疡所致消化道出血，应观察有无胃部疼痛不适和柏油样大便等；留置鼻胃管的患者应定时回抽胃液，注意胃液的颜色、性质；使用免疫球蛋白治疗时常导致发热、面红，减慢输液速度可减轻症状；某些镇静安眠类药物可产生呼吸抑制，不能轻易使用，以免掩盖或加重病情。

### 七、康复护理指导

（1）指导患者及其家属了解本病的病因、进展、常见并发症及预后。GBS 恢复过程长，需要数周或数月，家属应理解和关心患者，督促患者坚持运动锻炼。

（2）帮助分析和去除对疾病治疗与康复不利的因素，避免诱因，增强体质和机体抵抗力，避免淋雨、受凉、疲劳和创伤，防止复发。

（3）康复指导加强肢体功能锻炼和日常生活活动训练，减少并发症，促进康复。肢体被动和主动运动均应保持关节的最大活动度；运动锻炼过程中应有家人陪同，防止跌倒、受伤。

（4）合理饮食、加强营养，多食瘦肉、鱼、豆制品、新鲜蔬菜、水果等高蛋白、高纤维素的食物，保持大便通畅。

（5）讲解该病的病情经过、预防知识，减轻患者的恐惧心理，稳定情绪。鼓励患者树立信心，保持健康心态。

（6）协助指导患者康复训练：加强肢体功能锻炼、日常生活活动能力训练、吞咽功能训练，长期卧床者协助其床上运动训练。逐渐增加活动量。

（7）教会患者 Bobath 握手法，做四肢各关节、各方向、全范围被动运动，每日 2 次，每次 30~40 分钟，配合理疗、按摩。

（8）抗阻运动每日 1~2 次，每次 30~40 分钟，逐渐加强站立训练、步行训练、上下楼梯等日常生活活动能力训练。

（9）教会患者及其家属监测生命体征的变化，注意观察吞咽、运动及感觉方面的病情发展，当患者出现咳嗽、咳痰、发热、呼吸困难、烦躁、胃部不适、腹痛、柏油样大便、肢体肿胀疼痛等症状时，应及时就诊。

## 第六节　运动神经元病

### 一、概述

运动神经元病（motor neuron disease，MND）是一系列以上、下运动神经元改变为突出表现的慢性进行性神经系统变性疾病。临床表现为上、下运动神经元损害的不同组合，特征表现为肌无力和萎缩、延髓麻痹及锥体束征。通常感觉系统不受累。多中年发病，病程为2~6年，亦有少数病程较长者。男性多于女性，男女患病比例为（1.2~2.5）：1。年发病率为（1.5~2.7）/10万，患病率为（2.7~7.4）/10万。

## 二、病因

运动神经元病病因尚不清楚，一般认为是随着年龄增长，由遗传易感个体暴露于不利环境所造成的，即遗传因素和环境因素共同导致了运动神经元病的发生。5%~10%的运动神经元病患者有家族史。

## 三、主要功能障碍

运动神经元病受累主要有两性：进行性脊肌萎缩和进行性延髓麻痹。临床表现为肌无力与肌萎缩、锥体束征的不同组合。损害仅限于脊髓前角细胞，表现为无力和萎缩而无锥体束征者，为进行性脊肌萎缩。

**1. 吞咽功能障碍** 肌萎缩侧索硬化（amyotrophic lateral sclerosis，ALS）为最多见的类型，常见首发症状为一侧或双侧手指活动笨拙、无力，随后出现手部小肌肉萎缩，以大、小鱼际肌及骨间肌、蚓肌为明显，双手可呈鹰爪形，逐渐延及前臂、上臂和肩脚带肌群。随着病程的延长，肌无力和萎缩扩展至躯干和颈部，最后累及面肌和咽喉肌。少数病例肌萎缩和无力从下肢或躯干肌开始。受累部位常有明显肌束动。舌肌常先受累，表现为舌肌萎缩、束颤和伸舌无力，随后出现腰、咽、喉、咀嚼肌萎缩无力，以致患者构音不清、吞咽困难、咀嚼无力。进行性延髓麻痹少见，主要表现为进行性发音不清、吞咽困难、饮水呛咳、咀嚼无力。舌肌明显萎缩，并有肌束颤动，唇肌、咽喉肌萎缩，咽反射消失。有时同时损害双侧皮质脑干束，出现强哭强笑、下颌反射亢进。

**2. 躯体功能障碍**

（1）患者出现进行性脊肌萎缩，双上肢远端肌肉萎缩、无力，也可单侧起病，累及双侧，逐渐波及前臂、上臂和肩部肌群。少数病例肌萎缩从下肢开始，受累肌肉萎缩明显，肌张力降低，可见肌束动，腱反射减弱。

（2）原发性侧索硬化发生后，患者首发症状为双下肢对称性僵硬、乏力，行走呈剪刀步态。缓慢进展，逐渐累及双上肢。四肢肌张力呈痉挛性增高，腱反射亢进，病理反射阳性，一般无肌萎缩和肌束颤动，感觉无障碍，括约肌功能不受累。

3. **心理障碍**　运动神经元病是慢性疾病，渐进影响患者运动功能和个人生活自理能力，病情容易反复，感冒和劳累后加重，但高级神经活动不受影响，所以患者一般心理负担过重，有悲观失望情绪，情绪变化无常，易发脾气。

## 四、康复评定

1. **日常生活活动能力评定**　评估患者目前的活动程度和休息方式，指导和协助患者进行日常生活的自理，鼓励其尽可能做力所能及的事情，鼓励和协助患者尽早下床活动，加强肢体功能锻炼。

2. **吞咽障碍评定**　评判标准参照洼田饮水试验。患者按习惯喝下 30 毫升温水，根据饮水结果进行分级。Ⅰ级，能不呛地一次喝下 30 毫升温水；Ⅱ级，分 2 次饮下，能不呛地饮下；Ⅲ级，能 1 次饮下，但有呛咳；Ⅳ级，分 2 次以上饮下，有呛咳；Ⅴ级，屡屡呛咳，难以全部咽下。同时根据分级认定治疗效果：基本痊愈—显著进步—进步—无变化—加重。

3. **肌张力评估**　主要是手法检查，首先观察并触摸受检肌肉在放松、静止状况下的紧张度，然后通过被动运动判断。

（1）正常肌张力：被动活动肢体时，没有阻力突然增高或降低的感觉。

（2）肌张力增高：肌腹紧张度增高。患者在肢体放松状态下，检查者以不同的速度对患者的关节做被动运动时，感觉有明显阻力，甚至很难进行被动运动。

（3）肌张力降低：检查者被动活动患者关节时，几乎感觉不到阻力；患者自己不能抬起肢体，检查者松手时，肢体即向重力方向下落；肌张力显著降低时，肌肉不能保持正常的外形和弹性，表现为松弛无力。

（4）肌张力障碍：肌肉张力紊乱，或高或低，无规律地交替出现。

## 五、康复治疗

1. **药物治疗**

（1）兴奋性氨基酸拮抗药：利鲁唑（2- 氨基 -6- 三氟甲氧基苯并噻唑）作为一种谷氨酸拮抗药，能延长肌萎缩侧索硬化患者的生存期，具有一定的安全性和有效性。

（2）神经营养治疗：促甲状腺素释放激素是一种肽类激素，由焦谷氨酸、组氨酸和脯氨酰胺组成，能促使腺垂体分泌促甲状腺激素，并影响甲状腺的分泌和大脑功能。采用促甲状腺素释放激素治疗运动神经元病患者，可使患者恢复部分肌力，缓解肢体强直症状，但其远期疗效并不理想。

（3）神经营养因子：神经营养因子是一类对神经元的发育、生存和凋亡均可起重要作用的蛋白质，主要包括神经生长因子、脑源性生长因子、神经营养因子 3、神经营养因子 4 等，这些蛋白质均是治疗神经损伤等疾病的潜在药物标靶。神经营养因子由靶细胞产生，通过轴突逆向转运至支配其神经元。神经元一旦失去神经营养因子的保护，则会死亡并引起临床症状。

（4）抗氧化剂：脊髓运动神经元中铜 / 锌超氧化物歧化酶、超氧化物歧化酶及过氧化氢酶的表达丰富，表明这些酶在该细胞群的神经保护途径中具有重要作用。

（5）参麦注射液：参麦注射液具有益气固脱、养阴生津、生脉的功效，可兴奋肾上腺皮质系统及增加网状内皮系统。

**2. 干细胞移植治疗**　造血干细胞是一类具有自我复制和多向分化潜能的原始细胞，具有再生各种组织器官和人体的潜在功能，被称为"万用细胞"。干细胞移植是现今治疗神经系统疾病的一门先进技术，通过将干细胞移植入神经系统内可以修复或代替损伤的神经细胞，执行正常神经功能。神经元病患者采取干细胞移植治疗，部分患者肌力有所改善。

**3. 中医治疗**　辨证论治是中医治疗疾病的重要手段。针灸治疗法根据"虚则补之，实则泻之"的辨证原则，通过补、泻、平补平泻等手法的配合运用，刺激体表穴位，并通过全身经络的传导，调整气血和脏腑功能，达到扶正祛邪、治病保健的目的。

## 六、康复护理措施

**1. 吞咽障碍的护理**　指导患者进行鼓腮、伸舌、噘嘴、龇牙、吹吸等面肌功能运动，可以改善面部表情和吞咽困难，协调发音。进食和饮水时保持坐位和半卧位，注意力集中，给予患者充足的时间和安静的进食环境，不催促、打扰患者进食。对于流涎过多的患者，可以使用吸管吸食流质饮食。对于咀嚼能力消化功能减退的患者，应给予易消化、易咀嚼的细软无刺激性软食或流食，少量多餐。对于咀嚼能力差和吞咽障碍者，应选用稀粥、面片、蒸蛋羹等精细制作的小块食物或黏稠、不易反流的食物，并做好相应护理，防止进食引起误吸、窒息或者吸入性肺炎。协助指导患者进行吞咽困难的相关康复训练。

**2. 躯体功能障碍护理**

（1）功能锻炼：早期鼓励患者坚持工作，注意劳逸结合，并进行简单的锻炼及日常活动。过于剧烈的运动及过度的物理治疗反而会加重病情。患者可以适当地做一些医疗体操、太极拳或保健气功，以增强体质。平时生活应让其尽量自理，但要注意安全。房间用具尽量简单，地面要防滑，盥洗间要设置扶手，便于患者借力。生活照顾不要过早给予，自我照顾本身就是一种主动运动，而运动尤其是主动运动，能有效地延缓肌肉萎缩无力，延缓关节僵硬造成的屈曲、伸展困难。随着病情的进展，患者的自主运动量不足时，则必须给予必要的被动运动及按摩，一般上午、下午各1小时，从上肢的远端开始，先活动手指关节，逐渐向上按摩肌肉，伸屈肘关节，旋转活动肩关节，鼓励患者做深而慢的有效胸式呼吸运动。在按摩下肢肌肉的同时，一定要被动活动踝关节，伸屈膝、髋关节，髋关节还要做内收外旋运动，按摩和运动的目的均是为了促进血液循环，增加神经、肌肉对营养物质的吸收和利用，有条件的可以配合进行针灸治疗。通过运动、按摩、针灸等物理刺激，还可以解除疲劳，暂时缓解局部的肌束震颤，使患者感觉舒适。

（2）肌力训练：按肌肉收缩形式可分为等长训练、等张训练及等速训练，主要是从主动运动、被动运动到抗阻运动。当肌力在3级以上时，应考虑采用抗阻力训练。

**3. 饮食护理** 疾病初期，不影响吞咽功能时，可进食高热量、高蛋白、高维生素及富含微量元素的易消化的普通饮食；疾病中期，讲话不清，吞咽稍困难时，可进食半固体食物，因为流质食物容易呛咳，而固体食物又难以下咽；半固体食物软、滑，不用费力咀嚼，容易下咽，不易呛咳，如浓稠的稀饭、麦片粥、细面。

**4. 心理护理** 运动神经元疾病病程长，会逐渐影响运动功能和生活自理能力，同时患者又伴有强烈的康复欲望，到处打听治疗药物和偏方，家属一定要理解患者的心情，要安慰和鼓励患者，尽量满足患者的合理要求，如外出就医、购药等。可以通过医生向患者介绍病情缓解后常年存活的病例，让患者了解现在医学的飞速发展，一定要让患者内心充满希望，树立战胜疾病的信心，保持乐观的生活态度，思想静闲而少贪欲，按时到医院复诊，听取医生的指导意见。患者心情舒畅，自身抵抗力就强，可以延缓病程的进展。

## 七、康复护理指导

（1）对于肢体无力、肌肉萎缩者，鼓励其白天增加床上、床旁活动，并辅以局部按摩、推拿、针灸等。

（2）指导患者及其家属共同参与活动计划的制订，根据训练结果，评估患者肌力情况，及时修订活动计划，以期达到最佳活动效果。

（3）告知患者进行适量运动，避免肌肉退化，也不应过度劳累，避免肌肉损伤。保证充足的睡眠，避免熬夜和过度劳累。

（4）对于具有吞咽功能障碍的患者，建议食用比较稠的食物，避免食用太过干燥或者粗糙的食物，容易引起呛咳甚至窒息。必要时吞咽困难者（即有流涎、进食时呛咳、下颌力弱、进食缓慢表现），可留置胃管，以保证营养物质的摄入。

（5）告知患者饮食要节制，不能过饥或过饱，在有规律、有节度的同时，各种营养要调配恰当，不能偏食。应多食富含高蛋白的食物，如鸡、鸭、鱼、瘦肉、豆腐、黄豆、鸡蛋，以及新鲜蔬菜、水果，注意食物的易消化性。戒烟酒，忌食生、冷、辛、辣等刺激性食物。运动神经元病患者以老年人居多，饮食选择上还应控制盐、脂肪和胆固醇的摄入。

# 第八章
# 发作性疾病

## 第一节 癫 痫

### 一、概述

癫痫（epilepsy）是一组由不同病因导致的脑部神经元高度同步化异常放电的临床综合征，以发作性、短暂性、重复性及刻板性为临床特点。因异常放电的位置不同及波及范围有差异，导致患者发作的形式多样。每次发作称为癫痫性发作，反复多次发作所引起的慢性神经系统病症则称为癫痫。癫痫是神经系统常见疾病，患病率约为7%。中国约有900万以上癫痫患者，每年新发患者35/10万左右，由此推算我国每年新患40余万例。全球癫痫患者超过5 000万。癫痫可见于各年龄组，青少年和老年是发病的两个高峰阶段。妊娠期癫痫可导致妊毒血症或流产、早产、胎儿畸形；儿童期癫痫可影响患儿身心健康和智力发育；老年人癫痫可引起跌倒和骨折。由于可能发生猝死和意外死亡，癫痫也是一种潜在的致死性疾病。

### 二、病因

神经系统疾病引起的症状性癫痫，又称继发性癫痫，是由各种明确的中枢神经系统结构损伤或功能异常引起。如颅脑产伤、脑炎和脑膜炎、脑血管病、脑外伤、脑肿瘤、脑寄生虫病、蛛网膜下隙出血等脑部损害或尿毒症、肝性脑病、大出血、阿－斯综合征、一氧化碳中毒等全身性疾病。脑内最重要的兴奋性递质为谷氨酸和天门冬氨酸，其作用是使钠离子和钙离子进入神经元，发作前，病灶中这两种递质显著增加。不同类型癫痫的发作机制可能与异常放电的传播有关：异常放电被局限于某一脑区，表现为局灶性发作；

异常放电波及双侧脑部，则出现全面性癫痫；异常放电在边缘系统扩散，引起复杂部分性发作；异常放电传至丘脑神经元被抑制，则出现失神发作。

### 三、主要功能障碍

1. **认知功能障碍**　癫痫患者会出现记忆障碍、感知受损、注意力下降、抽象概括、思维推理、计划判断、计算能力、词汇表达能力减退。

2. **心理障碍**　多表现为焦虑、抑郁和其他情绪改变，如癫痫人格、分裂症样精神病、神经症、智能衰退等。

3. **气体交换障碍**　癫痫发作时意识丧失、喉痉挛、口腔和气道分泌物增多，有窒息的危险。

4. **日常生活活动能力及生存质量障碍**　记忆力下降，思考问题偏激，易激惹，入睡困难，食欲减退，月经紊乱，尿频，夜尿多，体重减轻，以上症状会严重影响生活质量。

### 四、康复评定

1. **认知功能评定**　包括记忆功能的评定、注意力的评定、执行功能的评定，常用简易精神状态检查量表（详见第二章第十节）进行筛查，应用范围广，还常采用蒙特利尔认知评估量表（MOCA）。

2. **心理障碍的康复评定**　采用汉密尔顿焦虑量表及汉密尔顿抑郁量表。

3. **与癫痫患者生活质量有关的主要因素**

（1）身体功能状况（日常活动、总体健康、癫痫发作、药物及药物副作用等）。

（2）心理因素（对癫痫的认识，情绪焦虑、抑郁）。

（3）社会因素（与家庭、朋友等的人际关系）。

（4）环境因素（地理环境、工作满意程度、交通、社会关怀）和独立程度。

4. **癫痫患者生活质量评估**　采用癫痫患者生活质量评定量表（QOLIE-31）。

5. **神经电生理检查**　由于癫痫发作的病理生理基础为大脑神经的异常放电，因此脑电图（EEG）是癫痫患者最主要的辅助检查。EEG发现的癫痫样放电，在临床资料提示癫痫的情况下，支持癫痫的诊断；它能够较好地反映异常放电的起源和传播，有助于癫痫发作类型和癫痫综合征类型的诊断。

### 五、康复治疗

1.**病因治疗**　有明确病因者首先进行病因治疗，如手术切除颅内肿瘤、药物治疗寄生虫感染，纠正低血糖、低血钙等。

2.**发作时治疗**　立即让患者就地平卧，保持呼吸道通畅，吸氧；防止外伤及其他并发症；应用地西泮或苯妥英钠预防再次发作。

3.**发作间歇期治疗**　服用抗癫痫药物，目前癫痫的治疗方法仍然以药物为主。

（1）药物治疗原则：

1）确定是否用药：半年内发作2次以上者，一经诊断即应用药。首次发作或间隔半年以上发作1次者，告知药物的不良反应和不经治疗可能发生的后果，根据患者和其家属的意愿，酌情选用或不用药。

2）正确选择药物：根据癫痫发作类型和药物不良反应情况选择药物。

3）尽可能单药治疗，且从小剂量开始，缓慢增量至能最大限度控制癫痫发作而无不良反应或不良反应很轻的最低有效剂量。

4）合理联合用药：对于在两种单药治疗后仍不能控制发作的患者，需要考虑联合用药，但应尽可能减少不良反应的发生。

5）长期规律用药：控制发作后必须坚持长期服药，不宜随意减量或停药。一般全面强直－阵挛性发作、强直性发作、阵挛性发作完全控制4~5年后，失神发作停止半年后可考虑停药，且停药前应有缓慢的减量过程，1~1.5年以上无发作者方可停药。

（2）常用抗癫痫药物：包括卡马西平、苯妥英钠、托吡酯、拉莫三嗪、加巴喷丁等。强直性发作、部分性发作和部分性发作继发全面性发作首选卡马西平；全面强直－阵挛发作、典型失神、肌阵挛发作、阵挛性发作首选丙戊酸。拉莫三嗪、非尔氨酯、托吡酯和加巴喷丁等，可单一剂量用于难治性癫痫，或与传统抗癫痫药物联合应用等。

4.**癫痫持续状态的治疗**　治疗目标为保持稳定的生命体征和进行心肺功能支持，终止持续状态的癫痫发作，减少发作对脑部的损害，寻找并尽可能去除病因和诱因。处理并发症、迅速控制发作是治疗的关键，否则可危及生命。

（1）控制发作：①首选地西泮10~20毫克，以不超过2毫克/分的速度静脉滴注，复发者可在 30 分钟内重复应用，或予以地西泮 60~100 毫克溶于 5% 葡萄糖盐水中，于 12 小时内缓慢静脉滴注。

（2）病因治疗：对于选择治疗、判断预后有帮助，明确病因后，采取相应的治疗措施。

**5. 手术治疗**　癫痫外科治疗主要是针对难治性癫痫人群，采用外科手术的方法，以改善或者控制癫痫发作为目的的干预手段。适应证主要有以下四个方面：药物难治性癫痫、继发性癫痫、灾难性癫痫及特殊类型的癫痫综合征。

**6. 康复治疗**

（1）认知行为疗法：改变癫痫患者思维和行为来改变不良认知，消除不良情绪和行为。

（2）认知训练：重点在注意力、记忆力、执行能力三方面进行训练，职业训练中可以选取插花、养花、花艺训练。

（3）音乐运动疗法：综合应用音乐疗法与运动疗法两种治疗手段，对患者心理及生理可以起到良好的调节作用。

（4）重复低频经颅磁刺激：降低皮层兴奋性，抑制皮质神经元的异常放电。

（5）针刺：穴位可选取外关、足临泣、风池、大椎、本神、神庭、四神聪、人中、丰隆、膻中、鸠尾。

（6）社会康复：与患者及其家属建立起良好的沟通。

## 六、康复护理措施

**1. 气体交换障碍护理**

（1）保持呼吸道通畅：置患者于头低侧卧位或平卧位头偏向一侧，松开领带和衣扣，解开腰带；取下活动性义齿，及时清除口腔和鼻腔分泌物；必要时备好床旁吸引器和气管插管或气管切开包。

（2）病情观察：密切观察生命体征及意识、瞳孔变化，注意发作过程中有无心率增快、血压升高、呼吸减慢或暂停、瞳孔散大、牙关紧闭、大小便失禁等；观察并记录发作的类型、发作频率与发作起始和持续时间；观察发作停止后患者意识完全恢复的时间，有无头痛、疲乏及行为异常。

**2. 损伤护理**

（1）发作期安全护理：告知患者有前驱症状时立即平卧，采取保护措施，避免出现意外受伤；活动状态时发作，陪伴者应立即将患者缓慢置于平卧位，防止外伤，切忌用力按压患者抽搐的肢体，以防骨折和脱臼；用棉垫或软垫对跌倒时易擦伤的关节加以保护；癫痫持续状态、极度躁动或发作停止后意识恢复过程中有短时躁动的患者，应由专人守护，加保护性床挡，必要时用约束带适当予以保护性约束。遵医嘱缓慢静脉注射地西泮，快速静脉滴注甘露醇，注意观察用药效果和有无出现呼吸抑制、肾脏损害等不良反应。

（2）发作间歇期安全护理：给患者创造安全、安静的休养环境，保持室内光线柔和、无刺激；床两侧均安装带床挡套的床挡；床旁桌上不放置热水瓶、玻璃杯等危险物品。对于有癫痫发作史并有外伤史的患者，在病室内显著位置放置"谨防跌倒、小心舌咬伤"的警示牌，随时提醒患者、家属及医护人员做好防止发生意外的准备。

3. **用药护理** 向患者和其家属强调遵医嘱长期甚至终身用药的重要性，告知患者和其家属少服或漏服药物等不遵守药物治疗原则是导致癫痫发作、成为难治性癫痫或发生癫痫持续状态的最重要的原因。

4. **潜在并发症护理** ①脑水肿（详见第十章第三节）。②酸中毒：监测呼吸频率、深度和呼吸肌运动情况以评估呼吸困难的程度，定期监测生命体征、动脉血气分析、血清电解质等，促进排痰，控制感染，扩张小支气管；协助医师进行气管插管或气管切开，并做好相应护理；给予低流量持续给氧，注意浓度不宜过高，以免减弱呼吸中枢对缺氧的敏感性而导致呼吸抑制。③水、电解质紊乱：采取有效治疗和预防癫痫措施，密切监测紊乱的电解质数值，确定是补充电解质，还是要促进电解质的排出。另外在特定的电解质紊乱中，例如对低钾血症或者高钾血症的患者，还要进行心电监护，密切监测心律失常的发生。一旦出现心律失常，需要及时给予相应的治疗，甚至进行心肺复苏。给电解质紊乱的患者补液的同时，要注意记录出入量，保证出入量的平衡。

5. **心理护理** 癫痫患者需要坚持数年不间断地正确服药，部分患者需终身服药，一次少服或漏服可能导致癫痫发作，甚至成为难治性癫痫和发生癫痫持续状态。抗癫痫药物均有不同程度的不良反应，长期用药加之疾病的反复发作，为患者带来沉重的精神负担，易产生紧张、焦虑、抑郁、淡漠、易怒等不良心理问题。护士应仔细观察患者的心理反应，关心、理解、尊重患者，鼓励患者表达自己的心理感受，指导患者面对现实，采取积极的应对方

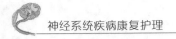

式，配合长期药物治疗。

### 七、康复护理指导

（1）向患者及其家属介绍疾病及其治疗的相关知识和自我护理的方法。患者应充分休息，环境安静适宜，养成良好的生活习惯，注意劳逸结合。

（2）指导患者进食清淡饮食，少量多餐，避免辛辣刺激性食物，戒烟酒。

（3）告知患者避免劳累、睡眠不足、饥饿、饮酒、便秘、情绪激动、妊娠与分娩、强烈的声光刺激、惊吓、心算、阅读、书写、下棋、外耳道刺激、长时间看电视、洗浴等诱发因素。

（4）告知患者遵医嘱坚持长期、规律用药，切忌突然停药、减药、漏服药及自行换药，尤其应防止在服药控制发作后不久自行停药。如药物减量后病情有反复或加重的迹象，应尽快就诊。

（5）告知患者坚持定期复查，首次服药后 5~7 日查抗癫痫药物的血药浓度、肝肾功能和血尿常规，用药后还需每月检测血尿常规，每季度检测肝肾功能持续半年，以动态观察抗癫痫药物的血药浓度和药物不良反应。抗癫痫药物多数为碱性，饭后服药可减轻胃肠道反应，较大剂量于睡前服用可减少白天镇静作用。当患者癫痫发作频繁或症状控制不理想，或出现发热、皮疹时应及时就诊。

（6）安全与婚育：告知患者外出时随身携带写有姓名、年龄、所患疾病、住址、家人联系方式的信息卡。在病情未得到良好控制时，室外活动或外出就诊时应有家属陪伴，佩戴安全帽。患者不应从事攀高、游泳、驾驶等在发作时有可能危及自身和他人生命安全的工作。特发性癫痫且有家族史的女性患者，婚后不宜生育。双方均有癫痫，或一方有癫痫、另一方有家族史者不宜结婚。

# 第二节　头　痛

## 一、概述

头痛（headache）为临床常见的症状，通常指局限于头颅上半部，包括眉弓、耳轮上缘和枕外隆凸连线以上部位的疼痛。各种原因刺激颅内外的疼痛敏感结构都可引起头痛。颅内的血管、神经和脑膜，以及颅外的骨膜、血管、头皮、颈肌、韧带等，均属头痛的敏感结构。这些敏感结构受挤压、牵拉、移位、炎症、血管的扩张与痉挛、肌肉的紧张性收缩等，均可引起头痛。

## 二、病因

头痛发作主要是由于颅内、外痛敏结构内的痛觉感受器受到刺激，经痛觉传导通路传导到达大脑皮质而引起。常见神经系统疾病导致的头痛类型如下。

**1. 偏头痛**　是临床常见的原发性头痛，主要是由颅内外血管收缩与舒张功能障碍引起，其特征为发作性、多为偏侧、中重度、搏动样头痛，一般持续 4~72 小时，可伴恶心、呕吐，声、光刺激或日常活动均可加重头痛，安静休息、睡眠后或服用止痛药物后头痛可缓解，但常反复发作，多有偏头痛家族史。

**2. 丛集性头痛**　是一种原发性神经血管性头痛，表现为一侧眼眶周围发作性剧烈疼痛，有反复密集发作的特点，伴有同侧眼结膜充血、流泪、瞳孔缩小、眼睑下垂以及头面部出汗等自主神经症状，常在一天内固定时间发作，可持续数周至数月。

**3. 紧张性头痛**　亦称神经性或精神性头痛，多表现为双侧枕部或全头部紧缩性或压迫性的持续性闷痛、胀痛，常伴有心悸、失眠、多梦、多虑、紧张等症状。约占头痛患者的 40%，是临床常见的慢性头痛。

**4. 高颅压性头痛**　颅内肿瘤、血肿、脓肿、囊肿等占位性病变可使颅内压力增高，刺激、挤压颅内血管、神经及脑膜等疼痛敏感结构而出现头痛。头痛常为持续性的整个头部胀痛，阵发性加剧，伴有喷射状呕吐及视力障碍。

**5. 低颅压性头痛**　是脑脊液压力降低（< 60 mmH$_2$O）导致的头痛，以双侧枕部或额部多见，也可为颞部或全头痛，但很少为单侧头痛，呈轻至中度钝痛或搏动样疼痛；多为体位性，患者常在直立 15~30 分钟内出现头痛或头痛明显加剧，卧位后头痛缓解或消失。

## 三、主要功能障碍

**1. 疼痛**　颅内外头痛敏感结构受挤压、牵拉、移位、炎症、血管的扩张与痉挛、肌肉的紧张性收缩等引起头痛。

**2. 睡眠形态紊乱**　由于头痛引起睡眠规律改变。

3. **焦虑**　长期反复发作的头痛，患者可能出现焦虑、紧张心理。

## 四、康复评定

1. **疼痛评估**　常采用数字疼痛评分法（NRS），即将疼痛的程度用 0 到 10 共 11 个数字表示，0 表示无痛，10 代表最痛，患者根据自身疼痛程度在 11 个数字中挑选一个数字代表。临床还常采用视觉模拟评分法（VAS）、口描述评分法（VRS）、麦吉尔疼痛调查表（MOQ）等。

2. **精神障碍评定**　采用汉密尔顿抑郁量表（详见第二章第十二节）。

3. **匹兹堡睡眠质量指数（PSQI）**　既适用于睡眠障碍患者、精神障碍患者评价睡眠质量，也适用于一般人睡眠质量的评估。量表由 9 道题组成，前 4 题为填空题，后 5 题为选择题。总分范围为 0~21 分，得分越高，表示睡眠质量越差。

## 五、康复治疗

头痛多采用对症治疗，根据患者的具体情况，给予综合性的治疗。

1. **药物治疗**　①非甾体类抗炎药物，如戴芬、布洛芬、吲哚美辛和萘普生等，这类药物使用越早疗效越好。②麦角碱类药物，如酒石酸麦角碱，多用于严重偏头痛发作期重症患者治疗。③曲普坦类药物，舒马曲普坦为选择性 5-HTIB/ID 受体激动剂，能有效缓解发作。④其他药物，如苯噻啶、普萘洛尔、抗癫痫药、镇静剂、抗抑郁焦虑药物等。

2. **物理因子治疗**　在各种头痛的康复中发挥着重要的作用。方法包括超短波、低频脉冲电疗法、中频电疗法、生物反馈治疗、磁热疗法、静电疗法等。目前一些新的治疗方法，如经颅直流电、经颅磁刺激脑血管超声治疗头痛也在临床研究中。

3. **射频镇痛**　采用 CT 引导下行颈椎神经射频镇痛术治疗。

4. **中医治疗**　采用中药治疗，以及针灸合谷、丰隆、太溪、外关、风池、太阳及四神聪等穴位治疗。

## 六、康复护理措施

1. **疼痛护理**

（1）避免诱因：告知患者避免可能诱发或加重头痛的因素，如焦虑、精神紧张、进食奶酪和腌制品等含酪胺和亚硝酸盐的食物，以及饮酒、月经来潮、用力性动作、强光刺激、避孕药、血管扩张药及频繁使用止痛药物等。

（2）缓解疼痛：教会并协助患者及其家属采取缓解疼痛的非药物治疗方法，如缓慢深呼吸、听轻音乐、引导式想象、冷热敷、理疗、按摩和指压止痛法等。

（3）用药护理：遵医嘱应用镇痛药物，告知患者和其家属所用药物的常见不良反应及药物依赖性和成瘾性的特点，指导患者正确用药。

**2. 睡眠形态紊乱护理**　保持患者睡眠环境安静，避免大声喧哗；睡眠时关闭门窗，拉上窗帘，保持病室内温度适宜，盖被舒适；规律时间休息，集中安排好护理活动，尽量减少对患者睡眠的干扰；采取促进睡眠的措施，如睡前减少活动量，避免喝咖啡或浓茶水，热水泡脚或洗热水澡，可以做背部按摩，给予止痛措施和舒适的体位，听轻柔的音乐或读娱乐性的读物，指导患者使用放松技术，如缓慢深呼吸、全身肌肉放松疗法等；遵医嘱给镇静催眠药，并评价效果。

**3. 焦虑护理**　要理解、同情患者的痛苦，耐心解释，适当诱导，解除其思想顾虑，训练身心放松，鼓励患者树立信心，积极配合治疗。

## 七、康复护理指导

（1）告知患者及其家属疾病的相关病因，应避免常见诱因。

（2）指导患者建立健康的生活方式，适度运动，劳逸结合，保持情绪稳定和充足睡眠。

（3）合理饮食，避免饮食过量或饥饿，忌摄入可诱发头痛发作的食物和药物。

（4）注意气候变化，避免闪电、强光、噪声等刺激。女性患者在月经前或月经期，应特别注意避免情绪紧张，以减少发作。

（5）告知患者负面情绪对疾病的不利影响，指导患者正确认识疾病并鼓励患者积极配合治疗，鼓励社会支持系统对患者提供情感支持。

（6）告知患者及其家属出现黑蒙、亮点等先兆症状时不要紧张，应卧床休息并保持安静。

（7）头痛严重者应及时就诊或遵医嘱服用止痛药物。向患者详细解释所用药物的名称、剂量和使用方法，强调不能自行加大药物剂量和长期用药，防止造成药物依赖。

# 第九章
# 脑性瘫痪

## 一、概述

脑性瘫痪（cerebral palsy，CP）简称脑瘫，是自受孕开始至婴儿期非进行性脑损伤和发育缺陷所导致的综合征。脑瘫的最主要致病因素是从受孕开始至婴儿期各种原因所致脑损伤。主要表现为运动障碍及姿势异常，可伴有不同程度的智力障碍、言语障碍、视听觉障碍、感知觉障碍、癫痫及心理行为异常。

脑瘫按临床表现分为六型，即痉挛型、不随意运动型、强直型、共济失调型、肌张力低下型和混合型。按瘫痪部位分为单瘫、双瘫、三肢瘫、偏瘫和四肢瘫。根据病情严重程度分为轻、中、重度。

## 二、病因

### 1. 出生前因素

（1）母体因素：母亲妊娠期大量吸烟、饮酒、用药；妊娠中毒症、外伤、妊娠期感染、先兆流产；母亲智力落后、母体营养障碍、重度贫血、风湿病、糖尿病等。

（2）遗传因素：近年来研究认为，遗传因素对脑瘫的影响很重要。

### 2. 围生期因素　早产儿、低体重儿、产程过长或急产、臀位分娩、双胎或多胎、窒息、胎位异常、脐带过短、产伤等。

### 3. 出生后因素　新生儿期惊厥、新生儿呼吸窘迫综合征、吸入性肺炎、败血症、缺血氧性脑病、婴幼儿期的脑部感染等。

## 三、主要功能障碍

### 1. 运动功能障碍及姿势异常　脑瘫患儿的运动发育一般不能达到同龄正

常儿的发育水平，并具有异常的运动模式及异常姿势。

（1）痉挛型：此型在脑瘫患儿中最常见，占60%~70%。主要病变在锥体束，临床以肌张力明显增高、运动发育迟缓和肢体痉挛为特征。常出现上肢屈曲、内收与内旋，腕关节屈曲，拇指内收。下肢出现髋关节屈曲。膝关节屈曲、内旋，尖足。双下肢内收、内旋、交叉，步行时出现剪刀步态。躯干前屈，坐位呈拱背坐与W状坐位。痉挛症状常在患儿用力、激动时加重，安静入睡时减轻。被动伸展关节时，有折刀样感觉，呈折刀征。由于下肢关节痉挛，自主运动十分困难，严重者出现肌腱痉挛，关节畸形。

（2）不随意运动型：曾被称为手足徐动型，此型脑瘫患儿占20%~25%。其病理损害部位为基底核，主要特征为肢体的不随意动作。这种不随意动作在紧张兴奋时增多，安静时消失。患儿颜面肌肉、发音和构音器官也受累，因此常伴有表情奇特，挤眉弄眼，或哭或笑，流涎、咀嚼吞咽困难，语言障碍。头部控制能力差，患儿斜颈，颈部有不随意动作，动作不协调，通常累及全身。此型特点以不自主、无意识动作为主要症状。

（3）强直型：此型占脑瘫患儿的5%左右。主要表现为锥体外系损伤症状。由于全身肌张力显著增高，身体异常僵硬，使患儿四肢被动运动时，检查者可感觉其主动肌和拮抗肌有持续的阻力，四肢肌张力呈铅管状或齿轮状增高，尤其在缓慢运动时的抵抗最大。患儿可出现扭转痉挛或强直，肢体无随意运动。腱反射正常，睡眠时肌肉的强直症状消失，常伴有严重智能障碍。

（4）共济失调型：此型较少见，占发病患儿的5%左右。主要病变在小脑。表现为平衡失调，肌张力大多低于正常，位置觉与平衡觉丧失。步态不稳，如酒后的醉酒步态，不协调性运动和辨距障碍。智力以正常者为多，无痉挛，病理反射阳性，可伴有眼球震颤、言语障碍等。

（5）肌张力低下型：此型患儿肌张力显著降低，呈软瘫状。肌肉松软无力，自主动作极少。仰卧时，四肢均外展、外旋，头部偏向一侧，似仰翻的青蛙。俯卧时不能抬头，四肢不能支撑，腹部贴床。由于肌张力低下，易发生吮吸和吞咽运动困难。另外，此类患儿呼吸运动比较浅，咳嗽无力，易发生呼吸道堵塞。肌张力低下型是脑瘫的暂时阶段，一般在2~3岁后大多转变为其他类型，如不随意运动型和痉挛型。

（6）混合型：上述两种或两种以上类型的症状、体征同时出现在一个患儿身上，称之为混合型。多见于痉挛型与不随意运动型混合。

2. **语言障碍**　脑瘫患儿中 1/3~2/3 有不同程度的语言障碍。表现为语言发育迟缓，发音困难，构音不清，不能成句说话，不能正确表达，有的患儿完全失语。不随意运动型脑瘫患儿更易伴有语言障碍。

3. **智力障碍**　脑瘫伴有智力低下的约占 1/3。不同病型的脑瘫患儿合并智力低下的发生率不同，痉挛型脑瘫侵害大脑皮质，其智力方面较不随意型脑瘫易受损，所以智力稍差于不随意型脑瘫。强直型、共济失调型、混合型脑瘫，其智力程度要更低于前两型脑瘫患儿，部分患儿伴有不同程度的智力障碍，其中痉挛型四肢瘫痪及强直型脑瘫患儿智力常更差。

4. **视觉障碍**　约半数以上患儿伴视觉障碍，多为视网膜发育不良或枕叶大脑皮质及视神经核变性，传导路性损伤。主要表现为内、外斜视，视神经萎缩，动眼神经麻痹，眼球震颤及皮质盲。

5. **听觉障碍**　多为核黄疸引起，部分患儿听力减退甚至全聋，以不随意运动型患儿最为常见。

6. **感觉和认知功能障碍**　脑瘫患儿常有触觉、位置觉、实体觉、两点辨别觉缺失。患儿常常无法正确辨认一些简单的几何图形，对各种颜色的辨认力也很差，其认知功能缺陷较为突出。

7. **癫痫发作**　脑瘫患儿中伴随癫痫发作的并不少见，以痉挛性四肢瘫、偏瘫、单肢瘫和伴有智力低下者更为多见。临床发作类型以全身性阵挛发作、部分发作、继发性大发作为多。

8. **情绪、行为障碍**　患儿表现为好哭、任性、固执、孤僻、脾气古怪、易于激动、情绪不稳定、注意力分散等。

9. **其他**　多数患儿生长发育落后，营养不良，且免疫力低下，易患呼吸道感染等病。

## 四、康复评定

1. **躯体运动功能评定**　如肌力、肌张力、关节活动度、原始反射或姿势性反射、平衡反应、协调能力、站立和步行能力（步态）等。

2. **言语功能评定**　主要是通过交流、观察或使用通用的量表，评估患者有无言语功能障碍。

3. **感知觉功能评定**　脑性瘫痪患儿多伴有感觉异常及知觉缺损，尤其是痉挛型脑瘫患儿表现更为明显。可通过温、触、压觉的检查来确定障碍情况，也可通过询问家长，得知患儿是否不喜欢他人抚摸与拥抱，是否对各种感觉反应不灵敏等。

**4. 日常生活活动能力评定** 日常生活活动包括运动、自理、交流及家务活动等。运动方面有床上运动，轮椅上运动和转移，室内或室外行走，公共或私人交通工具的使用。自理方面有更衣、进食、如厕、洗漱、修饰等。交流方面有打电话、阅读、书写、使用电脑、识别环境标志等，家务劳动方面有购物、备餐、洗衣、使用家具及环境控制器（电源开关、水龙头、钥匙等）。日常生活活动能力评估，对确定患儿能否独立及独立的程度、判定预后、制订和修订治疗计划，判定治疗效果、安排返家都十分重要。

**5. 心理社会评定**

（1）评估患儿家长对患儿患病的反应、采取的态度和认识程度，以及家庭和社会支持系统情况，家长的情绪和反应会影响患儿，使患儿处于紧张、消沉、不安的环境中。

（2）对不伴有智力障碍的年长儿，评估其对患病的反应和接受程度：由于中枢性运动障碍，患儿的恐惧心理和不安定感很强，害怕摔倒，不敢走路。患儿情绪不稳定，易激动，个性固执、孤僻、有自卑感，常伴有学习和社交困难。

## 五、康复治疗

**1. 药物治疗** ①脑神经营养药。②痉挛性脑瘫采用肌肉松弛剂。③合并癫痫患儿治疗主要采用抗癫痫药物。④应用肉毒杆菌毒素可以缓解肌肉痉挛，使脑瘫患儿的畸形得到改善，为康复训练创造有利条件，成为一种治疗脑瘫患儿痉挛性运动障碍的新方法。

**2. 手术治疗** 其目的是矫正畸形和挛缩，重建肢体的运动功能，为日后的生活自理奠定基础。

（1）选择性脊神经后根切断术：是整体解除痉挛的手术。

（2）矫形手术：是对肢体局部畸形的矫正，包括以下类型。①肌肉、肌腱切断手术。②肌腱延长术，如跟腱延长术、腓肠肌肌腱延长术等。

**3. 康复治疗** ①早期发现、早期干预。②综合性康复，全面康复。③与日常生活相结合。④积极推进小儿脑瘫的社区康复。

## 六、康复护理措施

### 1. 躯体运动功能障碍护理

（1）头部控制训练：使患儿行被动坐位，后背和操作者的胸腹部紧靠；为了防范患儿头部后仰或者倒下，家长需用一只手将患儿的两手控制于胸前位置，另一只手确保患儿的头部处在正中部位。

（2）坐位训练：将患儿的双腿分开，于操作者的膝上跨坐，操作者一只手将患儿扶稳，另一只手按住患儿的躯干下部，然后针对躯干垂直面进行直立位训练，使患儿自己主动坐下；如果患儿存在全身肌张力偏低的情况，可坐在小桌子上，操作者在患儿正前方位置，在患儿坐下的过程中，对患儿的坐姿进行矫正；如果患儿的肌张力偏高，家长需为患儿提供背后支撑，尽可能地前屈髋关节；如果膝关节同时屈曲，那么家长的双手需从患儿的腋下伸出，然后对患儿的膝关节进行按压，确保患儿的双下肢得到有效伸直，从而确保患儿坐位的正确、舒适。

（3）爬行训练：操作者于患儿的身后正中位置双膝跪下，利用双手托稳患儿的骨盆，逐步朝前推动患儿的下肢，以起到指导患儿进行爬行练习的作用。

（4）睡眠良肢位：脑瘫患儿最佳的睡眠体位是侧卧位，这样患儿比较容易将双手放在身体前面，有利于伸展肘关节和促进上肢运动的发展，并抑制角弓反张及头部、躯干和四肢的非对称姿势。

（5）抱姿指导：对于痉挛型脑瘫患儿，应先将患儿屈曲，把患儿双腿先分开，再弯起来，或者患儿双手分开，头略微下垂，也可让患儿把头枕于抱者肩上。不随意运动型患儿的被抱肢位与痉挛型患儿有很大不同。主要区别为：当将患儿抱起时，患儿的双手不再是分开，而是合在一起的，双侧腿靠拢，关节屈曲，尽量接近胸部，使其维持好这一肢位后，把患儿抱在胸前，也可抱在身体的一侧。弛缓型脑瘫患儿，身体像"软面条"一样无力，当抱这类患儿时，除了帮助其把双腿蜷起，头微微下垂外，最重要的是给患儿一个很好的依靠；另一种方法是护理者把手从患儿的左腋下穿过，手掌托住其右臀部。

### 2. 语言障碍的康复护理

（1）维持患儿头的正中位置，在面对患儿眼睛的高度与其交谈。利用各种机会跟其说话。

（2）为了树立患儿学说话的信心，要鼓励患儿发声，当患儿发声时要立刻答应并与其对话，即使还说不成句，也应点头示意，同时予以表扬及鼓励。语言训练是一项长期而艰苦的工作，需要极大的耐心与持之以恒。

**3. 感觉障碍的护理**　利用视、听、触摸，被动输入感觉，使患儿产生对人和物的有意注意，激起其探究反射和抓物意识的形成。可利用玩具在婴儿耳后 10~15 厘米处轻摇 4~5 下，并选用色彩鲜艳或对比色明显的电动玩具，在患儿眼睛 30 厘米处水平缓慢移动，训练其追视物体或让患儿注意玩具。做触觉输入时，应由细软过渡到粗硬刺激（如绒类玩具、毛巾、棉布、皮球、算珠、方格板等），以防患儿过于敏感。

**4. 日常生活活动能力障碍护理**　日常生活活动能力训练是脑瘫康复治疗中重要的组成部分，包括以下训练。

（1）进食训练：对于咀嚼、吞咽困难的患儿，将食物喂到患儿口内时，要立即用手托起患儿下颌，促使其闭嘴。若食物不能及时吞咽，可轻轻按摩患儿颌下舌根部，以促进其做吞咽动作。在喂食时，切勿在患儿牙齿紧咬的情况下，强行将汤匙抽出，以防损伤牙齿，应等待患儿自动松口时，将汤匙迅速抽出，喂食时要使患儿保持坐位或半坐位，头处于中线位，避免患儿头后仰时导致异物吸入气管。让患儿学习进食动作，手把手教其进食，尽快使患儿能够独立进食。

（2）大小便训练：养成定时大小便习惯，并掌握在便盆上排泄的方法。学习使用手纸和穿脱裤子。

（3）穿脱衣服训练：穿脱衣服时应注意患儿的体位，通常坐着穿衣服较为方便。为患儿选择穿脱方便的衣服，一般瘫痪侧的肢体先穿、后脱，通常让患儿先学脱、后学穿。

（4）卫生梳洗训练：根据患儿年龄进行训练，让患儿认识五官等身体各部位名称，熟悉常用的梳洗用具并掌握正确的使用方法。

**5. 情绪、心理障碍的康复护理**

（1）主动加强与患儿的接触和交谈，用患儿能够理解的方式和通俗易懂的语言进行交流。对有语言障碍的患儿，交谈中不可急于求成，要善于理解对方情感表达的内容和方式，当听不明白时，可以叙述能理解的几种意思，然后让其以点头或摇头示意的方式来确认。

（2）尊重、理解患儿，在为患儿进行各项护理操作和功能训练前，应在取得他们同意后方能为其进行，并让他们从心理上对实施的康复服务感到满意。因为人的心理反应直接影响到情绪，而情绪的好坏又影响到康复效果和身心健康。

**6.合并癫痫的康复护理**

（1）立即使患儿平卧，头偏向一侧，松解衣领，有舌后坠者可用舌钳将舌拉出，防止窒息。

（2）保持呼吸道通畅，注意患儿安全。

（3）防止患儿抽搐时造成骨折和皮肤破损，注意观察，适当活动与休息，避免情绪紧张。

## 七、康复护理指导

（1）向患儿家长介绍脑瘫的一般知识，包括病因、临床表现、治疗方法及预后等。

（2）教给家长患儿日常生活活动训练的内容和方法，避免过分保护，应采用鼓励性和游戏化的训练方式。

（3）告诉家长脑瘫患儿正确的卧床姿势，侧卧位适合各种脑瘫患儿；在患儿卧床两边悬挂一些带声响或色彩鲜艳的玩具，吸引患儿伸手抓玩，让患儿经常受到声音和颜色的刺激，以利康复。

（4）教会家长如何正确抱脑瘫患儿，家长每次抱患儿的时间不宜过长，以便使患儿有更多时间进行康复训练。抱患儿时要使其头、躯干尽量处于或接近正常的位置，双侧手臂不受压。应避免患儿面部靠近抱者胸前侧，方便患儿观察周围环境。对于头部控制能力差而双手能抓握的患儿，可令其双手抓住抱者的衣服，或将双手搭在抱者的肩上或围住颈部。

# 第十章

# 肿 瘤

## 第一节 颅内肿瘤

### 一、概述

颅内肿瘤（intracranial tumor）又称脑瘤，是神经外科最常见的疾病，多数起源于颅内各组织的原发性颅内肿瘤。继发性颅内肿瘤则来源于身体其他部位的恶性肿瘤转移或邻近组织肿瘤的侵入。可发生于任何年龄，以 20~50 岁多见。随着医学的发展，脑瘤患者的生存时间不断延长。然而，脑瘤患者仍存在较高的致残率。对脑瘤患者早期的康复介入，可以让此类患者获得更好的功能恢复机会，提高生活质量。

### 二、病因

颅内肿瘤的病因至今尚不明确。潜在危险因素包括以下几类人群。

（1）接受长时间电离辐射者容易得脑肿瘤。电离辐射会诱发脑肿瘤，如颅内和头颈部肿瘤接受放射治疗，多年后在照射区可发生纤维肉瘤和脑膜瘤。

（2）有家族倾向的脑肿瘤患者直系亲属容易得脑肿瘤。有明显的家族发病倾向的脑肿瘤包括神经纤维瘤病、血管网状细胞瘤和视网膜母细胞瘤等。

（3）颅外肿瘤的患者容易得脑转移瘤。

（4）艾滋病患者、器官移植患者、老年人及免疫力低下者容易得颅内淋巴瘤。

（5）致瘤病毒感染和致癌物的长期接触有可能诱发肿瘤。

### 三、主要功能障碍

**1. 颅内压增高的症状和体征**　头痛、呕吐、视乳头水肿是颅内压增高的典型表现，称之为颅内压增高"三主征"。中度与重度急性颅内压增高时，常引起呼吸、脉搏减慢，血压升高。严重者可出现呼吸不规则甚至呼吸停止。

**2. 癫痫发作**　癫痫发作包括全身大发作和局限性发作，在发作后抽搐肢体可有短暂性瘫痪。有的癫痫发作前有先兆，如颞叶肿瘤，癫痫发作前常有幻想、眩晕等先兆。顶叶肿瘤发作前可有肢体麻木等异常感觉。

**3. 感觉运动功能障碍**　可出现对侧的中枢性面瘫、单瘫或偏瘫，以及偏身感觉障碍。

**4. 精神与心理障碍**　多表现为反应迟钝，生活懒散，近记忆力减退甚至丧失，严重时丧失自知力及判断力，亦可表现为脾气暴躁，易激动或欣快。

**5. 认知障碍**　可出现格斯特曼（Gerstmann）综合征（特征是慢性进行性小脑共济失调，伴有痴呆、构音障碍等）、失认、失用、失写、失读及视力改变等。

**6. 言语障碍**　可出现运动性失语、感觉性失语及失写。

**7. 其他**　可引起嗅觉丧失及视力减退，对侧同向性象限盲或偏盲，幻视，眩晕、耳鸣、听力减退、耳聋等症状，内分泌功能紊乱等。

### 四、康复评定

脑瘤患者同其他脑损伤（如脑卒中、颅脑创伤）患者一样，主要功能障碍包括意识障碍、吞咽障碍、感知觉障碍、躯体运动功能障碍、日常生活活动能力障碍、心理障碍等。因此其功能障碍评定，也同其他脑损伤类似，其相应评定具体内容参见脑卒中、颅脑创伤等章节。

活动状况评定：采用 Karnofsky 活动状况评定量表，将患者的身体活动能力和疾病进展情况进行量化评定，采用百分制，分为三类 11 级（表 10-1-1）。

表 10-1-1 Karnofsky 活动状况评定量表

| 活动状况 | 表现 | 计分 |
|---|---|---|
| 能正常生活，不需要特殊照顾 | 正常，无症状，无疾病的表现 | 100 |
| | 能进行正常活动，症状与体征很轻 | 90 |
| | 经努力能正常活动，有些症状与体征 | 80 |
| 不能工作，生活需要不同程度协助 | 能自我照料，但不能进行正常活动或工作 | 70 |
| | 偶尔需要他人协助，但尚能自理 | 60 |
| | 需要他人较多的帮助，常需要医疗护理 | 50 |
| 不能自理生活，需要特殊照顾，病情发展加重 | 致残，需要特殊照顾与协助 | 40 |
| | 严重致残，应住院，无死亡危险 | 30 |
| | 病重，需要住院，必须积极地支持性治疗 | 20 |
| | 濒临死亡 | 10 |
| | 死亡 | 0 |

Raven 生活质量分级：从患者的肿瘤是否得到治疗、控制与残疾状况，将肿瘤患者的生活质量分级（表 10-1-2）。

表 10-1-2 Raven 生活质量分级

| 肿瘤状况 | 残疾状况 | 生活质量 |
|---|---|---|
| 肿瘤已治疗，得到控制 | 无残疾 | 能正常生活 |
| | 因肿瘤治疗而出现残疾 | 生活质量好 |
| | 器官的截断或截除（如截肢、生殖器官切除等） | |
| | 器官的切开或大手术（如气管造口、结肠造口等） | |
| | 内分泌置换治疗（如甲状腺切除、垂体切除等） | |
| | 心理反应、精神信念改变等 | |
| | 其他，如家庭、职业、社会活动等问题 | |
| 肿瘤已治疗，得到控制 | 因肿瘤本身而出现残疾 | 生活质量好 |
| | 全身性反应（如营养不良、贫血、疼痛、焦虑、恐惧等） | |
| | 局部性残疾（如膀胱与直肠功能障碍、软组织与骨的破坏、病理性骨折、四肢瘫、截瘫、偏瘫等） | |
| | 其他，如家庭、职业、社会活动等问题 | |
| 肿瘤未得到控制 | 因肿瘤本身与治疗而出现残疾 | 生活质量较差，生存期有限 |

## 五、康复治疗

### 1. 非手术治疗

（1）降低颅内压：可以缓解症状，为手术治疗争取时间。常用治疗方法有脱水、激素治疗、冬眠低温和脑脊液外引流等。

（2）放射治疗：适用于恶性脑瘤部分切除后辅助治疗及对放射治疗较敏感的颅内肿瘤。包括常规放射、立体定向放射及放射性核素内放射治疗等。

（3）化学治疗：逐渐成为重要的综合治疗手段之一。但在化学治疗过程中须防颅内压升高、肿瘤坏死出血及抑制骨髓造血功能等不良反应。

（4）其他治疗：如免疫、基因、光疗及中药等治疗方法。

**2. 手术治疗**　是最直接、有效的方法。若肿瘤不能完全切除，可行内减压术、外减压术和脑脊液分流术等，以降低颅内压，延长生命。

**3. 康复治疗**　颅内肿瘤患者应更注重康复治疗，对颅内其他疾患（如脑卒中、颅脑损伤）所采取的康复治疗，同样适用于脑肿瘤患者。但对于恶性脑肿瘤患者，需要谨慎使用理疗，因为大部分理疗可能导致肿瘤局部病灶扩散。对肿瘤引起的并发症，如压力性损伤、肩周炎等，可以使用紫外线、超短波、中频等治疗。神经功能缺损或肢体活动障碍者，可进行辅助治疗（高压氧、针灸、理疗按摩等），加强肢体功能锻炼与看护，避免意外伤害。

## 六、康复护理措施

### （一）术后康复护理

**1. 体位摆放**　幕上开颅术后患者应卧向健侧，幕下开颅术后早期宜取去枕侧卧或侧俯卧位，避免切口受压。经口鼻蝶窦入路术后取半卧位，以利伤口引流。后组脑神经受损、吞咽功能障碍者只能取侧卧位，以免口咽部分泌物误入气管。体积较大的肿瘤切除后，因颅腔留有较大空隙，24~48 小时内手术区应保持高位，以免突然翻动时脑和脑干移位，引起大脑上静脉撕裂、硬脑膜下出血或脑干功能衰竭。搬动患者或为其翻身时，应有人扶持头部使头颈部成一直线，防止头颈部过度扭曲或震动。

**2. 饮食**　术后第 2 日起可酌情给予流食，以后逐渐过渡到半流食、普食。颅后窝手术或听神经瘤手术后，因舌咽、迷走神经功能障碍而发生吞咽困难、饮水呛咳者，严禁经口进食，采用鼻饲供给营养，待吞咽功能恢复后逐渐练习进食。

**3. 保持口腔清洁** 经口鼻蝶窦入路手术者，术后应加强口腔护理。

**4. 并发症的护理**

（1）颅内出血：颅内出血是颅脑手术后最危险的并发症，多发生于术后24~48小时内，患者表现为意识清醒后又逐渐嗜睡、反应迟钝，甚至昏迷。术后应密切观察，一旦发现有颅内出血征象，应及时报告医师，并做好再次手术止血的准备。

（2）颅内压增高：主要原因是周围脑组织损伤、肿瘤切除后局部血流改变、术中牵拉所致脑水肿。术后密切观察生命体征、意识、瞳孔、肢体功能和颅内压的变化，遵医嘱给予甘露醇和地塞米松等，以降低颅内压。

（3）颅内积液或假性囊肿：颅内肿瘤术后，在残留的创腔内放置引流物，以引流手术残腔内的血性液体和气体，使残腔逐步闭合，减少局部积液或形成假性囊肿。

1）护理时注意：妥善放置引流瓶，术后早期，创腔引流瓶（袋）置于头旁枕上或枕边，高度与头部创腔保持一致，以保证创腔内一定的液体压力，避免脑组织移位。另外，创腔内暂时积聚的液体可稀释渗血、防止渗血形成血肿。当创腔内压力升高时，血性液仍可自行流出。术后48小时内，不可随意放低引流瓶，以免腔内液体被引流出致脑组织迅速移位，撕破大脑上静脉，引起颅内血肿。若术后早期引流量多，应适当抬高引流瓶（袋）。48小时后，可将引流瓶（袋）略放低，以较快引流出腔内液体，减少局部残腔。

2）拔管：引流管放置3~4日，一旦血性脑脊液转清，即可拔出引流管，以免形成脑脊液漏。

（4）脑脊液漏：注意伤口、鼻、耳等处有无脑脊液漏。经鼻蝶窦入路术后多见脑脊液鼻漏，应保持鼻腔清洁，严禁堵塞鼻腔，禁止冲洗，避免剧烈咳嗽，禁止从鼻腔吸痰或插胃管。若出现脑脊液漏，及时通知医师，并做好相应护理。

（5）尿崩症：主要发生于手术后，如垂体腺瘤、颅咽管瘤等手术涉及下丘脑，影响血管升压素分泌而致尿崩症。患者出现多尿、多饮、口渴，每日尿量大于4 000毫升，尿比重低于1.005。遵医嘱给予神经垂体素治疗时，准确记录出入水量，根据尿量的增减和血清电解质的水平调节用药剂量。

（6）癫痫发作：康复护理措施详见第八章第一节。

**（二）康复锻炼**

**1. 肢体功能锻炼** 出现偏瘫卧床期间，家属协助其做肢体被动功能锻炼。病情康复后鼓励其做主动活动，如坐站立练习。开始在有倚靠下站立，如背靠墙、扶拐杖等，同时指导其坐站练习、登台阶练习以改善下肢肌力。随着病情改善，从开始无倚靠站立，逐渐过渡到步行，详见第三章第一节。

**2. 语言康复练习** 首先要给患者足够的自信心，要有耐心，从简单的单音、双音到句子，每进步一点都要及时给予表扬和鼓励。多在其身边回忆往事，多谈一谈开心事情，要像大人哄小孩子一样对待他们，要有爱心并有尊重的意愿，使他们愉快地过好每一天。

**3. 足下垂的预防** 保持床上正确良肢位摆放，以功能位为主，防止足下垂。

**4. 吞咽功能训练** 详见第三章第二节。

**5. 膀胱功能训练** 详见第三章第七节。

**（三）心理护理**

（1）对患者应有同情心和高度的责任感，经常与患者交谈，努力给患者创造并提供良好的养病环境及精神支持，要在心理上安慰、体贴患者，在生活上细心照料患者。

（2）以治疗效果好的病例来教育和鼓励其正确对待疾病，充分肯定治疗取得的效果，使他们消除顾虑，坚定信心，从而积极配合治疗。

（3）放疗会造成患者脱发，心理上都会有自卑感。应该安慰患者不要过分担心，放疗中止后，头发会慢慢长出的。在长发期间可以用假发遮盖，以减轻患者的心理创伤。

（4）部分患者手术后出现一些并发症，如偏瘫、失语、癫痫、面瘫致口角歪斜等。指导家属应首先对并发症有正确的认识，避免过多的忧虑，否则会加重患者的思想负担。向患者及其家属多做些解释工作，并发症可能是暂时的，不久会恢复。

## 七、康复护理指导

（1）指导患者加强肢体功能锻炼，家属加强看护，避免意外伤害。

1）肢体瘫痪：保持功能位，防止足下垂，瘫痪肢体各关节被动屈伸运动，练习行走，防止肌萎缩。

2）感觉障碍：禁用热水袋以防烫伤。

3）癫痫：不宜单独外出、登高、游泳、驾驶车辆及高空作业，随身带疾病卡。

4）听力障碍：尽量不单独外出，以免发生意外，必要时可配备助听器，或随身携带纸笔。

5）视力障碍：注意防止烫伤、摔伤等。

6）步态不稳：继续进行平衡功能训练，外出须有人陪同，以防摔伤。

7）面瘫、声音嘶哑：注意口腔卫生，避免食用过硬、不易咬碎或易致误吸的食物，不要用吸管进食或饮水，以免误入气管引起呛咳、窒息。

8）眼睑闭合不全者：遵医嘱按时滴眼药水，外出时需戴墨镜或眼罩保护，以防阳光和异物伤害；夜间睡觉时可用干净湿手帕覆盖或涂眼膏，以免眼睛干燥。

（2）脑肿瘤易复发，应保证足够休息及营养，养成良好的生活习惯，避免各种诱发因素。

（3）适当地进行户外活动，保持乐观的情绪，不能急躁，坚持治疗，定期复查，如出现头痛、呕吐、肢体偏瘫，可能是肿瘤复发或残留的肿瘤继续生长，应及时到医院进行检查治疗。

（4）指导家属加强患者生活自理能力的训练，循序渐进地进行肢体功能锻炼，提高生活质量。多与患者交谈，训练自己的语言表达能力，使各项功能恢复到个人健康的最佳水平。

# 第二节　椎管内肿瘤

## 一、概述

椎管内肿瘤（intraspinal tumor）又称脊髓肿瘤，包括脊髓、神经根、脊膜和椎管壁组织的原发和继发性肿瘤，约占原发性中枢神经系统肿瘤的15%。可发生于任何年龄，以 20~50 岁多见。椎管内肿瘤患者康复主要是在外科手术治疗结束后，进行物理治疗，防止肢体肌肉失神经支配性和失用性萎缩，防止压疮、静脉血栓、泌尿系统感染、肺部感染等并发症，同时，尽可能地通

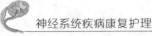

过训练，使机体残存的部分功能得以代偿，从而达到最大程度的生活自理。

## 二、病因

椎管内肿瘤的病因主要有先天的遗传因素、基因突变、后天环境因素、身体其他部位恶性肿瘤发生椎管内转移等，分为良性椎管内肿瘤和恶性椎管内肿瘤。椎管内肿瘤容易压迫脊髓神经，从而引发神经功能障碍，早期主要会产生脊柱部位的疼痛。随着病情的发展，会出现肢体麻木和肌肉收缩无力的症状，甚至会伴随大小便功能障碍。压迫不同节段有不同表现。

1. 颈1~颈4　颈枕区放射性疼痛，四肢痉挛性瘫痪，躯干四肢感觉障碍。膈神经受损可有呼吸困难。肿瘤在第二颈椎以上可有枕骨大孔区症状。

2. 颈5~胸1　肩、上肢放射性疼痛，上肢迟缓性瘫，下肢痉挛性瘫痪，病灶以下感觉障碍，可伴霍纳综合征（Horner综合征），部分患者出现括约肌功能障碍。

3. 胸2~胸12　胸腹部放射性疼痛、束带感。下肢痉挛性瘫痪伴感觉障碍，括约肌功能障碍多见。

4. 腰1~骶2　下肢放射性痛、迟缓性瘫痪及感觉障碍，会阴部感觉障碍，括约肌功能障碍明显。

## 三、主要功能障碍

1. 疼痛　神经根痛是脊髓肿瘤首发症状，疼痛部位与肿瘤所在平面的神经分布一致，疼痛的性质较为剧烈，为刀割样、烧灼、撕裂样等，可因咳嗽、喷嚏或大便等用力而加重。部分患者可出现夜间痛和平卧痛。

2. 感觉障碍　因其病灶位于脊髓内，常导致病变节段以下脊髓神经丧失支配效应，感觉纤维受压时表现为感觉减退和感觉错乱，被破坏后则感觉丧失。

3. 躯体运动障碍　表现为肢体无力，运动障碍比感觉障碍出现晚。

4. 反射异常　深浅反射减弱或反射消失，出现病理反射。

5. 自主神经功能障碍　出现晚，最常见膀胱和直肠功能障碍。腰骶节段的肿瘤使膀胱反射中枢受损产生尿潴留，但膀胱过度充盈后引起尿失禁。骶节以上脊髓受压时产生便秘，骶节以下脊髓受压时肛门括约肌松弛，发生稀粪不能控制流出的现象。

## 四、康复评定

**1. 疼痛评估**　临床常采用数字评分法及视觉疼痛评分法，详见第三章第三节。

**2. 感觉功能障碍评定**　患者感觉丧失，感觉评定具体方法详见第二章第四节。

**3. 躯体运动功能障碍评定**　肌力、肌张力及偏瘫运动障碍评定详见第二章第一节。

**4. 二便功能障碍评定**　评估患者是否可自主排尿、排便，是否需导尿，如能自主排尿，可行 B 超引导下测膀胱内残余尿量，如残余尿量大于 100 毫升，可行间歇性导尿。

## 五、康复治疗

**1. 手术治疗**　脊髓肿瘤引起神经系统功能障碍的有效治疗方法是手术切除。

**2. 康复锻炼**　积极治疗原发病是康复治疗的前提，术后即应早期进行康复训练，挽救残存功能、防止并发症。

## 六、康复护理措施

**1. 疼痛护理**

（1）指导患者采取适当体位，减少神经根刺激，以减轻疼痛。

（2）遵医嘱适当使用镇痛药。

**2. 感觉功能障碍护理**

（1）教会患者利用残存的正常感觉对周围环境的变化做出正确的反应，防止烧伤、烫伤、冻伤、擦伤、跌伤等不必要的损伤。

（2）患者的触温觉减退，需注意避免取暖器具烫伤。

（3）感觉复训练：感觉脱敏技术及感觉再教育训练详见第三章第四节。

**3. 躯体运动障碍护理**

（1）针对患者截瘫，根据不同损伤平面，训练残存肌力；训练利用轮椅或辅助工具的能力。详见第三章第一节。

（2）进行床椅、坐站体位转移等日常生活能力训练，训练患者尽量达到生活自理并尽可能地回归社会，参与社会活动和工作。详见第三章第一节。

4. **二便功能障碍护理** 可行药物结合功能训练。予以开塞露润滑通便、高纤维膳食和润肠通便药促进大便排泄；拔除留置导尿，行间歇导尿。详见第三章第七节。

5. **潜在并发症护理**

（1）椎管内血肿：观察四肢肌力，重视患者主诉是否出现疼痛、肢体麻木是否加重，是否出现感觉障碍等；遵医嘱使用止血药物；保持引流管的通畅，做好双固定，观察伤口引流液颜色、性质并记录。

（2）压力性损伤：评估皮肤及危险因素；定时翻身，给予气垫床；保持床单位干燥、整洁；保证营养摄入。

（3）泌尿系统感染：尽早评估泌尿系统功能的障碍，确定正确的阶段性膀胱管理模式并进行恰当的防治至关重要。长期留置导尿，可增加患者泌尿系统感染的发生率，并给患者生活带来不便。及时对患者行尿动力学检查，以尽早拔除尿管，行清洁间歇导尿。间歇导尿期间，根据患者个体情况制订并实施相应的饮水计划；根据患者膀胱残余尿量和液体入量，决定每天导尿时间和次数；定期行尿常规及尿培养检查。若出现泌尿系统感染症状，则指导患者多饮水，保持会阴部清洁，必要时按医嘱应用抗生素等抗感染治疗。

（4）呼吸系统感染：长期卧床患者，支气管及喉部的分泌物不易排出，容易发生肺部感染。保持呼吸道通畅，及时消除呼吸道分泌物，是预防肺部感染的关键措施。指导患者采用缩唇法、深呼吸及借助呼吸训练器等方法锻炼肺功能。定时给予翻身拍背，指导患者注意防寒保暖，防止受凉。病房内每天开窗通风两次，每天空气消毒一次。对于气管切开患者，各项操作严格遵从无菌操作原则，加强气道湿化，及时吸痰，保持呼吸道通畅。如已发生肺部感染，则按医嘱应用抗生素，加强翻身拍背；痰液黏稠较难咳出时，遵医嘱给予纤维支气管镜下吸痰、超声雾化吸入并按医嘱应用化痰药物治疗。

6. **心理护理** 患者长期卧床，肢体功能残障，产生不同程度的心理疾病。在康复治疗中应帮助患者正确认识和接受已经存在残疾的现实，树立战胜疾病的信心，正确对待疾病，坚定治疗的意志，调动患者的主动参与意识，教育家属，共同做好患者的思想工作。心理疾病严重时，可遵医嘱给予抗抑郁和精神分裂的药物，如奥氮平治疗。

### 七、康复护理指导

（1）指导患者出院后仍须睡硬板床，注意一字形翻身，保持头、颈、躯干一致，防止脊柱扭曲，造成脊髓再损伤。

（2）保持背部伤口的清洁、干燥。

（3）半年内腰部不能大幅度旋转弯腰。

（4）应避免重体力劳动，避免长时间的站立。

（5）注意饮食、营养的均衡，多吃蔬菜、水果、粗纤维食物及易消化的食物，多饮水，保持大便的通畅。

（6）术后有双下肢麻痹或功能障碍者，应做肢体按摩和被动活动，以促进肢体功能的恢复。语言障碍的患者要学会说话，并利用纸、笔进行交流。指导患者自我护理，以及利用上肢协助下肢活动。

# 第十一章
# 周围神经病

## 第一节　三叉神经痛

### 一、概述

三叉神经痛（trigeminal neuralgia，TN）是一种原因未明的三叉神经分布区内反复发作的阵发性剧烈痛，又称原发性三叉神经痛。三叉神经痛主要是局限于三叉神经分布区的疼痛，以上颌支和下颌支多见（图 11-1-1），有时候仅是说话、咀嚼、刷牙和洗脸等面部的随意运动或不小心触摸到面部某一区域就有可能被诱发，最敏感的部位是口角、鼻翼、颊部或舌。多发生于中老年人，右侧多于左侧，多见于春冬季节。据世界卫生组织最新调查数据显示，三叉神经痛正趋向年轻化，患病率不断上升。

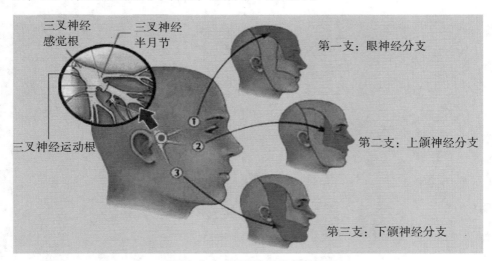

图 11-1-1　三叉神经痛多发位置

## 二、病因

病因尚未完全明了，近年来随着显微血管减压术的开展，认为其发病是由于邻近血管如小脑动脉压迫了三叉神经根，使得神经纤维挤压在一起，逐渐使其发生脱髓鞘改变而产生异位冲动，相邻轴索纤维伪突触形成或产生短路，轻微痛觉刺激通过短路传入中枢，中枢传出冲动亦通过短路传入，如此叠加造成阵阵剧痛。

继发性三叉神经痛多为脑桥小脑脚占位病变压迫三叉神经以及多发性硬化等所致。

## 三、主要功能障碍

**1. 感觉障碍（疼痛）** 三叉神经痛表现为闪电样、刀割样、烧灼样、针刺样或撕裂样的剧烈性疼痛，历时数秒或数分钟。

**2. 心理障碍** 焦虑，与疼痛反复、频繁发作有关。

## 四、康复评定

**1. 疼痛** 评估面颊、上下颌及舌疼痛，常采用以下方法。

（1）视觉模拟评分法（VAS）：是临床上最常用最简单的测评方法。国内临床上通常采用的是中华医学会疼痛学会监制的 VAS 卡。卡中心在有数字的 10 厘米长线上有可滑动的游标，两端分别表示"无痛"（0）和"极痛"（100）。患者可将游标放在当时最能代表疼痛程度的部位，护士面对有刻度的一面，记录疼痛的程度（图 11-1-2）。

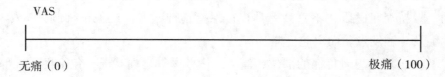

VAS

无痛（0）　　　　　　　　　　　　　　　　　　　　极痛（100）

图 11-1-2　视觉模拟评分法

（2）数字评分法（NRS）：是以 0 到 10 共 11 个点来描述疼痛的强度。其中，0 表示无痛，10 表示剧痛，患者根据个人疼痛的感受在其中的一个数字上做记号（图 11-1-3）。

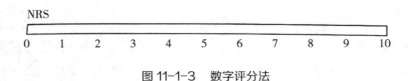

图 11-1-3　数字评分法

**2. 心理障碍评定**　采用简易精神状态检查量表（MMSE）或汉密尔顿焦虑量表，详见第二章第十、十一节。

## 五、康复治疗

三叉神经痛治疗首选药物止痛，无效时考虑神经阻滞或手术治疗。

**1. 药物治疗**　卡马西平是首选药，作用是抑制三叉神经的病理性神经反射，疼痛控制后逐渐减量。也可用苯妥英钠、氯硝西泮、巴氯芬等。

**2. 封闭治疗**　药物治疗无效时可行无水乙醇或甘油封闭三叉神经分支或半月神经节治疗。

**3. 神经阻滞**　可选用三叉神经周围支或半月神经节封闭射频电凝治疗术，阻断其神经传导。

**4. 手术治疗**　顽固病例采用三叉神经感觉根切断术或三叉神经微血管减压术。

## 六、康复护理措施

**1. 疼痛护理**

（1）避免发作诱因：吃饭、漱口、说话、刷牙、洗脸动作轻柔；不用太冷、太热的水洗脸；注意头、面部保暖；保持情绪稳定，心情平和，不宜激动；保持充足睡眠，不宜疲劳熬夜；保持精神愉快，避免精神刺激；尽量避免触及"触发点"而引起疼痛。

（2）评估患者疼痛的部位、痛点、敏感区等疼痛状况，包括性质、部位、规律以及继发和缓解疼痛的因素、伴随症状、体征及心理反应，做好记录。

（3）指导患者运用想象、分散注意力、放松、适当按摩疼痛部位等技巧减轻疼痛，并鼓励患者运用指导式想象、听轻音乐、阅读报刊等方式分散注意力，以消除紧张情绪。

**2. 用药护理**　指导患者遵医嘱正确服药，不可随意更换或停药，并告知药物可能出现的不良反应，如卡马西平可导致头晕、嗜睡、口干、恶心、行走不稳、肝功能损害、精神症状、皮疹、白细胞减少等，多数在数日后消失；氯硝西泮可导致嗜睡、步态不稳；加巴喷丁可导致头晕、嗜睡等。

**3. 日常生活护理**　提供安静、舒适的环境，建立良好的生活规律，以利于减轻疼痛。

**4. 心理护理**　及时进行心理疏导，避免因周围环境刺激而产生焦虑情绪，以致诱发或加重疼痛。

**5. 饮食护理**　饮食要有规律，清淡饮食，切不可吃油炸食物，不宜食用刺激性、过酸、过甜及生冷食物等；饮食要营养丰富，应多吃些富含维生素的食品；多食新鲜水果、蔬菜及豆制品，少食肥肉，多食瘦肉。

**6. 术后护理**　密切观察病情，头高体位，清淡饮食，警惕戒断反应。

**7. 并发症护理**　因为个体差异，部分患者术后会有面瘫，眼睑闭合不全、口角歪斜情况。其他可能出现的并发症有听力下降、面部感觉障碍、脑脊液漏等。

### 七、康复护理指导

（1）告知患者本病的临床特点与诱发因素，指导患者避免一些可能诱发的情况或动作。生活有规律、合理休息、适度娱乐，保持情绪稳定和健康心态，培养多种兴趣爱好，适当分散注意力。

（2）饮食规律，宜进食清淡、质软、营养丰富、易咀嚼、易消化的食物，避免进食冷饮、辛辣刺激性食物。严重时予以半流质饮食。

（3）指导患者遵医嘱合理用药，患者及其家属学会识别药物的不良反应。

（4）做好面部保暖，避免局部受冻，禁用太冷、太热的水洗脸。

（5）定期复查，服用卡马西平者每 1~2 个月检查一次肝功能和血常规，出现皮疹、白细胞减少和共济失调时需要立即停药并及时就医。术后每 3 个月复查一次，半年后每半年复查一次，至少复查两年。

## 第二节　面神经炎

### 一、概述

面神经炎又称面神经麻痹（facia nerve palsy）、特发性面神经麻痹（贝尔麻痹，Bell's palsy），是指茎乳孔以上面神经管内段面神经急性非化脓性炎症引起的周围性面神经麻痹。面神经炎在任何年龄段均可发病，多见于20~40岁，性别无明显差异。我国发病率为（20~42.5）/10万，患病率为（258~425.7）/10万，伴有糖尿病、高血压、多发性硬化、孕妇及围生期患者患病率更高。

## 二、病因

面神经炎的病因与发病机制尚未完全阐明。面部受冷风吹袭、病毒感染、中耳炎、茎乳孔周围水肿及面神经在面神经管出口处受压、缺血、水肿等均可引起发病，也有认为可能与免疫反应有关。早期病理改变主要是神经水肿和脱髓鞘，严重者可有轴索变性。

## 三、主要功能障碍

1. **面部表情肌瘫痪** 患侧面部表情肌完全瘫痪者、前额皱纹消失、眼裂扩大、鼻唇沟平坦、口角下垂，露齿时口角向健侧偏歪。不能做皱额、蹙眉、闭目、鼓气和噘嘴等动作。鼓腮和吹口哨时，因患侧口唇不能闭合而漏气。进食时，食物残渣常留于患侧的齿颊间隙内，并常有口水自此淌下。泪腺分泌减少，角膜干燥，由于泪点随下睑外翻，使泪液不能按正常引流而外溢。以上症状为膝状神经节以上神经受累所致。舌前2/3味觉消失，唾液分泌减少，为索神经受累所致。

2. **言语功能障碍** 面神经炎患者口面部肌肉不协调，会有一定程度的言语不清表现。

3. **心理障碍** 患者出现面部肌肉瘫痪，口角歪斜，尤其在谈话时面部抽搐较厉害，这些自身形象的改变，会使患者感觉害羞或难为情，害怕遇见熟人，不敢出现在公众场所，容易导致焦虑、急躁情绪。

## 四、康复评定

1. **面部运动器官功能检查**

（1）额部检查：①观察额部皮肤皱纹是否对称、变浅或消失，眉目外侧是否对称、下垂。②抬眉运动，检查额枕肌额腹的运动功能。③皱眉运动，检查皱眉肌是否能运动，两侧眉运动幅度是否一致。

（2）眼的检查：①观察眼裂大小，两侧是否对称、变小或变大，上眼睑是否下垂，下眼睑是否外翻，眼睑是否抽搐、肿胀，眼结膜是否充血、溃疡，是否有流泪、干涩、酸、胀症状。②闭眼运动，注意检查闭眼时患侧口角有无提口角运动，患侧能否闭严及闭合程度。

（3）鼻的检查：①观察鼻唇沟是否变浅、消失或加深。②耸鼻运动，观察压鼻肌是否有皱纹，两侧上唇运动幅度是否相同。

（4）面颊部检查：观察面颊部是否对称、平坦、增厚或抽搐，面部是否感觉发紧、僵硬、麻木或萎缩。

（5）口的检查：①观察口角是否对称、下垂、上提或抽搐，口唇是否肿胀，人中是否偏斜。②示齿运动，注意观察两侧口角运动幅度，口裂是否变形，上下牙齿暴露的数目及高度。③噘嘴运动，注意观察口角两侧至人中的距离是否相同，噘嘴的形状是否对称。④鼓腮运动，观察两侧腮鼓是否对称，口角是否漏气。

（6）茎乳突检查：观察茎乳突是否疼痛或压痛。

（7）耳的检查：观察是否有耳鸣、耳闷、听力下降，耳部有无疱疹。

（8）舌的检查：检查舌前 2/3 味觉是否减退或消失。

**2. 面神经瘫痪严重程度分级**　通常应用 House-Brackmann 面神经瘫痪严重程度分级来评价面神经受损程度（表 11-2-1）。

表 11-2-1　House-Brackmann 面神经瘫痪严重程度分级

| 级别 | 类别 | 临床特征 |
| --- | --- | --- |
| Ⅰ级 | 正常 | 所有面部功能正常 |
| Ⅱ级 | 轻度功能障碍 | 大体观察：眼睑闭合检查时轻度无力；可有非常轻微的联带运动<br>静止状态：面部对称，张力正常<br>运动状态：额部，功能中度至良好<br>　　　　　眼部，轻度用力可完全闭合<br>　　　　　嘴部，轻度不对称 |
| Ⅲ级 | 中度功能障碍 | 大体观察：面部两侧有明显差异但不影响外观，明显可见但不严重的联带运动，痉挛和 / 或半侧面肌抽搐<br>静止状态：面部对称，张力正常<br>运动状态：额部，轻度至中度运动<br>　　　　　眼部，用力可完全闭合眼睑<br>　　　　　嘴部，用最大力仍有轻度无力 |

| 级别 | 类别 | 临床特征 |
|------|------|----------|
| IV级 | 中－重度功能障碍 | 大体观察：明显的无力和／或影响外观的不对称<br>静止状态：面部对称，张力正常<br>运动状态：额部，无运动<br>眼部，闭合不完全<br>嘴部，用最大力仍有不对称 |
| V级 | 重度功能障碍 | 大体观察：只有非常轻微的可察觉的运动<br>静止状态：不对称<br>运动状态：额部，无运动<br>眼部，闭合不完全<br>嘴部，仅有轻度运动 |
| VI级 | 完全无功能 | 无运动 |

### 3. 面部表情肌肌力检查

（1）0级：相当于正常肌力的 0。嘱患者用力使面部表情肌收缩，但检查者看不到表情肌收缩，用手触表情肌也无肌紧张感。

（2）1级：相当于正常肌力的 10%。让患者主动运动（如抬眉、闭眼、示齿等动作），仅见患侧肌肉微动。

（3）2级：相当于正常肌力的 25%。面部表情肌做各种运动时虽有困难，但主动运动表情肌有少许动作。

（4）3级：相当于正常肌力的 50%。面部表情肌能做自主运动，但比健侧差，如皱眉比健侧眉纹少或抬额时额纹比健侧少。

（5）4级：相当于正常肌力的 75%。面部表情肌能做自主运动，皱眉、闭眼等基本与健侧一致。

（6）5级：相当于正常肌力的 100%。面部表情肌各种运动与健侧一致。

### 4. 感觉障碍评定

患者下颌角或乳突部疼痛，与面神经病变累及膝状神经节有关。

## 五、康复治疗

早期诊断、早期治疗、分期治疗和综合治疗是面神经炎康复治疗遵循的原则。急性期以消除面神经炎症和水肿、改善局部微循环为主。恢复期以患侧表情肌功能训练、提高面神经兴奋性,改善面神经营养,促进面神经功能恢复为主。后遗症期以有效控制面肌抽搐,减缓面肌萎缩,通过功能代偿或补偿方式重建表情肌功能。

**1. 药物治疗**　泼尼松 20 毫克,每日 3 次,连续应用 5 日后减量,每日递减 10 毫克至停药。维生素 $B_1$ 0.1 g 和维生素 $B_2$ 0.5 毫克,肌内注射,每日 1 次。硝苯地平控释片 1 片(30 毫克),每日 1 次。

**2. 物理因子治疗**　超短波治疗 15 分钟,每日 1 次,连续使用 1 周后,改红外线照射 20 分钟,每日 1 次,中频电疗 20 分钟,每日 1 次。

**3. 运动治疗**　口面部器官运动训练,包括抬额、皱眉、闭眼、闭唇、噘嘴、鼓腮、示齿等动作各 5~10 次,每日 3 次。

**4. 作业治疗**　积极参与和咀嚼、吞咽有关的日常生活活动,如每日正常进食、每日数次用患侧嚼口香糖等。

**5. 言语治疗**　如发音吐字训练,每日数次,正常参与日常言语交流。

**6. 中医治疗**　在矫姿镜反馈下,行面部按摩,沿面部、颞部、额部环形顺时针按摩,点按上关、下关、翳风、大迎、阳白、迎香等穴位,每次 5~10 分钟,每日 3 次。

## 六、康复护理措施

**1. 面部表情肌瘫痪护理**

(1)面肌康复训练:加强面肌的主动和被动运动,如教会患者表情肌康复训练,每日数次,每次 5~15 分钟。

1)抬眉训练:嘱患者上提健侧与患侧的眉目,有助于抬眉运动功能的恢复。

2)闭眼训练:嘱患者开始时轻轻地闭眼,两眼同时闭合 10~20 次,如不能完全闭合眼睑,露白时可用示指的指腹沿着眶下缘轻轻按摩一下,然后再用力闭眼 10 次,有助于眼睑闭合功能的恢复。

3)耸鼻训练:有少数患者不会耸鼻运动,在训练时应注意往鼻子方向用力。耸鼻训练可促进压鼻肌、提上唇肌的运动功能恢复。

4)示齿训练:嘱患者口角向两侧同时运动,避免只向一侧用力练成一种习惯性的口角偏斜运动。

5)努嘴训练:用力收缩口唇并向前努嘴,努嘴时要用力。训练努嘴的同时训练了提上唇肌、下唇方肌及额肌的运动功能。

6）鼓腮训练：鼓腮训练有助于口轮匝肌及颊肌运动功能的恢复。鼓腮漏气时，用手上下捏住患侧口轮匝肌进行鼓腮训练。患者能够进行鼓腮运动，说明口轮匝肌及颊肌的运动功能可恢复正常。

**2. 对症护理**　急性期注意休息，面部防风防寒，避免直吹冷风，外出时可戴口罩、系围巾，既可保暖又能够改善自身形象。

**3. 言语障碍护理**　练习发音吐字，每日数次，正常参与日常言语交流（详见第三章第三节）。

**4. 疼痛护理**　患侧面部可用湿热毛巾外敷，水温 50~60 ℃，每天 3~4 次，每次 15~20 分钟；早晚自行按摩患侧，按摩应轻柔、适度、部位准确，缓解疼痛。

**5. 饮食护理**　饮食宜清淡，避免粗糙、干硬、辛辣食物，有味觉障碍的患者应注意食物的冷热度，以防烫伤口腔黏膜；指导患者饭后及时漱口，清除口腔患侧滞留食物，保持口腔清洁，预防口腔感染。

**6. 心理护理**　注意观察患者有无心理异常的表现，鼓励患者表达心理感受和内心的真实想法；告诉患者本病大多预后良好，并介绍治愈病例，指导患者克服焦躁情绪和害羞心理，正确对待疾病，积极配合治疗；同时护士在与患者谈话时应语言柔和、态度和蔼亲切，避免任何伤害患者自尊的言行。

**7. 预防眼部并发症**　眼睑不能闭合或闭合不全者应减少用眼动作，并给予眼罩、眼镜防护，或用眼药水预防感染，保护角膜。

## 七、康复护理指导

（1）指导患者和其家属掌握本病有关知识与自我护理方法，消除诱因和不利于康复的因素。

1）注意不要用冷水洗脸，避免直接吹风，注意天气变化，及时添加衣物，面瘫未完全恢复时注意用围巾或高领风衣适当遮挡、修饰。加强锻炼、增强体质、防止感冒。出汗后机体毛孔张开，注意避免风寒，防止再次感受外邪。有卒中史的患者还要注意日常生活中起床、低头系鞋带时的动作要缓慢，洗澡时间不要过长，走路多加小心，防止跌倒。

2）由于面神经炎患者眼睑闭合不全，或者不能完全闭合，瞬目动作及角膜反射迟钝，角膜长期外漏，导致眼内感染，损害角膜。患病期间要减少用眼，少看电视、手机，避免开车，外出时佩戴墨镜，避免强光照射。同时滴一些润滑、消炎作用的眼药水，睡觉时戴眼罩或盖纱布保护。

3）患者要少吃羊肉、海鲜、辣椒等生冷、刺激的食物。戒除烟酒，酗酒对面瘫恢复十分不利，以低盐、低脂肪、低胆固醇饮食为最佳，适当多吃豆制品、蔬菜和水果。保持口腔清洁，预防口腔感染；保护眼角膜，防止角膜溃疡。

（2）耳周面颊部肿痛者可以用局部热敷，以祛风活血、消肿止痛。

（3）指导患者掌握面肌功能锻炼的方法，坚持每天数次面部按摩和运动。

（4）指导患者出院后遵医嘱继续理疗或针灸。

# 第十二章
# 遗传性疾病

## 第一节　进行性肌营养不良症

### 一、概述

进行性肌营养不良症（progressive muscular dystrophy，PMD）是一组由遗传因素所致的原发性骨骼肌疾病，其临床主要表现为缓慢进行的肌肉萎缩、肌无力及不同程度的运动障碍。进行性肌营养不良症根据不同的临床表现可分为多种类型，杜氏肌营养不良（Duchenne muscular dystrophy，DMD）是儿童时期常见的严重肌营养不良，主要病理过程为肌肉纤维进行性变性、坏死、脂肪填充，可累及多系统。主要表现为由肢体近端开始的两侧对称性的进行性加重的肌肉无力和萎缩。该病约占神经系统遗传病的 29.4%，是神经肌肉疾病中最多见的一种。大量证据表明，系统、规范的康复治疗可延缓肌肉衰减的速度，使患者肢体运动功能得到保持，从而减缓该病的进程。

### 二、病因

各种类型的进行性肌营养不良都是由于相关的基因发生缺陷，导致蛋白结构发生改变，影响蛋白功能，最终造成肌肉的进行性破坏。以最为常见的杜氏肌营养不良为例，发病原因都是位于 X 染色体上的 DMD 基因发生缺陷，使抗肌萎缩蛋白缺失或表达障碍，导致肌细胞胞膜稳定性受损，肌细胞发生坏死和功能丧失。

### 三、主要功能障碍

**1. 躯体运动功能障碍**

（1）腓肠肌肥大、近端肢体无力。表现为髂腰肌和股四头肌无力，登楼及蹲位起立困难，腰椎前凸；腹肌和髂腰肌无力，从仰卧位站起时需先转为俯卧位，再用双手臂攀附身体方能直立。

（2）重症肌无力：全身型重症肌无力表现为上肢重于下肢，手臂不能抬举，咀嚼无力，吞咽困难；而 DMD 患儿则表现为下肢重于上肢，即使下肢不能站立了，仍能高举上臂，咀嚼正常。

**2. 日常生活活动能力障碍**　进行性肌营养不良症患者由于运动功能、认知功能等多种功能障碍并存，常导致衣、食、住、行个人卫生等基本动作和技巧能力下降或消失，严重影响患者日常生活能力，进而影响其生存质量。

**3. 步态异常**　早期表现跐脚、步行缓慢、易跌倒；肌无力自躯干和四肢近端缓慢进展，下肢较重；骨盆带无力则走路向两侧摇摆，呈鸭步、高尔征（Gower sign），是肌营养不良等肌病的特有体征，肩胛带无力则举臂困难，患儿走路时左右摇摆，左腿脚跟不落地，不能跑步，易跌倒，楼梯需扶爬，蹲下后无法独立站立起来。

**4. 认知功能障碍**　随着疾病发展，进行性肌营养不良患者会出现智力障碍。

**5. 并发症**　如关节挛缩、便秘、脊柱侧凸、心力衰竭、呼吸衰竭等。

### 四、康复评定

**1. 上肢 9 段分级法功能障碍评定**　见表 12-1-1。

**2. 移动功能障碍评定**　见表 12-1-2。

**3. 日常生活活动能力评定**　躯体运动功能障碍，生活自理、活动参与受限，使用日常生活活动能力量表进行评定（详见第二章第九节）。

**4. 呼吸功能障碍评定**　见表 12-1-3。

**5. 心功能障碍评定**　见表 12-1-4。

**6. 认知障碍评定**　25% 的进行性肌营养不良患者有不同程度智力低下，常采用韦氏成人智力量表进行评定（详见第六章第一节表 6-1-1）。

### 表 12-1-1　上肢功能障碍评级（9 段分级法）

| | |
|---|---|
| 1 | 可将 500 g 以上重物从前方上举到 180° |
| 2 | 可将 500 g 以上重物从前方上举到 90° |
| 3 | 可在无重物状态下将手从前方上举到 180° |
| 4 | 可在无重物状态下将手从前方上举到 90° |
| 5 | 可在无重物状态下将肘屈曲向上 90° |
| 6 | 在桌上可将手通过肘伸展在水平前方运动 |
| 7 | 在桌上利用身体的辅助运动，手通过肘伸展在水平前方运动 |
| 8 | 在桌上利用身体的辅助运动，手可在肘伸展之后在水平前方运动 |
| 9 | 在桌上，只有手在水平前方运动 |

### 表 12-1-2　移动功能障碍评级

| | |
|---|---|
| Ⅰ级 | 能够上下楼梯：a. 不用手帮助；b. 需要用手扶膝 |
| Ⅱ级 | 能够上下楼梯：a. 需用单手扶把手；b. 需用单手扶把手，另一只手扶膝；c. 需用两手扶把手 |
| Ⅲ级 | 可以从椅子上起身站立 |
| Ⅳ级 | 可以步行：a. 独立步行 5 米；b. 可以借助辅助器具步行 5 米 |
| Ⅴ级 | 不能步行，但可以四肢爬行 |
| Ⅵ级 | 不能爬行，但可以滑行 |
| SⅦ级 | 不能滑行，但可以保持坐位 |
| SⅧ级 | 不能保持坐位，长时间卧床状态 |

### 表 12-1-3　DMD 呼吸功能障碍评级

| |
|---|
| Ⅰ期（潜在性呼吸不全）：<br>a. 易疲劳感；b. VC 30% ~40%；c.1 回换气量 200 毫升以上；d. 血气分析正常 |
| Ⅱ期呼吸不全期（轻度）：<br>a. 头重感，发绀；b. VC 20%以下；c.1 回换气量 150~200 毫升；d. 血气分析正常下限至轻度异常 |
| Ⅲ期呼吸不全期（重度）：<br>a. 嗜睡、下颌呼吸、发绀；b.1 回换气量 150 毫升以下；c. 血气分析 $PO_2 \downarrow$，$PCO_2 \uparrow$，呼吸性酸中毒 |
| Ⅳ期急性加剧期：<br>喘息不止、咳嗽、咳痰、发绀、冷汗、呼吸困难（由于感染或误吸诱发） |

表 12-1-4　DMD 心功能障碍评级

| Ⅰ期潜在性心不全： |
| --- |
| a. 胸部 X 线示肺叶内瘀血；b.ECG 上 P 波无增高；c. 无自觉症状 |
| Ⅱ期心不全急性期： |
| 恶心、呕吐，腹部胀满，唾液分泌亢进，尿量减少（500 毫升 /d 以下） |
| Ⅲ期心不全缓和期： |
| 不使用洋地黄类或利尿剂等药物不会出现症状 |
| Ⅳ期心不全期： |
| 必须使用洋地黄类或利尿剂等药物维持 |

## 五、康复治疗

1. **药物治疗**　类固醇类药物可使患者独立步行延长 3 年以上，近年来研究表明地夫可特副作用较小，可以作为选择。

2. **综合康复治疗**

（1）维持肌肉力量：推荐水中的运动，水的浮力使运动变得比较容易，并能避免二次损伤，水又能提供适量的阻力，从而达到训练肌肉的目的。

（2）重视呼吸肌的训练，通过上述方法维持呼吸肌力量，延缓呼吸衰竭进程。脊柱后侧凸会降低肺功能，使用脊柱矩形器可以减慢脊柱畸形的过程。

（3）主动运动和被动运动相结合，被动伸展训练可以避免或推迟挛缩的出现。

（4）选择合适支具，延迟关节挛缩、脊柱侧凸等并发症。

3. **其他**　增强营养等对症支持治疗。

## 六、康复护理措施

1. **躯体运动功能障碍**

（1）早期康复干预：重视患侧刺激，保持肢体功能位，体位变换，进行床上运动训练（详见第三章第一节）。

（2）上肢训练：先做腕关节屈伸、背伸、旋转活动，再做肘关节、肩关节屈伸活动，每处做 5~10 分钟后开始轻轻牵拉上肢。

（3）步态训练：先做踝关节上下、左右伸缩运动，再依次做膝关节、髋关节屈伸训练，每处做 5~10 分钟后开始轻轻牵拉下肢，掌握适当的训练尺度，训练时不要太过疲劳。

**2. 日常生活活动能力护理** 早期即可开始，通过持之以恒的日常生活活动训练，争取能自理生活，从而提高患者生活质量。训练内容包括进食方法、个人卫生、穿脱衣裤鞋袜、床椅转移、洗澡等。为完成日常生活活动能力训练，可选用一些适用的装置，如便于进食的特殊器皿、改装的牙刷、各种形式的器皿及便于穿脱的衣服。

**3. 认知障碍护理** 包括记忆力、注意力、理解判断能力、推理综合能力训练等。

（1）注意力与集中能力的训练：对提供的新的信息不断重复；鼓励患者参与简单的娱乐活动，如下跳棋和猜谜；避免身体疲劳；提供频繁的词语、视觉及触觉暗示。

（2）记忆力的训练：鼓励患者使用记忆助具，如卡片、杂志、书籍或录音带，反复朗诵需要记住的信息；提供钟表、日历、电视及收音机等提醒物；设计安排好日常活动表；把时间表或日常安排贴在高一些的醒目之处；提供新的信息，用不断重复的方式来增进记忆；为过后回忆（复习）而记录或写下新的信息。

（3）判断力的训练：让患者做简单的选择，如下跳棋和猜谜；让患者参与做决定的过程；提供多项活动选择的机会；提供频繁的反馈；降低/减少注意力涣散（精力涣散）而提供安静的环境；提供充裕的时间。

**4. 潜在并发症护理**

（1）急性胃扩张：

1）绝对卧床休息，安置患者于安静、舒适、阳光充足、便于照顾和抢救的病室；取半坐卧位，头部偏向一侧，保持呼吸道通畅；做好口腔护理、皮肤护理及恢复期的饮示指导；避免随意搬动患者。

2）对于护理中发生呕吐的患者，严密观察呕吐物的颜色、性质和量，及时清理呕吐物，避免误吸、窒息。详细记录 24 小时胃管引流液的量、颜色、性质，通过对胃肠减压吸出物的判断观察病情变化和协助诊断。

3）胃肠减压护理：胃肠减压护理是急性胃扩张护理中的重要措施，是治疗的重要手段。胃肠减压术是临床常用的一项护理操作技术，利用负压吸引和虹吸原理将胃管经口腔或鼻腔插入胃内，通过胃管吸出胃肠道内积气和积液，减轻胃肠道内压力，缓解症状。

（2）呼吸衰竭：

1）保持呼吸道通畅：平卧头侧位或侧卧位，开放气道，保持环境清洁安静，注意防潮、防寒，积极预防和治疗呼吸道感染等并发症。

2）重视呼吸肌的训练，如果胸部运动受限、呼吸变浅、肺和胸壁顺应性降低伴肺通气不足，将导致肺膨胀不全和肺部感染。主动训练包括发声训练、口呼气训练、深呼吸训练和腹式呼吸训练，被动训练包括徒手胸廓伸张法、胸廓压迫法及排痰训练，通过上述方法维持呼吸肌力量，延缓呼吸衰竭进程。

**5. 饮食护理**

（1）宜食用高蛋白、高维生素、高热量、富含钾钙的软食或半流食，避免干硬或粗糙食物。

（2）少吃或忌食过辣、过咸、生冷等不易消化和刺激性食品，忌烟酒。

（3）创造舒适的就餐环境，减少不利因素，鼓励患者少量多餐。

（4）了解患者进食能力，根据病情制订合理饮食计划。

**6. 心理护理**

（1）给家属提供有关疾病、治疗及预后的相关知识信息，关心、尊重患者，多与家属交流。

（2）避免任何不良刺激和伤害患者自尊的言行。

（3）正确对待患者所出现的各种心理，鼓励患者克服困难，增强自我照顾能力与自信心。

（4）与家属一起营造和谐的氛围和舒适的休养环境。

## 七、康复护理指导

（1）指导患者家属继续进行综合康复训练（包括 ADL 训练），防止功能退化。

（2）指导患者及其家属熟练使用支具、轮椅。

（3）家中厕所、洗浴间、厨房可进行改造，方便患者进行活动。

（4）合理的膳食。富含高蛋白、维生素、钙、锌的食物，瘦肉、鸡蛋、鱼、虾仁、动物肝脏、排骨、木耳、蘑菇、豆腐、黄花菜等可适当多食，少吃或忌食过辣、过咸、生冷等不易消化和有刺激性食品。

（5）维持肌肉力量。推荐水中的运动，水的浮力使运动变得比较容易，并能避免二次损伤，水又能提供适量的阻力，从而达到训练肌肉的目的。

# 第二节 遗传性痉挛性截瘫

## 一、概述

遗传性痉挛性截瘫（hereditary spastic paraplegia，HSP）是一种家族遗传性疾病，最常见为常染色体显性遗传，也有常染色体隐性遗传及 X 连锁遗传。本病以慢性进行性无力与慢性痉挛性下肢瘫痪为特征。HSP 的发病多见于儿童期或青春期，但也可见于其他年龄段，男性略多于女性，常有阳性遗传家族史。目前无特异性治疗可以预防、延缓、逆转 HSP 患者的进行性功能残疾。药物治疗的目标是减少残疾和预防并发症。肌力训练可以提高未损伤的肌肉力量，代偿无力的肌肉力量，延缓肌肉萎缩，减轻疲劳，在提高耐力的康复过程中需要加强身体锻炼。

## 二、病因

HSP 的主要病因是基因突变，遗传特异质性高，发现 33 个成为致病原因的基因位点，按照发现的顺序依次命名为 SPG1~SPG33。其中，常染色体显性遗传性单纯型 HSP 中 SPG4、SPG3A、SPG6 占所有家系的 50%~60%。HSP 是一种以双下肢进行性肌张力增高、肌无力和剪刀步态为特征的综合征。主要病理改变是轴突变性，以皮质脊髓束和薄束的终末部分改变最明显，脊髓小脑束纤维受累较轻。变性纤维的神经元胞体保留，原发的脱髓鞘不变。

## 三、主要功能障碍

HSP 临床症状多样。首发症状是绊脚，下肢僵硬和无力。随症状的进展，下肢痉挛性无力会越来越重，严重者膝关节不能弯曲，抬腿困难，有的患者远端感觉减退，还伴有背痛、膝盖疼痛、脚部寒冷、腓肠肌或比目鱼肌萎缩、疲劳，可合并抑郁。病程末期需要拐杖、步行辅助器或轮椅。也有轻症不需扶助的患者。发病年龄、进展速度、残障程度随突变基因类型而异。排尿障碍比较常见，表现为尿急或尿失禁，多发生在发病数年后。

除了双下肢痉挛性无力外，还可合并其他各种表现。根据症状的复杂程度分为单纯型和复杂型。

1. 单纯型 多见，仅表现为痉挛性截瘫双下肢僵硬，行走易跌倒，呈剪刀步态，尿失禁、尿急症状及足部振动减退。双上肢程度不同，有时会出现双手僵硬，动作笨拙，轻度构音障碍。

**2. 复杂型**　除痉挛性截瘫外，常伴有不同程度肌萎缩、小脑性共济失调、震颤、肌张力障碍、手足徐动症、视神经萎缩、视网膜变性、听力障碍、癫痫、鱼鳞病、精神发育迟滞或痴呆。

## 四、康复评定

**1. 躯体功能障碍评定**　肌力、肌张力评定，详见第二章相关章节。

**2. 感觉功能评定（尤其是下肢）**　评估患者的痛温觉、触觉、运动觉、位置觉是否减退或丧失，详见第二章第四节。

**3. 平衡功能评定**

（1）三级平衡检测法：Ⅰ级平衡是指在静态不借助外力的条件下，患者可以保持坐位或站立位平衡；Ⅱ级平衡是指在支撑面不动（坐位或站立位）条件下，患者的身体某个或几个部位运动时可以保持平衡；Ⅲ级平衡是指患者在有外力作用或外来干扰的条件下，仍可以保持坐位或站立位平衡。

（2）Berg平衡量表：详见第四章第一节表4-1-2。

**4. 排尿功能障碍评定**　HSP排尿功能障碍主要表现为尿潴留、尿失禁。患者膀胱无充盈感，呈无张力性神经源性膀胱，膀胱充盈过度时出现尿失禁；若膀胱逼尿肌无收缩或不能放松尿道外括约肌，可产生排尿困难，造成膀胱内压增加和残余尿量增多，出现尿潴留。

**5. 心理障碍评定**　评估患者的心理状态、人际关系与环境适应能力，了解有无抑郁、焦虑、恐惧等心理障碍，评估患者的社会支持系统是否健全有效。

## 五、康复治疗

**1. 药物治疗**　目前临床上多采用左旋多巴、苯海索（安坦）、地西泮、氯苯丁氨酸（巴氯芬）、胞磷胆碱等药物进行治疗。巴氯芬控制肌张力，减轻运动的阻力，替扎尼定、丹曲林、A型肉毒毒素制剂等也有助于缓解肌肉痉挛。解痉剂奥昔布宁能减轻尿急。地西泮能作用于中枢神经系统，间接降低肌张力。

**2. 物理因子治疗**　包括下肢神经肌肉电刺激、胸腰段脊柱超短波治疗、胸腰段脊柱磁疗等。

**3. 运动治疗** 包括下肢抗阻训练、等速肌力训练、平衡训练、步态训练等。

**4. 中医康复治疗** 可改善肌痉挛、肌萎缩等症状。

**5. 二便功能障碍的康复治疗** 详见第三章第七节。

## 六、康复护理措施

**1. 躯体功能障碍护理** HSP 患者双下肢运动控制能力较差，应进行下肢运动锻炼。

（1）下肢被动运动：患者仰卧位，在医护人员或家属的帮助下进行下肢被动运动。

1）足趾屈伸与旋转活动：帮助者一只手握患者足背，另一只手握患者足趾，做足趾屈伸与旋转活动。

2）足踝屈伸与旋转活动：帮助者一只手握患者小腿足踝上端，另一只手握患者足背（手心对足心），做足踝屈伸与旋转活动。

3）膝关节屈伸与旋转活动：帮助者一只手握患者膝上大腿部，另一只手握患者小腿，做膝关节屈伸与旋转活动。

4）髋关节屈曲与旋转活动：帮助者双手握患者小腿，做髋关节屈曲与旋转活动。每日被动练习 1 次，每个关节进行 10~20 次被动活动。

（2）HSP 患者肌肉挛缩，应给予合理功能体位摆放。详见第三章第一节。

**2. 感觉障碍护理** HSP 患者远端感觉减退，还伴有背痛、膝盖疼痛。

（1）开始用患者能耐受的轻柔触觉刺激（棉棒刺激），适应后增加刺激强度，直至可耐受较强刺激而不产生疼痛。

（2）感觉恢复的次序是先钝觉，后敏锐觉，可采用靠深压觉来传递钝性刺激，不要采用尖锐的刺激物。

（3）让患者把下肢浸入不同水温的水桶中，由于患者感觉的丧失或迟钝易造成烫伤，要避免温度过高，发生烫伤。

（4）振动、按摩、叩打敏感区也可降低感觉敏感度。

**3. 排尿功能障碍护理**

（1）截瘫患者均有不同程度的尿潴留和尿失禁，泌尿系统感染是最常见的并发症。一旦发生尿潴留，可用手轻轻按摩下腹部，帮助排尿。

（2）定时观察尿液颜色及有无混浊，并定期做尿常规检查。一旦发生感染征象，除使用抗生素外，还应鼓励患者大量饮水，增加排尿次数。

（3）每日进行会阴冲擦洗，必要时留置导尿管，定时开放。

**4. 皮肤护理** 长期卧床患者，局部皮肤长期受压，出现血液循环和神经感觉障碍，加之抵抗力下降，极易发生压力性损伤。

（1）要注意保持床单位的清洁、平整、干燥。

（2）衣裤要常更换，勤晾晒。

（3）要经常用温水擦洗身体，及时清洁大小便，保持皮肤清洁、干燥。

**5. 呼吸道护理** 患者长期卧床易发生肺不张、坠积性肺炎。应做到以下几点：

（1）应锻炼肺功能，增加肺活量。

（2）定时协助患者翻身、叩背、排痰。

（3）如痰黏稠不易咯出时，给予雾化吸入稀释痰液，一旦发生肺部感染或肺炎应积极对症治疗。

**6. 心理护理** 患者出现截瘫后，思想准备不足，心理上难以适应。护理人员及其家属应针对患者的挫折和悲观心理给予帮助和关怀，使其能够面对现实，树立战胜疾病的信心，解除心理负担，稳定情绪，愉快地配合治疗和护理。

## 七、康复护理指导

（1）指导患者出院后家属正确地开展伸展训练、肌力训练和有氧训练，这些训练治疗可减轻肌腱炎、滑囊炎等并发症；提高肌肉的力量，减缓肌肉萎缩进程；改善心血管系统的适应性，减轻疲劳并提高耐力。

1）肌肉拉伸训练：患者坐在地面的瑜伽垫上，两腿水平放在身体前侧，将一侧腿伸直，用毛巾经前脚掌环绕足底，双手握住毛巾两端，双手用力拉毛巾，使踝关节背伸（勾脚），并维持姿势不动，保持15~30秒，再换另一侧腿练习。每组3次，每天3组，注意保持膝关节伸直。

2）站立位腓肠肌牵拉练习：患者面对墙壁站立，手臂抬高与肩同宽，身体前倾，手掌撑住墙面，一侧腿呈弓步，另一侧腿在后绷直，注意脚跟不离地，保持姿势不动15~30秒，再换另一侧腿练习。每组3次，每天3组。另外，在进行其他运动之前和之后，也应进行拉伸运动，以防止肌肉拉伤、酸痛和受伤。

3）功率自行车练习：可以在室内进行。在不给臀部、膝盖和脚额外施加压力的情况下，达到锻炼目的，随着肌力和肌张力的变化，来调整自行车的速度和阻力。在完成热身运动后，每天可进行 20~30 分钟的锻炼，应按个人承受能力决定锻炼时长和强度。

（2）告知患者及其家属气温骤降或寒冷环境会加重患者的肢体僵硬，日常生活中应注意保暖。

（3）热敷可以缓解肌肉紧张、促进血液循环、减轻肢体僵硬、提高关节灵活度。患者出院后，可使用家用热水袋灌注 45 ℃左右的热水，用具有一定保温效果的厚毛巾，将热水袋包裹固定在小腿的前后，局部热敷 30 分钟。

# 神经康复治疗护理常规与护理技术

# 第十三章
# 神经康复常用治疗技术护理常规

## 第一节　运动治疗

运动治疗是以功能训练为主要手段，以手法和器具（器械）为载体，着眼于躯体功能的恢复、改善或重建，其内容涵盖以下几个主要部分。

### 一、关节活动技术

1. **主动运动**　是指机体在完全不依靠外力辅助的情况下独立完成的运动。常用的有各种徒手体操或器械体操。

2. **助力主动运动**　是指在机体主动运动时，依靠外力施加适当的辅助力量，帮助其完成的运动。助力主动运动适用于创伤后无力的肌肉或不全瘫痪肌肉的功能锻炼，以及体力虚弱患者。常用的有悬吊练习、滑轮练习和器械练习。悬吊练习是利用挂钩、绳索和吊带组合将拟活动的肢体悬吊起来，使肢体在去除重力的前提下主动活动，类似于钟摆样运动。滑轮练习是利用滑轮和绳索，通过健侧肢体的活动来帮助或带动患侧肢体的活动。器械练习是利用杠杆原理，以器械为助力，带动活动受限的关节进行活动。

3. **抗阻力主动运动**　是指机体进行主动运动的同时，对抗运动中施加于肢体的一定量阻力进行的运动，如举哑铃。抗阻力主动运动是增强肌力的最好方式，对增强骨密度和骨代谢也有良好效果。

4. **被动运动**　是指完全依靠外力来帮助机体完成的运动。它所用的外力可由治疗器械或治疗师徒手施加，如关节可动范围内的运动和关节松动技术；也可以是借助外力由患者自己完成的被动运动，如滑轮练习、关节牵引、持续性被动活动等。

**5. 关节活动技术护理注意事项**

（1）活动前评估患者的一般情况。

（2）做好运动治疗的准备工作，包括器材的准备及解释工作。

（3）注意观察治疗反应，把握治疗强度，达到患者耐受量。

（4）关节松动术前，应做好关节周围软组织的加热或放松训练，并做好心理护理。

（5）熟悉关节活动技术的适应证与禁忌证。

## 二、软组织牵伸技术

牵伸（stretching）是指拉长挛缩或短缩软组织的治疗方法，主要为改善或重新获得关节周围软组织的伸展性，降低肌张力，增加或恢复关节的活动范围，防止发生不可逆的组织挛缩，预防或降低躯体在活动或从事某项运动时出现的肌肉、肌腱损伤。

**1. 牵伸的内容**　牵伸分为手法牵伸、器械牵伸和自我牵伸三种。手法牵伸是治疗者对发生紧张或挛缩的组织或活动受限的关节，通过手力牵伸，并通过控制牵伸的方向、速度和持续时间来增加挛缩组织的长度和关节活动范围。器械牵伸是利用小强度的外部力量，较长时间作用于缩短组织。自我牵伸是一种由患者自己完成的肌肉伸展性训练，可以利用自身重量作为牵伸力量。

临床上由于神经系统疾病致软组织挛缩、粘连或瘢痕形成引起肌肉、结缔组织和皮肤缩短、关节活动范围降低，均可采用牵伸治疗。当肌无力和拮抗肌紧张同时存在时，先牵伸紧张的拮抗肌，再增强无力肌肉的力量。神经系统疾病牵伸的禁忌证主要为神经损伤或神经吻合术后1个月内关节活动或肌肉被拉长时剧痛。

**2. 牵伸技术护理注意事项**

（1）牵伸前必须先进行评估。

（2）患者应采取舒适、放松的体位。

（3）牵伸力量的方向应与肌肉紧张或挛缩的方向相反；牵伸力量必须足够拉紧软组织的结构，但不至于导致疼痛或损伤。在牵伸过程中患者感到轻微疼痛是正常的，要以患者能够耐受为原则，如果第2日被牵伸部位仍然有肿胀和明显的疼痛，说明牵伸强度太大，应降低牵伸强度或休息1日。

（4）避免过度牵伸肌力较弱的肌肉或水肿组织。

（5）四肢瘫痪或肌肉严重无力的患者，牵伸应慎重。

## 三、肌力训练技术

肌力训练是通过肌肉的主动收缩来改善或增强肌肉的力量。

**1. 肌力训练的内容**　肌力训练根据肌肉的收缩方式，可分为等长运动和等张运动；根据是否施加阻力，可分为非抗阻力运动和抗阻力运动。非抗阻力运动包括主动运动和主动助力运动，抗阻力运动包括等张性（向心性、离心性）、等长性、等速性抗阻力运动。

肌力训练方法选择：当肌力为 1 级或 2 级时，进行徒手助力肌力训练；当肌力达 3 级或以上时，进行主动抗重力或抗阻力肌力训练。此类训练根据肌肉收缩类型，分为抗等张阻力运动（也称为动力性运动）、抗等长阻力运动（也称为静力性运动）和等速运动。

**2. 肌力训练护理注意事项**

（1）正确掌握运动量与训练节奏。肌力训练的运动量以训练后第 2 日不感到疲劳和疼痛为宜。根据患者的全身状况（素质、体力）、局部状况（关节活动、肌力强弱），选择适当的训练方法，每天训练1~2次，每次20~30分钟，可以分组练习，中间休息 1~2 分钟。

（2）由于神经系统疾病的早期，肌痉挛同时伴有肌力下降，此时主要解决的是肌痉挛问题，不应强调单个肌肉的肌力训练，以免加重肌痉挛；在疾病的恢复期或后遗症期，则需同时重视肌力的训练，以多肌肉运动或闭链运动方式为主。

（3）选择适当的训练方法。增强肌力的效果与选择恰当的训练方法直接相关。训练前，应先评估训练部位的关节活动范围和肌力是否受限及其程度，根据肌力等级选择运动方法。灵活运用各种不同训练方法进行训练，以提高训练效果。

（4）抗阻训练时，阻力应从小到大，在活动范围的起始和终末施加最小的阻力，中间最大；要有足够的阻力，但不要大到阻止患者完成活动。

（5）有高血压、冠心病或其他心血管疾病的患者，在进行等长抗阻训练尤其是抗较大阻力训练时，医护人员应时刻提醒患者保持顺畅呼吸，避免屏气，以免引起瓦尔萨尔瓦（Valsalva）效应，增加心血管负担。

（6）肌力训练后应观察患者全身心血管反应以及局部有没有不适，如有酸痛，可给予热敷或按摩等，以助消除训练后的局部疲劳。如疼痛显著，应及时联系治疗师，调整次日训练量。

（7）肌力训练的效果与患者的主观努力程度关系密切，应充分调动患者的积极性。训练前应使患者了解训练的作用和意义，训练中经常给予语言鼓励并显示训练的效果，以提高患者的信心和积极性。

## 四、平衡训练

平衡训练是指改善人体平衡功能的训练，用来锻炼本体感受器、刺激姿势反射，适用于治疗神经系统或前庭器官病变所致的平衡功能障碍。

**1. 平衡训练的内容** 主要包括静态平衡（即在安静坐位或立位状态下能以单侧及双侧负重而保持平衡）及动态平衡（包括自动动态、他动动态平衡以及动作中平衡）。①静态平衡训练的大致顺序为：前臂支撑俯卧位、前臂支撑俯卧跪位、前倾跪位、跪坐位、半跪位、坐位、站立位（扶平行杠站立、独自站立、单腿站立）；②动态平衡训练是在支撑面由大到小、重心由低到高的各种体位，逐步施加外力完成，具体可通过摇晃平衡板训练、大球或滚筒上训练以及通过平衡仪进行；③自动动态平衡，是指患者自己取坐位或立位时，自己改变重心的平衡功能；④他动动态平衡，是指患者在外力破坏其平衡的作用下，仍能恢复平衡的功能。

**2. 平衡训练护理注意事项**

（1）训练时要求患者放松，消除紧张及恐惧心理。医护人员要时刻注意患者的安全，预防跌倒，避免造成患者再次损伤和增加心理负担。

（2）训练必须由易到难，注意保护，并逐步减少保护。

（3）从静态平衡训练开始，逐步过渡到自动动态平衡，再过渡到他动动态平衡。

（4）训练时所取的体位应由最稳定的体位，逐渐过渡到最不稳定的体位，逐步缩减患者的支撑面积和提高身体重心，在保持稳定性的前提下逐步增加头颈和躯干运动，由注意保持平衡到不注意也能保持平衡，由睁眼训练保持平衡过渡到闭眼的平衡训练。

### 五、协调性训练

协调功能主要是协调各组肌群的收缩与放松。协调性训练是以发展神经肌肉运动控制协调能力为目的的训练，常用于神经系统和运动系统疾病的患者。它是利用残存部分的感觉系统，以视觉、听觉和触觉来管理随意运动，其本质在于集中注意力，进行反复正确的练习。协调性障碍包括深感觉性、小脑性、前庭迷路性及大脑性的运动失调，帕金森病及由于不随意运动所致的协调性障碍。

**1. 协调性训练的内容**　训练方法要适合患者现有功能水平，上肢着重训练动作的准确性、节奏性与反应的速度，下肢着重训练正确的步态。训练顺序是：①先易后难，先卧位，再在坐位、立位、步行中进行训练；②先单个肢体、一侧肢体（多先做健侧或残疾较轻的一侧），再双侧肢体同时运动；③先做双侧对称性运动，再做不对称性运动；④先缓慢，后快速；⑤先睁眼做，再闭眼做。

**2. 协调性训练护理注意事项**

（1）可指导患者利用一些生活动作来辅助强化协调动作，例如可采用作业疗法、竞赛等趣味性方法进行训练。

（2）操练时切忌过分用力，以避免兴奋扩散，因为兴奋扩散往往会加重不协调。

（3）所有训练要在可动范围内进行，医护人员要时刻注意保护患者，避免再次受伤和增加心理负担。

### 六、步行训练

因神经系统疾病损害而造成步行障碍者为主要训练对象，如偏瘫、截瘫或术后的患者等。

**1. 步行训练前必需的训练和准备**　①关节活动范围（ROM）训练；②健侧及上肢肌力的维持和增强；③耐力训练；④平衡及协调训练；⑤下肢承重练习；⑥合理选用辅助用具，包括矫形器、助器、拐杖、手杖和轮椅等。

**2. 步行的基本动作训练**　通常利用平行杠、拐杖、手杖在训练室中进行。其顺序为：平行杠内步行→平行杠内持杖步行→平行杠外持杖步行→弃杖步行→应用性步行（复杂步训练）。

### 3. 步行训练护理注意事项

（1）提供必要保护，以免跌倒。

（2）掌握训练时机，不可急于求成。如偏瘫患者在平衡、负重、下肢分离动作训练未完成时，不可过早进入步行训练，以免造成误用综合征。

（3）凡患者能完成的动作，应鼓励患者自己完成，不要辅助过多，以免影响以后的康复训练进程。

## 七、神经发育学疗法

神经发育学疗法（neurodevelopmental therapy，NDT）是 20 世纪 40 年代开始出现的治疗脑损伤后肢体运动障碍的方法，其典型代表为 Bobath 技术、Brunnstrom 技术、Rood 技术、Kabat-Knott-Voss 技术（又称为 PNF 技术）。

**1. 神经发育学疗法的内容**　NDT 以神经系统作为重点治疗对象，将神经发育学、神经生理学的基本原理和法则应用到脑损伤后运动障碍的康复治疗中，把治疗与功能活动特别是 ADL 结合起来，在治疗环境中学习动作，在实际环境中使用已经掌握的动作并进一步发展技巧性动作。

**2. 神经发育学疗法护理注意事项**

（1）治疗顺序：先做等长练习（如保持静态姿势），后做等张练习（如在某一姿势上做运动）；先练习离心性控制（如离开姿势的运动），后练习向心性控制（如向着姿势的运动）；先掌握对称性的运动模式，后掌握不对称性的运动模式。

（2）治疗方法：应用多种感觉刺激，包括躯体、语言、视觉等，重复强化训练对动作的掌握、运动控制及协调具有十分重要的作用。

（3）早期治疗、综合治疗以及各相关专业的全力配合，重视患者及其家属的主动参与，这是治疗成功与否的关键因素。

## 八、运动再学习疗法

把中枢神经系统损伤后运动功能的恢复训练视为一种再学习或再训练的过程，实现功能重组的主要条件是需要进行针对性的练习活动，练习越多，功能重组就越有效，特别是早期练习有关的运动。运动再学习疗法（motor relearning program，MRP）主张通过多种反馈（视、听、皮肤、体位、手）的引导来强化训练效果，充分利用反馈在运动控制中的作用。

1. **运动再学习疗法的内容** 运动再学习疗法由 7 部分组成，包含了日常生活中的基本运动功能，分别为：①上肢功能；②口面部功能；③仰卧到床边坐起；④坐位平衡；⑤站起与坐下；⑥站立平衡；⑦步行。

2. **运动再学习疗法护理注意事项**

（1）根据患者存在的具体问题选择最适合患者的部分开始训练。

（2）观察患者的动作来分析缺失的基本运动功能，针对患者丧失的运动成分，通过简洁的解释和指令，反复多次地练习，并配合语言、视觉反馈及手法指导，重新恢复已经丧失的运动功能。

（4）把所掌握的运动成分与正常的运动结合起来，不断纠正异常，使其逐渐正常化。

（5）反复多次练习已经掌握的运动功能，使其不断熟练。

## 九、强制性使用运动疗法

强制性使用运动疗法（constraint-induced movement therapy，CIMT）是针对脑卒中后上肢功能障碍的一种新的康复技术，接受 CIMT 的脑卒中患者在上肢的使用量、上肢动作的速度和质量等方面显著优于接受常规训练的患者。

1. **强制性使用运动疗法的内容** 通过强制装置限制健侧上肢的使用，强制患者在日常生活中使用患侧上肢，并短期集中强化，重复训练患侧上肢，同时注重把训练内容转移到日常生活中去，从而提高脑神经损伤后患者的运动功能和日常生活活动能力。

2. **强制性使用运动疗法护理注意事项**

（1）限制健侧肢体的使用，要求患者连续两周除去睡眠时间，其余 90% 的时间健肢戴上手套限制使用。

（2）集中、重复、强化训练患肢。

（3）把训练内容转移到日常生活中去。训练内容的设计要紧密结合日常活动，在日常活动时间，鼓励患者进行实际的功能任务练习。

（4）根据患者的具体运动障碍选择适宜的治疗活动。如果患者在一开始就不能完成该项活动，则将运动按顺序分解，并帮助其完成该活动。在完成过程中对患者的任何改善，均予以及时的、清晰的语言反馈。

### 十、运动处方

运动处方是对准备接受运动治疗或参加运动锻炼的患者，由专科医生通过必要的临床检查和功能评定后，为患者选择合适的运动治疗项目，规定适宜的运动量，并注明注意事项。

**1. 运动治疗项目的分类**

（1）耐力性项目：以健身、改善心脏和代谢功能，防治冠心病、糖尿病、肥胖等为目的。如医疗性行走、健身跑、骑自行车、游泳、登山，也可以做原地跑、跳绳、上下楼梯等运动。耐力性项目一般属于周期性、节律性的运动，在运动强度和运动时间相同的前提下，这些运动项目对提高心脏耐力的效果大致相同。此外，乒乓球、篮球、网球、羽毛球等运动项目对改善心血管的功能也有良好的作用。

（2）力量性项目：以训练肌肉力量和消除局部脂肪为目的。如各种持器械医疗体操，抗阻力训练（沙袋、实心球、哑铃、拉力器等），一般适合骨骼肌和外周神经损伤引起的肌肉力量减弱。

（3）放松性项目：以放松肌肉和调节神经为主要目的。如医疗性行走、医疗体操、保健按摩、太极拳、气功等，多适合心血管和呼吸系统疾患的患者、老年人及体弱者。

（4）矫正性项目：以纠正躯体解剖结构或生理功能异常为目的。如脊柱畸形、扁平足的矫正体操，增强肺功能的呼吸体操，治疗内脏下垂的腹肌锻炼体操，骨折后的功能锻炼等。

**2. 运动治疗量** 运动治疗中的总负荷量取决于运动治疗的强度、频度（密度）和治疗的总时间，其中，运动治疗的强度是运动处方中定量化的核心。

（1）运动治疗强度：直接影响运动治疗的效果和治疗的安全性，临床一般采用以下指标来确定其大小。

1）心率：是确定运动治疗强度的可靠指标。根据运动治疗中所选择的最高心率，可以将运动治疗量分为大、中、小三种。大运动量相当于最高心率的80%以上，中运动量相当于最高心率的70%，小运动量相当于最高心率的60%。可以通过计算得出运动治疗中的心率指标。

极量（最大）心率 =210 – 年龄

亚极量心率 =195 － 年龄

最大心率＝休息时心率＋（同年龄组预计的最大心率 － 休息时心率）×60%

2）主观感觉：运动治疗中的主观感觉是患者身体对运动治疗量的反映。适宜的运动治疗强度是在治疗中患者感觉舒适或稍有气喘，但呼吸节律不紊乱。

（2）治疗频度：每周参与或接受治疗的次数。小运动治疗量每日 1 次，大运动治疗量隔日 1 次。如果间隔时间超过 3 天，运动治疗效果的蓄积作用就会消失。

（3）治疗时间：取决于运动治疗的强度。对耐力性或力量性运动治疗项目，一次运动治疗时间可以分为准备、练习、结束 3 个部分。练习部分是治疗的主要部分，至少维持 20~30 分钟。准备部分通常采用小强度的活动，使心肺功能、肌肉韧带以及血压逐渐适应练习部分的运动治疗，避免在突然大强度的运动后，发生内脏器官的不适应和肌肉韧带的损伤。结束部分主要做一些放松性的活动，防止在运动治疗完成后，由于血液聚集于肢体，回心血量减少而出现心血管症状。

**3. 实施运动治疗时护理注意事项**

（1）掌握好适应证：运动治疗的效果与适应证的选择是否适当有关，对不同的疾病应选择不同的运动治疗方法。神经系统性疾病除主动运动外，大多需要给予"一对一"的治疗，如神经发育学疗法、运动再学习疗法等。

（2）循序渐进：在实施运动处方时，内容应该由少到多，程度由易到难，运动量由小到大，使患者逐渐适应。

（3）持之以恒：对年老体弱患者或神经系统损伤的患者，运动疗法项目需要经过坚持一定的治疗时间，才能显示出疗效。因此，要坚持才能积累治疗效果，切忌操之过急或中途停止。

（4）个别对待：需要根据神经系统不同的疾病、不同的对象（如性别、年龄、文化水平、生活习惯等），制订具体的治疗方案，即因人而异、因病而异，这样才能取得理想的治疗效果。

（5）及时调整：运动处方实施后，还要根据患者的实施情况定时评定，根据评定的结果，及时调整治疗方案（如内容、持续时间、难易程度等），然后再次实施、再次评定、再次调整，如此循环，直至治疗方案结束。

# 第二节　物理因子治疗护理常规

物理因子治疗有预防、治疗及康复作用，对炎症、疼痛、痉挛、瘫痪和局部血液循环障碍等，都有较好的效果。物理因子有多种治疗作用，副作用少，直接作用于病变部位；与药物、放疗、化疗及手术等有协同作用，实施简单、易行，且费用少。

## 一、低频电疗法

低频电疗法（low frequency electrotherapy），是指应用频率在 1 000 Hz 以下的脉冲电流治疗疾病的方法。临床常用的低频电疗法包括感应电疗法、电兴奋疗法、神经肌肉电刺激疗法、功能性电刺激疗法、经皮神经电刺激疗法等。

**1. 治疗作用**　低频电疗法临床特点为低压、低频，治疗作用有兴奋神经肌肉组织，促进局部血液及淋巴循环，降低感觉神经的兴奋性，缓解肌肉痉挛；镇痛，特别用于软组织损伤疼痛。

**2. 临床应用**

（1）适应证：经皮神经电刺激疗法可用于神经疾病所致各种疼痛，例如偏头痛、幻肢痛、关节痛、术后切口痛等；神经肌肉电刺激疗法可用于肌痉挛疼痛，神经失用症，各种原因所致的失用性肌萎缩、姿势性肌肉软弱等；功能性电刺激疗法可用于减轻痉挛，加速协调运动和随意活动控制能力恢复，适用于治疗中枢性麻痹的患者，包括脑瘫、偏瘫、截瘫、四肢瘫，还包括痉挛型、弛缓型、共济失调型等患者。

（2）禁忌证：出血倾向疾病、恶性肿瘤、局部金属植入物者、意识不清等。

**3. 护理注意事项**

（1）治疗前做好宣教，告知患者治疗中应有的感觉，如轻微的针刺感、紧束感、蚁走感为正常反应，咽部治疗可出现闪光感，头部治疗时口腔可有金属味。若有烧灼或疼痛感为异常反应，应立即告知工作人员查明原因，及时处理。

（2）治疗前帮助患者充分暴露治疗部位，皮肤如有创伤或遇其他有创检查（局部穿刺、注射、封闭等）之后 24 小时内禁止该项治疗。

（3）治疗时告知患者不能接触仪器，不能移动体位，以免电极板与皮肤分离。

（4）治疗开始时应缓慢调大电流强度，结束时要缓慢调小电流强度。治疗过程中若患者治疗部位皮肤出现知觉丧失、破损或皮肤病，则此部位不宜治疗，要及时停止治疗。

（5）治疗过程中要预防烧伤，一旦发现患者有疼痛或烧灼感，应立即停止治疗，及时进行检查及处理。

（6）治疗后容易皮肤干燥，多次治疗后皮肤可有痒感或出现小丘疹，此时应叮嘱患者不要抓挠皮肤，可用热水清洗后涂擦润肤剂或用皮炎平外涂局部皮肤。若出现皮肤电灼伤，按局部烧伤处理。

（7）治疗中要经常询问患者的感觉，老人、儿童、体弱者治疗时间要短些，输入强度要弱些。

## 二、中频电疗法

中频电疗法（medium frequency electrotherapy）是医用频率范围在 1~ 100 kHz 的脉冲电流治疗疾病的方法。临床上常用的中频电疗法有等幅正弦中频电疗法、干扰电疗法和正弦调制中频电流疗法等。

### 1. 治疗作用

（1）等幅正弦中频电疗法：应用频率为 1~20 kHz，习惯称为音频电疗法。治疗作用：消散硬结、软化瘢痕、松解粘连，也可改善局部组织血液循环、促进炎症吸收、镇痛等。

（2）干扰电疗法：两路频率分别为 4 000 Hz 与（4 000 ± 100）Hz 的正弦交流电，通过两组电极交叉输入人体，在电场线交叉处形成干扰场，产生差频为 0~100 Hz 的低频调制中频电流，以这种干扰电流治疗疾病的方法称为干扰电疗法。治疗作用：①改善周身血液循环；②镇痛作用；③对运动神经和骨骼肌的作用；④对内脏平滑肌的作用，可促进内平滑肌活动，提高其张力，改善内脏血液循环，调整支配内脏的自主神经；⑤对自主神经的调节作用。

（3）正弦调制中频电流疗法：是一种低频调制的中频电流，其载波频率为 2 000~8 000 Hz，载波波形有正弦波与梯形波，调制频率为 1.5~150 Hz。

**2. 临床应用**

（1）等幅正弦中频电疗法：

1）适应证：各类软组织扭挫伤疼痛、关节痛、神经痛等，瘢痕、肠粘连、注射后硬结等。

2）禁忌证：急性炎症、出血性疾病、恶性肿瘤、局部金属异物、佩戴心脏起搏器者、心区、孕妇下腹部、对电流不能耐受等。

（2）干扰电疗法：

1）适应证：各种软组织创伤性疼痛、肩周炎、肌痛、神经炎等。

2）禁忌证：急性炎症病灶、深静脉血栓形成、佩戴心脏起搏器者、孕妇下腹部、心脏部位、出血倾向者、结核病灶、恶性肿瘤等。

（3）正弦调制中频电流疗法：适应证和禁忌证同干扰电疗法。

**3. 护理注意事项**

（1）治疗前做好宣教，告知患者治疗中应有的感觉，如有刺痛或灼热感等应及时告诉医护人员。

（2）治疗前取出治疗部位或附近的金属物件，有类似心脏起搏器等体内埋入型医用电子仪器的患者禁止使用。

（3）充分暴露治疗部位，注意皮肤有无破损，如治疗部位有皮肤破损，应避开或处理后进行治疗。

（4）治疗时注意导线、金属电极与夹（金属扣）勿触及皮肤，电极摆放平坦并固定稳妥，否则会造成皮肤损伤。患者的手不要触及治疗仪，防止电击，两电极间无电阻时不可相碰，以防短路。

（5）治疗时应逐渐增加或减小输出强度，避免电击伤。患者不要自行调节电流强度，对心脏病患者、老年人、幼儿、体弱者电流宜小。

（6）治疗后患者皮肤若出现斑点状潮红，应及时涂烫伤膏或照射紫外线预防感染。

## 三、高频电疗法

在医学上把频率超过 100 kHz 的交流电称为高频电流。高频电疗法根据波长分为短波疗法、超短波疗法、微波疗法，其中超短波疗法应用最为广泛。

**1. 治疗作用**

（1）镇痛（神经痛、痉挛性痛、张力性痛、缺血性痛、炎症性痛）。

（2）消炎、消肿。

（3）解痉。

（4）扩张血管，促进血液循环。

（5）增强机体免疫防御功能。

（6）高频电刀可治疗表浅癌肿。

**2. 临床应用**

（1）适应证：采用中、小剂量的高频电流可治疗各种特异或非特异性慢性、亚急性或急性炎症等。

（2）禁忌证：恶性肿瘤（中小剂量）、妊娠、有出血倾向、高热、心肺功能衰竭、装有心脏起搏器、体内有金属异物、颅内压增高、活动性肺结核等。妇女经期血量多时应暂停治疗。

**3. 护理注意事项**

（1）衣服和皮肤保持干燥，穿吸汗、不含金属的衣服。截瘫、偏瘫及昏迷患者要注意防止呕吐物或尿液流至治疗部位。

（2）治疗前叮嘱患者取下身上的一切金属物品。禁止对装有心脏起搏器的患者进行治疗，对体内有植入金属物的部位应慎用。

（3）当日行 X 线检查的部位不宜行高频治疗；女性患者经期不宜行高频电疗。

（4）治疗期间患者不可随意挪动、触摸电极、仪器、墙体及接地的金属物。若有不适感及时告知医护人员处理，切勿在未关机的状态下擅自离开，避免发生触电及电火灾事故。

（5）进行微波治疗时应给患者戴防辐射护目镜，避免对眼、睾丸、小儿骨骺端使用微波，小儿慎用微波治疗。

（6）治疗结束后注意观察皮肤反应，若剂量过大引起皮肤疼痛或斑状潮红，立即涂烫伤膏进行处理。

## 四、光疗法

应用人工光源或日光辐射治疗疾病的方法称为光疗法（phototherapy），包括红外线疗法、可见光疗法、紫外线疗法、激光疗法。

**1. 治疗作用**

（1）红外线疗法：辐射主要产生温热效应（辐射热），通过热传导或血液传送可使较深层的组织温度升高，血管扩张，血流加速，并降低神经的兴奋性，因而有改善组织血液循环、增强组织营养、促进水肿吸收和炎症消散、镇痛、解痉的作用。

（2）紫外线疗法：对细菌和病毒的杀灭和抑制作用强。有杀菌、消炎、促进维生素 $D_3$ 的形成、镇痛、脱敏、促进组织再生、调节机体免疫功能、光致敏作用等。

（3）激光疗法：是受激辐射放大的光。光的治疗作用随其能量的大小而不同。非破坏性的低能量激光主要有抗炎、镇痛、刺激组织生长、影响内分泌功能、调节神经及免疫功能等作用。高能量破坏性的激光主要用作光刀，供外科切割、焊接或烧灼之用。

**2. 临床应用**

（1）红外线疗法：

1）适应证：软组织扭挫伤恢复期、肌纤维组织炎、关节炎、神经痛、软组织炎症感染吸收期、伤口愈合迟缓、慢性溃疡、压疮、烧伤、冻伤、肌痉挛、关节纤维性挛缩等。

2）禁忌证：恶性肿瘤、高热、急性化脓性炎症、急性扭伤早期、出血倾向、活动性结核、局部感觉或循环障碍者慎用。

（2）紫外线疗法：

1）适应证：紫外线疗法适用于神经系统疾病，包括风湿性疼痛、骨质疏松症疼痛、急性神经痛、急性关节炎，皮肤、皮下急性化脓性感染，感染或愈合不良的伤口，佝偻病、软骨病、银屑病、白癜风、变态反应性疾病（如支气管哮喘、荨麻疹）等。

2）禁忌证：恶性肿瘤，心、肝、肾衰竭，出血倾向、活动性肺结核、急性湿疹、系统性红斑狼疮、光过敏性疾病、应用光敏药物（光敏治疗除外）等。

（3）激光疗法：

1）适应证：低强度激光用于皮肤皮下组织炎症、伤口愈合不良、慢性溃疡、窦道、口腔溃疡、脱发、面肌痉挛、过敏性鼻炎、耳软骨膜炎、带状疱疹、肌纤维组织炎、关节炎、支气管炎、支气管哮喘、神经炎、神经痛、外阴白色病变、女性外阴瘙痒等。

2）禁忌证：恶性肿瘤（光敏治疗除外）、皮肤结核、活动性出血、心肺肾衰竭等。

### 3. 护理注意事项

（1）红外线疗法：①红外线照射时，应让患者戴深色防护眼镜或用棉花蘸水敷贴于眼睑上，避免照射引起眼睛白内障和视网膜烧伤；②急性创伤24~48小时内局部不宜用红外线照射，以免加剧肿痛和渗血；③照射时要适当拉开照射距离，以防烫伤；④治疗过程中患者不得随意移动，以防触碰灯具引起灼伤，医护人员应随时询问患者的感觉，观察局部反应。治疗中患者如诉头晕、心慌、疲乏无力等不适，应停止治疗并对症处理；⑤多次治疗后，治疗部位皮肤可出现网状红斑，以后会有色素沉着。如皮肤出现灼痛感，考虑照射量过大，及时涂凡士林或硼酸软膏处理，防止引起水疱。若照射后红斑反应过强，可用2.5%吲哚美辛霜涂于局部。

（2）紫外线疗法：①照射时应注意保护患者及操作者的眼睛，以免发生电光性眼炎；②严密遮盖非照射部位，以免超面积超量照射。

（3）激光疗法：①烧灼治疗后应保持局部干燥，避免局部摩擦，尽量使其自然脱痂；②耳射治疗时，不得直视光源，治疗时医务人员须戴护目镜，患者面部治疗时也应戴护目镜；③治疗过程中，应随时询问患者的感觉，以舒适温度为宜，并根据患者的感觉随时调整照射距离，患者不得随意变换体位或移动激光管。

## 五、磁疗法

磁疗法（magnetotherapy）是指应用磁场作用于人体治疗疾病的方法。磁疗分为静磁场疗法和动磁场疗法。

### 1. 治疗作用

（1）具有较好的止痛作用，对中枢神经系统的抑制作用，以及抗渗出和促进吸收的双重作用。

（2）对慢性和急性炎症均有一定的消炎作用。

（3）对自主神经功能有调节作用，对早期高血压有降压作用。

### 2. 临床应用

（1）适应证：软组织扭挫伤、血肿、神经痛、关节炎、神经衰弱、高血压、颈椎病、肩周炎、面肌抽搐、乳腺小叶增生、颞颌关节炎、支气管炎、哮喘、视网膜炎、痛经等。

（2）禁忌证：高热、出血倾向、孕妇、心力衰竭、极度虚弱、皮肤溃疡等。

### 3. 护理注意事项

（1）治疗前解释磁疗的作用和应有的热感、震颤感。

（2）眼部磁疗时，应采用小剂量，时间不宜过长。

（3）治疗前取下患者的金属物品及手表、手机等易磁化物体。

（4）密切观察磁疗不良反应，如头晕、恶心、嗜睡、失眠、心慌、心跳、治疗区皮肤瘙痒、皮疹等。不良反应的发生率与磁场强度成正比，0.1 T 以下的磁场很少发生不良反应。发生不良反应后，只要停止治疗，症状即可消失。

## 六、超声波疗法

超声波疗法（ultrasonic therapy）是指利用频率高于 20 kHz 的声波治疗疾病的方法。

### 1. 治疗作用

（1）超声波的机械振动作用能够缓解肌痉挛、软化瘢痕、镇痛。

（2）加强组织代谢，提高细胞再生能力，促进骨痂生长，有一定的消炎作用。

### 2. 临床应用

（1）适应证：瘢痕、注射后硬结、扭伤、关节周围炎、肌肉血肿、骨膜炎、肩周炎、腱鞘炎、类风湿脊柱炎、坐骨神经痛等。

（2）禁忌证：急性化脓性炎症、严重心脏病、局部血液循环障碍、骨结核、椎弓切除后的脊髓部位、小儿骨骺部位、孕妇下腹部等禁用。头、眼、生殖器等部位慎用。常规剂量的超声波禁用于肿瘤。

### 3. 护理注意事项

（1）告知患者治疗中如酸胀、温热为正常感觉，如有灼热或刺痛为异常感觉，应及时告知医护人员，调整超声波剂量。

（2）糖尿病患者不宜在餐前治疗，并注意使用小剂量治疗以免引起低血糖反应。

（3）对装有人工心脏起搏器者，治疗时要注意观察；对心、脑、眼、性腺治疗剂量宜小。

（4）孕妇腰腹部、颈交感神经节、小儿骨骺端、动脉硬化血管、曲张静脉禁用超短波。发热者应停止治疗。

### 七、低温疗法

低温疗法是指应用低温治疗疾病的方法。低温疗法可分为两类：低于体温与周围空气温度。0 ℃以上的低温治疗疾病的方法称为冷疗法，0 ℃以下的低温治疗方法称为冷冻疗法，其中 –100 ℃以下的治疗为深度冷冻疗法。

**1. 治疗作用**　镇痛、止血、降低体温等。

**2. 临床应用**

（1）适应证：高热、中暑患者，脑损伤和脑缺氧，软组织损伤早期，鼻出血，神经性皮炎等。

（2）禁忌证：动脉血栓、雷诺病、系统性红斑狼疮、血管炎、动脉硬化、皮肤感觉障碍等。老年人、婴幼儿、恶病质者慎用。

**3. 护理注意事项**

（1）严密观察生命体征及意识瞳孔，给予监测体温并认真记录。

（2）观察患者在低温治疗和复温过程中是否发生寒战，若患者发生寒战及时通知医生给予相应的处理。

（3）低温治疗期间皮肤血管收缩，血液循环差，机体免疫力低，易并发冻伤和压力性损伤。应加强皮肤的护理，定时巡视，注意患者肢体温度、颜色，观察末梢循环，避免冻伤和压力性损伤。

（4）治疗时对非治疗部位保暖，腹部、足底不可冷敷。

（5）应用冷疗时应严格掌握治疗时间，观察局部情况，防止过冷引起组织冻伤。局部冷疗时偶见寒战等全身反应，此时可在身体其他部位同时施行一些温热治疗，如热敷、红外线等便可避免。

### 八、水疗法

水疗法（hydrotherapy）是指利用水的浮力、温度、物理作用以及溶解在水中物质的作用治疗疾病、进行功能康复的方法。常用水疗方法主要有浸浴、漩涡浴、蝶形槽浴、水中运动。

**1. 治疗作用**

（1）温水浴与热水浴可使血管扩张充血，促进血液循环和新陈代谢，使神经兴奋性降低，肌张力下降，疼痛减轻。热水浴有发汗作用；温水浴有镇静作用；冷水浴与凉水浴可使血管收缩，神经兴奋性升高，肌张力增高，精力充沛。

（2）水的浮力可使浸入水中的身体部位受到向上的力的支托而漂浮起来，可减轻负重关节的负荷，便于活动和进行运动功能训练。缓慢的水流对皮肤有温和的按摩作用。水射流对人体有较强的机械冲击作用，可引起血管扩张，肌张力增高，神经兴奋性增高。

（3）水中加入某种药物或气体时，对皮肤、呼吸道具有化学刺激作用，可使机体产生相应的反应。

**2. 临床应用**

（1）适应证：脊髓不全损伤、脑血管意外偏瘫、肩－手综合征、肌营养不良、骨折后遗症、骨性关节炎、强直性脊柱炎、疲劳、类风湿关节炎、肥胖、神经衰弱等的辅助治疗。

（2）禁忌证：动脉硬化（特别是脑血管硬化）、心力衰竭、高血压等。

**3. 护理注意事项**

（1）告知患者水疗的目的以及配合方法。

（2）告知患者不能在空腹或餐后1小时内进行水疗。

（3）治疗期间出现头晕、心慌、多汗等不适，应立即告知医务人员，终止治疗，保温休息。

（4）水疗后行走注意水渍，防止跌倒。

## 九、生物反馈疗法

生物反馈疗法（biofeedback therapy，BFT）是采用电子仪器将人体内肌电、血管紧张度、汗腺分泌、心率、脑电等不随意活动的信息转变为可直接感知的视听信号，再通过患者的学习和训练，对这些不随意活动进行自我调节控制，改变异常的活动，使之正常化，以达到调节生理功能及治疗某些身心性疾病目的的方法。神经系统疾病采用生物反馈疗法应越早越好。影响生物反馈应用的因素有：①生物反馈训练开始前有随意的动作电位存在；②动机和合作很重要；③不能听命令或感觉性失语患者不能进行生物反馈训练；④严重本体感觉障碍、明显痉挛和肢体不能随意运动，都将导致肢体功能减退。

**1. 治疗作用**

（1）生物反馈用于治疗偏瘫的上臂，包括肩、肘和前臂、腕、手指等的康复治疗。

（2）治疗慢性功能性便秘、大小便失禁取得较好疗效。生物反馈和盆底肌力训练可以明显减少尿液漏出的次数和白天小便频率。

（3）生物反馈有意识地控制各种生理功能方面的信息，从而改善平衡功能。

（4）使用表面肌电生物反馈可明显提高吞咽训练的疗效，进而改善患者的营养状态及长期生存率。

（5）肌电生物反馈可以改善脑梗死后神经功能和认知障碍。

**2. 临床应用**　神经系统功能性病变与某些器质性病变所引起的局部肌肉痉挛、抽动、不全麻痹，如咬肌痉挛、痉挛性斜颈、磨牙、面肌抽动与瘫痪、口吃、职业性肌痉挛、遗尿症、大便失禁等；焦虑症、恐怖症及与精神紧张有关的一些身心疾病；紧张性头痛、血管性头痛；高血压、原发性高血压、心律不齐；偏头痛；其他，如雷诺病、消化性溃疡、哮喘、性功能障碍、抑郁症、失眠等。

**3. 护理注意事项**

（1）向患者解释治疗的目的和配合方法。

（2）环境安静舒适，让患者躯体和精神完全放松，配合治疗。

（3）事先告知患者在松弛状态下可能出现一过性的躯体感觉，如沉重感、温暖感、飘荡感等，以免引起患者的担心和不安。

（4）治疗时患者要集中注意力，仔细体会肌肉放松与紧张的感觉，注意倾听视听信号和治疗人员或录音带中的指导语。

# 第三节　手法治疗护理常规

手法治疗包括西方手法治疗和中医手法治疗，是通过手力治疗缓解患者病痛的治疗方法。西方手法治疗中应用最多的是关节松动技术。

## 一、中医手法

传统手法治疗或称按摩、推拿，是指通过手或器械以力的形式作用于人体，以防治疾病的方法。

**1. 按摩种类**　可以分为手法按摩、器械按摩、自我按摩三类。

（1）手法按摩：治疗者在患者身体上直接实施手法来产生治疗效果。操作时需以中医理论为基础，根据病情需要和病变部位运用不同的手法。

（2）器械按摩：借助于器械产生的外力作用于人体的不同部位，达到治疗作用。其形式包括以下几种。①电动式，如震颤按摩器、按摩椅、滚动式按摩床；②气压式，如体外反搏器；③水流冲击式，如涡流浴槽或漩涡浴池；④手动式，多为震颤及叩击按摩器。

（3）自我按摩：患者本人借助手法或器械在自己身体的不同部位实施按摩，具有保健和治疗的双重作用。

**2. 治疗作用**　按摩通过对皮肤、肌腱和关节等处感受器的直接力学刺激、间接神经反射及体液循环等对局部及全身产生影响。

（1）调节神经：强而快的按摩可以兴奋神经，轻而缓慢的按摩可以抑制神经的兴奋性，从而通过反射引起机体的各种反应。

（2）促进体液循环：按摩时局部毛细血管扩张，加速静脉血及淋巴液的回流，促进局部血液循环，有利于组织水肿及代谢产物的吸收。肢体的向心性按摩可以加速静脉血回流，有助于肢体远端水肿的吸收或消散。

（3）改善关节功能：按摩可以改善关节内部的位置关系，整复脱位的关节，回纳突出的椎间盘，理顺滑脱的肌腱。

（4）松解软组织粘连：对粘连的软组织实施按摩，可以松解粘连，解除或减轻挛缩。

（5）消除疲劳：按摩可以促进肌肉的代谢，消除肌肉疲劳。

（6）增强体质：按摩可以促进新陈代谢，还能提高免疫能力。

**3. 临床应用**　神经系统疾病适应证包括神经衰弱、脑血管意外、外伤性截瘫、周围神经损伤、脊髓炎、多发性神经根炎等。

## 二、关节松动技术

关节松动技术是指治疗者在关节活动允许的范围内完成的一种针对性很

强的手法操作技术，属于被动运动范畴，操作时常选择关节的生理运动和附属运动作为治疗手段。

**1. 治疗作用**

（1）促进关节液的流动，增加关节软骨和软骨盘无血管区的营养，缓解疼痛；同时防止因活动减少引起的关节退变。

（2）可以抑制脊髓和脑干致痛物质的释放，提高痛阈。

（3）保持或增加其伸展性，扩大关节的活动范围。

**2. 临床应用**

（1）主要适用于关节疼痛、肌肉紧张及痉挛；因制动导致的关节活动减少；进行性关节活动受限。

（2）禁忌证主要为关节活动过度、外伤或疾病引起的关节肿胀（增加）、炎症，以及恶性疾病和未愈合的骨折。

**3. 手法等级** 关节松动技术将操作时的手法分为 4 级。

Ⅰ级：在关节活动范围的起始端做小幅度的、有节奏的振动。

Ⅱ级：在关节活动允许范围内，做大幅度的、有节奏的振动，但不接触关节活动的起始端和终末端。

Ⅲ级：在动作范围极限处抵抗组织的阻力，做大幅度的、有节奏的振动，每次均要接触到关节活动终末端。

Ⅳ级：在动作范围极限处抵抗组织的阻力，做小幅度的、有节奏的振动，每次均要接触到关节活动终末端。

Ⅰ、Ⅱ级用于治疗因疼痛引起的关节活动受限，Ⅲ级用于治疗关节疼痛并伴有僵硬，Ⅳ级用于治疗关节因周围组织粘连、挛缩而引起的活动受限。

# 第四节 作业治疗护理常规

作业治疗（occupational therapy，OT）是指协助功能障碍的患者选择、参与、应用有目的和有意义的生活，以达到最大限度地恢复躯体、心理和社会方面的功能，增进健康，预防能力的丧失及残疾的发生，以发展为目的，鼓励他们参与及贡献社会。

**1. 治疗作用**

（1）增强躯体感觉和运动功能：结合神经生理学疗法，以改善躯体的感觉和运动功能，如增加关节活动度，加强肌肉力量、耐力，改善身体协调性、平衡能力以及手指的精细功能等。

（2）改善认知和感知功能：提高大脑的高级功能，如定向力、注意力、认识力、记忆力、顺序、定义、概念、归类、解决问题、安全保护意识等。

（3）提高生活活动自理能力：通过生活活动自理能力的训练，矫形器及自助器具的使用，提高患者自行活动能力、自我照料能力、环境适应能力以及工具使用能力等。

（4）改善参与社会及心理能力：改善患者进入社会和处理情感的能力，如自我观念、价值、介入社会、人际关系、自我表达、应对能力等，帮助患者克服自卑、孤独、无助等心理，并且调动患者的积极性，参与到社会活动中去。

**2. 常用的作业治疗方法**

（1）日常生活活动：个人卫生（洗脸、刷牙、梳头、洗澡和如厕等）、进食（如端碗，用筷或刀叉、汤匙，抓拿或切割食品等）、床上活动（翻身、坐起、移动、上下床等）、更衣（脱衣裤和鞋袜等）、转移训练（如床和轮椅间的转移、轮椅和拐杖的使用等）以及站立、步行、跨门槛、上下楼梯、乘公共汽车或骑自行车等。

（2）家务活动：具体方法有烹调配餐（如配备蔬菜，切割鱼、肉，敲蛋、煮饭和洗涤锅盆等）、清洁卫生（如使用扫把、拖把、擦窗、整理物品、搬移物件等）、其他（如使用电器、物品、管理家庭经济以及必要的社交活动）。

（3）生产性活动训练：指利用生产性活动（如木工、金工、编织、制陶等）对患者进行训练，以达到改善功能目的的训练技术。此项训练需要木工工具、金工工具、制陶工具及材料等，因场地、材料的限制，综合医院很少应用。

（4）手功能训练：手功能训练是作业治疗的核心内容，通过功能性活动练习，以提高手的握力和捏力；通过双手协调、手眼协调和手内协调训练，获得手部的正确控制和稳定运动，改善手的灵活性。手功能训练可用的设备及用具很多，日常生活用品皆可作为训练工具。基本用品包括橡皮泥、弹力带、握力计、捏力计、不同阻力的夹子、生产性活动工具、各种娱乐与休闲工具、插板、插件、套筒等。

（5）教育性技能活动：是寓教于乐技能的活动训练。通常适用于儿童或感官残疾者。需具备必要的学习用具，包括各种图片、动物玩具和各种大小型的积木和玩具等。在受到教育的同时，对具有感官障碍者还有知觉－运动功能的训练，如皮肤触觉和本位感觉（通过对关节肌肉的本体感受器进行刺激）训练、感觉运动觉（包括位置觉）的训练等。

（6）心理性作业活动：通过作业活动给患者以精神上的支持，减轻患者的不安和焦虑，或给患者提供发泄不满情绪的场所，主要包括各种球类活动在内的文体活动和园艺活动，常以集体的形式进行治疗。要设法创造条件，促进患者之间以及治疗师、家属与患者进行交流，这是一种特殊的心理治疗方法。如截瘫患者的射箭比赛、篮球比赛，偏瘫患者的郊游、游泳，截肢患者的羽毛球比赛，精神病患者的庭园管理，如种花、植树、锄地、拔草等。活动设计需要充分调动患者的参与活动积极性，转移注意力，增强患者的自信心，主动参与社会活动。另外，还要充分掌握轮椅、假肢和各种支具的使用，只有熟练操纵以后才能融入园艺或娱乐活动中去。

（7）辅助器具配置和使用活动训练：辅助器具是患者在进食、着装、如厕、写字、打电话等日常生活、娱乐和工作中，为了充分利用残存功能、弥补丧失的功能而研制的一种简单、实用的能够帮助障碍者自理的器具。辅助器具大多是治疗师根据患者存在的问题予以设计并制作的简单器具，如防止饭菜洒落的盘挡，改造的碗、筷，协助固定餐具的防滑垫，加粗改进型的勺、叉，帮助完成抓握动作的万能袖等。

（8）认知综合功能训练：对觉醒水平、定向力、注意力、认识力、记忆力、顺序、定义、关联、概念、归类、解决问题、安全保护、学习概括分别进行训练。如提高觉醒水平，可用简单的问题提问，或反复声音刺激等；每天进行空间、时间的问答，刺激提高患者的定向能力；帮助患者回忆熟悉的事物可提高患者的记忆力；阅读书刊能逐步使患者理解定义、概念等。

**3. 护理注意事项**

（1）必须根据患者功能障碍的特点选择适宜的作业治疗内容，即选择对躯体、心理和社会功能起到一定治疗作用的方法。

（2）应严格掌握适应证和禁忌证。

（3）根据患者的兴趣和患病前的职业内容，选择适宜的作业治疗方法，以提高其主动参与性和趣味性，有助于其回归工作岗位。

（4）应遵守循序渐进的原则。根据患者个体情况，对时间、强度、间歇次数等进行适当调整，以不产生疲劳为宜。必须详细记录作业治疗的医嘱、处方、进度、反应、患者完成能力和阶段性的评估及治疗方案。

## 第五节　神经康复常用注射治疗护理常规

注射治疗是指在肌肉、神经和骨骼结构（滑囊、关节和肌腱）注射特定的药物以减轻疼痛、改善功能。

### 一、常用药物

注射治疗常用药物有局麻药、神经溶解剂、糖皮质激素和肉毒毒素。

1. **局麻药**　作用机制是可逆地阻断轴索钠离子通道，从而阻断周围神经的传导，以达到止痛的作用。不同局麻药的效力、毒性、作用时间和应用剂量有所不同，神经阻滞常根据需要选择相应的药物。普鲁卡因作用时间短，约1小时。利多卡因的效力是普鲁卡因的3倍，毒力为普鲁卡因的1.5倍，起效快，作用时间为1.5~2小时。布比卡因是一种强效、长时效的局麻药，主要用于神经阻滞和腰麻，作用时间为4~6小时。罗哌卡因作用强度和时间与布比卡因相似。

2. **神经溶解剂**　酒精和酚是应用最广的神经溶解剂，酚能用于鞘内、硬膜外和周围神经及运动点阻滞。酚有局部麻醉作用，注射后可减轻疼痛。酚能使神经变性，注射后肌肉痉挛也可得到缓解。酚剂量大于100毫克会引起严重的中毒反应。无水酒精能使神经变性，阻断周围神经的传导，可用于神经根、局部交感神经、神经干和运动点阻滞，主要应用于局部痉挛的治疗。

3. **糖皮质激素**　常用作治疗炎症，关节内注射的糖皮质激素有：醋酸或磷酸倍他米松钠，醋酸甲泼尼龙，泼尼松龙磷酸钠，泼尼松龙醋酸特丁酯，曲安奈德（去炎舒松）。曲安奈德控制炎症活动的时间最长；氟化皮质类固醇（如曲安奈德）很少用于软组织注射，因其可以引起软组织萎缩；泼尼松龙醋酸特丁酯和醋酸甲泼尼龙因有效且价廉，常用于软组织注射。

4. **肉毒毒素**　主要作用是阻止神经肌肉接头处乙酰胆碱的释放，起到松弛肌肉的作用，广泛用于各种肌肉痉挛、肌张力障碍和疼痛。

## 二、激痛点注射

**1. 激痛点（trigger points）**　指在肌肉中触及能够产生疼痛和牵涉痛的局限高敏区域，亦称为扳机点。激痛点通常在过分紧张的肌群中发现，许多激痛点是以疼痛为特征的，压之可产生疼痛和牵涉痛。疼痛因受累区的牵拉、冷刺激和压迫而加剧。

**2. 激痛点定位**　通过对受累肌肉的深部触诊来定位，通常是界线明显的敏锐压痛点，被动或主动牵拉受累肌肉常能增加疼痛。

**3. 激痛点注射**　首先确定疼痛的最痛点为注射点，确定后用记号笔做进针点标记；然后进行皮肤消毒，严格无菌操作，注射点的皮肤和皮下组织通常不需要麻醉；最后用4~5厘米长，20~25号针刺入肌肉压痛点。注射药物之前需回抽，避免注入血管，通过进针出现反跳或重现疼痛确认针在微痛点内，然后将药物呈扇形注射，以增加局部麻醉的范围，长时间缓解疼痛，将针抽出，稍加压迫，减少出血。

**4. 临床应用**　①适应证为肌筋膜痛或者纤维肌痛症且能够触及激痛点者。②禁忌证为局部皮肤感染、注射部位的肿瘤、有局麻药过敏史、严重凝血障碍、败血症或患者不合作。

**5. 护理注意事项**

（1）操作过程严格无菌操作，避免感染。

（2）遵医嘱严格注射剂量，注射药物之前需回抽，避免注入血管，避免局麻药过量注入。

（3）注射时若出现严重疼痛，应立即移动针头。

## 三、神经阻滞

将局麻药直接注射到神经干、神经丛、神经根、交感神经节等神经组织内或附近，达到阻断神经传导功能以诊断和治疗疼痛的方法，称为神经阻滞。神经阻滞对反射性交感神经性营养不良和疱疹后神经痛等疾病有重要的治疗作用。周围神经阻滞还能放松肌肉，减轻疼痛，缓解痉挛，便于进行主动的物理治疗，促进功能的改善。

**1. 运动点注射**　运动神经从体表进入肌肉的位点称为运动点（采用最小的刺激电流引起最大的肌肉运动时的刺激点即为肌肉的运动点）。用局麻药进行运动点注射又称运动神经分支阻滞，主要用于止痛和控制痉挛。操作时先用低频电刺激找出肌肉的运动点，进行标记，然后在标记处进针注入适量的药物，根据需要可以选择利多卡因、酚或无水酒精等。

**2. 神经根注射** 常采用腰神经根、颈神经根和骶神经根注射治疗，注射技术要求相对较高，特别是颈部，避免药物注入神经鞘，否则会扩散至蛛网膜下隙。

**3. 神经干注射** 周围神经可以通过神经刺激器定位，在神经干的体表用绝缘针刺入，针的定位要求用最小刺激产生最大的肌肉运动。随即注入适量的药物，根据作用需要可以选择利多卡因、酚或者无水酒精等，注射药物之前，要回抽针管，以避免药物注入血管。

**4. 临床应用**

（1）适应证：用以诊断和治疗各种神经痛，如三叉神经痛、坐骨神经痛、带状疱疹后神经痛、幻肢痛等；肢体痉挛，采用神经干注射阻滞相关神经，从而缓解痉挛，有助于患者参加综合康复治疗，恢复肢体功能。

（2）禁忌证：局部皮肤感染、注射部位肿瘤、有局麻药过敏史、有严重的低血容量（阻滞可能产生明显的交感神经阻滞）、凝血障碍、败血症和颅内压增高。

**5. 护理注意事项**

（1）告知患者治疗中必须听医生指导，不可随意乱动，避免破坏无菌区域。

（2）治疗后卧床休息 30 分钟以上，观察治疗后反应，若有头晕、恶心，立即报告医生。

（3）观察穿刺处情况，如出血则按压止血，瘀血则 24 小时内冷敷，之后热敷。

（4）注意局部卫生，24 小时内勿洗澡勿进水，预防感染。

## 四、交感神经阻滞

当上、中颈交感神经节及星状神经节参与头颈和上肢的交感神经支配，腰交感神经出现功能失调而产生相应症状时，需要进行交感神经阻滞。这些交感神经节位置较深，注射技术要求高，往往需要影像学定位，应用相对受限。

# 第六节　中医传统康复治疗护理常规

中医传统康复疗法是指在中医理论指导下对患者进行康复治疗的方法，其主要手段有针灸、中药、推拿、拔罐和中医健身疗法等。

## 一、针灸疗法

针灸治疗疾病，是在中医基本理论指导下，运用针刺和艾灸的方法，对人体腧穴进行刺激，通过经络的作用影响脏腑，达到治病的目的。包括针法和灸法。

**1. 镇痛作用**　经络不通则气血运行受阻，其主要临床表现为疼痛、麻木等。刺激穴位可以通过神经体液途径抑制疼痛。目前已证明，它可促使神经介质 5-羟色胺、内源性镇痛物质阿片肽（脑啡肽、内啡肽、强啡肽等）、乙酰胆碱等物质释放，从而加强其镇痛作用。

**2. 对机体功能的调节作用**　针灸可随方法不同，产生兴奋与抑制两种效应，对人体各个系统均产生双向调节作用。

**3. 增强免疫功能**　针灸能增强机体免疫功能。例如，针刺足三里、合谷穴后可见白细胞吞噬指数明显提高。

## 二、推拿疗法

推拿疗法是指通过手、肘、膝、足或器械等在人体体表的特定部位或穴位进行各种手法来防治疾病的一种治疗方法。

**1. 调节神经功能**　强而快的推拿可使神经肌肉的兴奋性增强，轻而缓和的推拿则可抑制神经肌肉的兴奋性。

**2. 改善血液和淋巴循环**　推拿能够促进局部毛细血管扩张，血管通透性增加，增加局部皮肤和肌肉的营养供应。推拿使病变部位血液和淋巴循环改善，加速水肿和病变产物的吸收和消散。

**3. 促进组织修复**　在组织创伤的早期，推拿使创伤组织出血，不利于修复。在组织创伤的后期，推拿可促进坏死组织的吸收和细胞的有序排列。

**4. 纠正解剖位置异常**　推拿可使骨、关节、肌肉、肌腱、韧带等组织损伤后的解剖位置改变得以纠正。

5. **改善关节的活动度**　推拿可以松解粘连，防止关节挛缩、僵硬。

6. **放松作用**　推拿可以放松紧张情绪，减轻或消除疾病产生的心理影响。

## 三、中医健身疗法

1. **太极拳**　太极拳运动可改善中枢神经系统功能、循环功能、呼吸功能，增强肌肉的力量，保持关节活动度和柔韧性，稳定情绪、降低血压，防止骨质疏松、延缓衰老。

2. **易筋经**　易筋经是内练气功、外练筋骨的一种锻炼方法。主要适用于失眠、健忘、头痛、胸痹、胃肠痛和风湿痹证。

3. **五禽戏**　五禽戏是通过模仿虎、熊、鹿、猿、鸟（鹤）五种动物的动作，进行锻炼，达到保健强身的目的。主要适用于眩晕、头痛、不寐、脾胃不和、半身不遂的治疗和病后康复。

4. **八段锦**　八段锦由8节动作组成，即：两手托天理三焦，左右开弓似射雕，调理脾胃需单举，五劳七伤向后瞧，摇头摆尾去心火，两手攀足固肾腰，攒拳怒目增气力，背后七颠百病消。通常郁闷、胸闷不适或焦虑不安选1、2节，消化不良和腹胀选第3节，腰背酸痛、头晕目眩选第4、7节，头痛、耳鸣、失眠、健忘或早泄者选第5~7节，保健防病选全段。

## 四、中药疗法

中药包括中成药、中药材、中药饮片，治疗方法分中药内治和中药外治。

1. **中药内治**　主要针对康复患者损伤后期多虚、多瘀、阴阳失调的特点而立法、选方、遣药。康复病证大多神形不足、五脏皆虚，所以应以培补正气为主，重在调理气机，兼以化痰祛瘀，使正气复原，神形康复。

2. **中药外治**　是把一定剂型的中药外用于患者全身、局部或特定穴位，实施敷、洗、熏、熨、贴等治疗的方法。外治法一般分为膏药疗法、熨敷疗法、熏蒸疗法和烫洗疗法，适用于残疾、老年病和痛症等慢性痼疾。

## 五、护理注意事项

（1）患者精神过度紧张、过于疲劳、过饱、醉酒、大怒时，不宜立即针刺；身体虚弱者，针刺时应采用卧位，手法不宜过重；皮肤有感染、溃疡、瘢痕或肿瘤的部位不宜针刺；孕妇腹部、腰骶部不宜针灸，三阴交、合谷、至阴、昆仑等穴位禁止针灸；小儿囟门未闭时，头顶部不宜针刺，小儿不宜留针；针刺应避开血管及防止刺伤重要器官；面部和有大血管的部位，不宜采用瘢痕灸。

（2）如针后出现头晕、眼花、恶心等症状，应平卧休息，头放低，做头部热敷或饮温水。如出现面色苍白、冷汗、要晕倒的情况，可针刺人中、足三里等穴位救治。对虚弱、惧针、感觉敏感者应先给较弱的针刺，防止晕针的发生。

（3）治疗者双手应保持清洁、温暖，防止交叉感染。指甲应修剪，指上不戴任何装饰品，以防损伤患者。

（4）患者操作部位放松，操作者要密切注意患者在治疗中的反应，并指导患者积极配合治疗。

（5）推拿顺序：推拿时用力要由轻到重，再逐渐减轻而结束。全身推拿要顺着血液和淋巴液回流的方向进行。

（6）推拿反应：推拿过程中如果出现不适反应，应及时改变手法或调整治疗体位；若症状加重，应中止治疗，及时处理。

# 第十四章
# 神经康复常用护理技术

神经康复护士不仅需要了解与康复密切相关的康复治疗技术，例如物理治疗、作业治疗、言语治疗、康复工程、传统疗法等，还要掌握神经系统疾病常见问题康复护理技术，例如体位的摆放、呼吸训练与排痰、吞咽训练、肠道与膀胱护理、皮肤护理以及心理护理（具体详见本书第三章）。本章介绍辅助神经康复护理的相关技术。

## 第一节　偏瘫医疗体操

脑血管意外的偏瘫患者在病情稳定后，可根据自己的具体情况，尽早由本人或在他人的帮助下，有选择性、分次完成下列偏瘫医疗体操。该套医疗体操专为偏瘫患者早期在床上进行训练而编制。偏瘫医疗体操分为初、中、高3个级别。

**1. 训练目的**　诱发和改善偏瘫肢体的运动功能，促进感觉功能的恢复，改善偏瘫患者的生活自理能力，预防各种并发症。

**2. 临床应用**

（1）适应证：①初级偏瘫医疗体操适用于脑血管意外早期，偏瘫肢体尚处于软弱无力阶段或肌肉痉挛刚开始出现的患者。②中级偏瘫医疗体操适用于偏瘫肢体痉挛比较明显的患者。③高级偏瘫医疗体操适用于偏瘫肢体功能已大部分恢复，但精细和协调功能尚缺乏的患者。

（2）禁忌证：神志不清的患者或伴患肢骨折或疼痛剧烈者。

**3. 操作步骤**

（1）初级偏瘫医疗体操：共分12节，患者可在卧位或坐位下完成。

第1节，健手梳发：头转向患侧，用健侧手从健侧额部开始向头后颈部梳理，要求手指紧压头皮，缓慢向后推动，重复20次。

第 2 节，捏挤患手：用健侧手将患者手臂置于胸前，用健手拇指、示指沿患侧各手指两边由远端向近端捏挤，并在手指近端根部紧压 20 秒。每个手指重复 5 次。

第 3 节，健手击拍：将患侧手臂置于胸前，用健侧手掌从患侧肩部沿上肢外侧拍打至手部，往返进行 20 次。如果衣服较厚，可握拳叩击。

第 4 节，健手叉握患手上举：用健侧手与患手交叉于胸前，患手拇指压在健手拇指上，然后健手带动患手用力前举或上举过头，直至两肘关节完全伸直，保持 10 秒后复原，重复 20 次。

第 5 节，环绕洗脸：将健手抓住患手使其伸展，然后在健手带动下在脸部做顺向和逆向模仿洗脸的动作，重复 10 次。

第 6 节，桥式运动：卧位，屈腿，将臀部从床上抬起，并保持呈水平位，必要时家属可在患侧予以帮助。当这个活动可以完成时，让患者将健足抬起，把所有的重量都放在患腿上，并同样保持水平位，反复进行这种练习有助于以后的步行训练。

第 7 节，抗阻夹腿：两下肢屈髋、屈膝，两足支撑于床面，由他人固定患腿，然后让健腿向患腿靠拢，同时由他人在健膝内侧施加一定的阻力，以增强完成抗阻力夹腿力量，重复 20 次。

第 8 节，中医跷腿摆动：患腿被动屈髋、屈膝支撑，由他人固定于足部，健腿跷在患膝上，在健腿的带动下，向左、右摆动髋部，活动中，要求健腿对患腿起固定作用，重复 20 次。

第 9 节，直腿抬高：健侧下肢伸直抬高 30°，保持 10 秒，也可将健腿托住患腿做直腿抬高，重复 5 次。

第 10 节，手足相触：用健侧手去触及健侧足背，重复进行 10 次。

第 11 节，健足敲膝：用健侧足跟击及患侧膝，从膝下沿小腿前外侧由上向下至足外侧来回敲打 10 次。

第 12 节，呼吸练习：在仰卧位下，做缓慢的深呼气和深吸气运动。

（2）中级偏瘫医疗体操：通过强调患侧肢体的助力（自己活动＋他人帮助）或主动活动（自己活动），促进随意的、有屈有伸的、控制性运动形式的出现。共分 9 节，可在坐位或卧位下完成。

第 1 节，搭肩上举：患侧上肢向前上举，肘关节完全伸直，如力量较差，可用健手托住患侧上肢的肘部再做此动作；也可将健侧上肢向前平举，让患侧手掌沿健侧肩部向手部来回滑动，每个动作重复10次。

第2节，对角击掌：患侧上肢取外展上举位，掌心朝上，健侧上肢向前平举，让偏瘫侧上肢逐渐向健侧肢体靠拢，同时用力击掌，重复10次。

第3节，耸肩运动：双肩同时向前向上耸起，并做环绕运动，重复20次。

第4节，合掌夹肘：双手合掌置于额前，然后分别做两肘夹紧与分开动作，重复10次。

第5节，跷腿运动：健腿屈髋、屈膝支撑于床面，将偏瘫侧腿跷在健膝上，如偏瘫侧腿有伸直痉挛，要求患者将偏瘫侧腿取弯曲状态置于膝上和放下。完成上述动作有困难者，可将健腿取伸直位，然后偏瘫侧腿置于健膝或小腿上并放下，重复10次。

第6节，左右摆髋：双腿弯曲、靠拢支撑于床面，分别向左右两边摆动髋部，重复10次。

第7节，夹腿屈曲：双腿伸直靠拢，然后同时屈髋、屈膝，要求足跟紧贴床面移动，在充分弯曲后，双足抬起，双膝向腹部靠拢。如果偏瘫侧腿力量不足，将偏瘫侧足置于健足上完成这一动作，重复10次。

第8节，单腿半桥：双手伸直置于体侧，偏瘫侧腿屈髋、屈膝，足撑于床面，健腿伸直抬高，使之与床面呈30°，或跷在偏瘫侧膝上，用力抬臀伸髋，并保持10秒，重复10次。

第9节，抗阻伸肘：健侧上肢弯曲置于胸前，偏瘫侧手与健手对掌并用力前推，直至偏瘫侧肘充分伸直。要求健侧手给予相反方向的阻力，重复10次。

（3）高级偏瘫医疗体操：共分9节，可在坐位或卧位下完成。

第1节，左右击捶：患者一侧上肢向前平举，手握拳，拳心向上，另一侧手握拳，在体侧画圈后去击打另一侧拳，然后交替完成动作，两侧交替完成动作共10次。

第2节，手膝相拍：双上肢置于体侧，双下肢做屈髋、屈膝的踏步动作，同时交替举起，一只手去拍打对侧膝部，重复20次。

第3节，手足打拍：双上肢伸直于体侧，掌心向下，腕部紧贴床面，双手交替在床面上拍打，然后双下肢弯曲，足跟紧贴床面，做左右足跟的拍打动作，重复进行，直至疲劳。

第4节，下肢划圈：双下肢足跟紧贴床面或地面，交替做划圈动作。

第5节，半桥踏步：在半桥运动基础上，做双下肢抬臀位下的踏步，重复 10 次。

第 6 节，侧位踏踩：患者取健侧卧位，偏瘫侧腿做模仿踏踩自行车动作，重复 10 次。

第 7 节，敲击跟膝：取卧位或坐位，健侧腿充分伸展，偏瘫侧从足跟进行活动，活动范围尽可能大。健膝沿小腿外侧缘至足跟来回敲击共 10 次。

第 8 节，旋转屈伸：偏瘫侧下肢屈髋、屈膝，以足支撑于床面，然后将髋外旋，使腿外侧紧贴床面，然后做髋内旋，偏瘫侧腿回到开始的支撑位，并伸直偏瘫侧腿，重复 20 次。

第 9 节，床边摆腿：患者偏瘫侧腿取外展位，将小腿自然垂于床边，然后做膝屈伸的小腿摆动活动，重复 20 次。

**4. 护理注意事项**

（1）指导患者在完成体操的过程中，配合有节律的呼吸运动，避免过度屏气造成血压升高。

（2）指导患者根据自身体能循序渐进地从初级向高级体操过渡，不一定要做每级体操的所有动作，可一次选择其中的 5~6 个动作来完成。

（3）对于有高血压的患者，如收缩压高于 180 毫米汞柱或舒张压高于 110 毫米汞柱，以及血压波动较大者暂不做操。

（4）做操过程中，心率控制在 110 次 / 分以下，且保持注意力集中。

# 第二节　轴线翻身技术

轴线翻身是将头肩部和腰、腿保持在一条线上翻身，同时、同向翻动，不能有扭动，根据疾病的需要进行的翻身。

**1. 训练目的**　协助神经瘫痪、颅骨牵引、颈椎损伤、脊椎损伤患者床上翻身；防止脊椎再损伤；预防压力性损伤的发生；增加患者舒适感。

**2. 临床应用**

（1）适应证：神经瘫痪、颅骨牵引、脊椎损伤、脊椎不稳定患者。

（2）禁忌证：生命体征不稳定、颅脑外伤患者慎用。

**3. 操作步骤**

（1）护士准备：大单、软枕 2 个，操作者 2~3 名，站于患者的右边。帮助患者移去枕头，松开被尾。

（2）患者仰卧，两臂交叉于胸前。三名操作者站于患者同侧，将患者平移至操作者同侧床沿。

（3）第一名操作者站在床头，用双手固定患者的头部和颈部，沿纵轴向上略加牵引。第二名操作者左手放在患者的肩部，右手放在患者的腰部；第三名操作者左手放在患者的腰部，右手放在患者的臀部。发出"1、2、3"口令后，三人同时将患者翻身。

（4）背后用枕头垫好，调整好头部枕头的位置，右侧上肢伸直、外展，左侧上肢放于身前，下垫软枕。下肢呈迈步位，左侧下肢垫软枕。

**4. 护理注意事项**

（1）三名操作者动作应一致，患者的头、颈与躯干在一条轴线上，不能有扭曲。

（2）注意颅骨牵引器保持牵引状态，防止滑脱。

# 第三节　手法叩背排痰技术

手法叩背排痰技术是指操作者通过手掌叩拍患者的肺部，使得肺部痰液松动利于排出的技术。

**1. 训练目的**　保持呼吸道通畅，改善肺通气，防止或减轻肺部感染。

**2. 临床应用**

（1）适应证：颈段脊髓损伤患者、咳嗽无力患者、痰液黏稠不易排出的患者。

（2）禁忌证：病情不稳定的患者，感染未控制的患者，呼吸衰竭的患者，以及训练时可导致病情恶化的其他临床情况，严重的认知缺陷及影响记忆和依从性的精神疾病，腰椎骨折患者禁用。

**3. 操作步骤**

（1）护士准备：准备吸引器、口罩、洗手液，操作者站于患者的右边，向患者讲解体位引流训练的目的及患者的配合要点。训练时间安排在两餐之间。

（2）将患者摆放坐位或侧卧位，操作者随时观察患者的面色及表情。

（3）操作者五指并拢呈弓形，掌心空虚呈杯状，以手腕为支点，于患者呼气时在患者患肺段有节奏地叩击，每分钟80~100次，每个部分2~5分钟。

（4）叩击后，将双手按在患肺段，沿着支气管走向，由外周向中央，在患者呼气时做快速、细小振动，连续3~5次。

（5）指导患者咳出痰液，必要时用吸引器吸出痰液。

**4. 护理注意事项**

（1）单层薄布保护胸廓部位，避免直接叩击引起皮肤发红，但覆盖物不宜过厚，以免降低叩击效果。叩击时要避开乳房、心脏、骨骼突出处（如脊柱、肩胛、胸）及衣服拉链、纽扣等。

（2）叩击量要适中，以患者不感到疼痛为宜；应在餐后2小时、餐前30分钟完成，注意患者的反应，以免发生呕吐引起窒息。

（3）叩击后协助患者休息、漱口，以去除口腔痰液异味，询问患者的感受，观察痰液情况等。

（4）有条件时可借助听诊器听诊肺部呼吸音、湿性啰音，以明确判断病变部位，有针对性的胸部叩击效果更好。

# 第四节　简易膀胱容量测定技术

简易膀胱容量测定是根据压力表的原理，将与大气压相通的压力管与膀胱相通，膀胱内压力随贮量的改变通过水柱波动来显示。它是判断患者膀胱容量大小和压力变化情况的技术。

**1. 训练目的**　评估膀胱贮尿期与排尿期和括约肌的运动功能及膀胱感觉功能，获得逼尿肌活动性和顺应性、膀胱内压力变化、安全容量等信息，以指导膀胱训练及治疗。

**2. 临床应用**

（1）适应证：神经源性膀胱功能障碍的患者。

（2）禁忌证：膀胱内感染伴全身症状、有出血倾向、诱发自主神经反射、尿道狭窄等患者禁用。

**3. 操作步骤**

（1）护士准备：①向患者讲解简易膀胱容量测定的目的以及患者的配合要点，签署知情同意书。②可调试输液架1个，测压标尺1个，测压管1根，输液器1副，500毫升生理盐水1瓶（温度36~37℃），有刻度的量杯或尿壶，无菌导尿包1个，无菌三腔导尿管1根。

（2）将测压管垂直固定于测压标尺旁，测压标尺挂在输液架的一侧，将加温后的500毫升生理盐水插上输液器排气并悬挂在输液架另一侧。

（3）嘱患者尽可能排空膀胱后，取仰卧位或坐位，插入无菌三腔导尿管，排空膀胱内的尿液，记录残余尿量和导尿量。

（4）固定导尿管，将导尿管和测压管分别与三腔导尿管连接。

（5）调节输液架，使测压管的零点与患者的耻骨联合在同一水平。

（6）打开输液调节器以适当的速度灌入膀胱内，观察每进入50毫升的容量，测压管中的水柱波动（以 $cmH_2O$ 代表压力的变化），并记录容量与压力的数值。

（7）当测压管中的水柱上升超过 $40\,cmH_2O$ 或尿道口有漏尿时停止测定，撤除测定装置，引流排空膀胱，拔出尿管。

（8）记录导尿量并进行分析。

**4. 护理注意事项**

（1）导尿管的气囊不要充气或注水，以免影响测压结果。

（2）灌注的速度对测定的结果有影响，最好匀速滴入膀胱。对膀胱过度活跃者，可将滴速减慢至10毫升/分或更慢。

（3）患者清醒，未使用镇静类或影响膀胱功能的药物。

（4）测压前、测压中嘱患者咳嗽，测试测压管道是否通畅，水柱波动是否灵敏。

（5）测试过程中，注意询问患者的感觉，如充盈感、尿意感、强烈的排尿感等，并记录相应的容量和压力。

（6）尿常规示白细胞"+"以上并伴有全身症状时禁用。

# 第五节　膀胱再训练技术

膀胱再训练技术是通过患者的主观意识活动或功能锻炼，改善膀胱贮尿和排尿功能，促进下尿路功能的恢复，减少下尿路功能障碍对机体的损害。主要包括行为技巧、反射性排尿训练、代偿性排尿训练（Valsalva 屏气法和 Crede 挤压法）及盆底肌训练。

**1. 训练目的**　促进膀胱排空，避免尿路感染，保护肾功能，提高患者生活质量。

**2. 临床应用**

（1）适应证：①行为技巧适用于骶部感觉和运动完好的患者。②排尿意识训练（意念排尿）适用于留置导尿的患者。③反射性排尿训练适用于 T6 以上脊髓损伤的患者，患者手功能允许或照顾者愿意参与训练。④代偿性排尿训练适用于排尿终末清除残余尿的患者。

（2）禁忌证：①尿路感染持续存在者禁用反射性排尿训练。②颅内高压、尿道异常、心功能不全者禁用代偿性排尿训练。

**3. 操作步骤**　护士准备：向患者讲解膀胱再训练技术的目的以及患者的配合要点。

（1）反射性排尿训练：在导尿前半小时，寻找刺激点，如轻轻叩击耻骨联合上区或刺激大腿上 1/3 内侧皮肤、牵拉阴毛、挤压阴蒂（茎）或用手刺激肛门诱发膀胱反射性收缩，促使排尿。

（2）代偿性排尿训练：① Crede 挤压方法，用拳头置于脐下 3 厘米处深按压，并向耻骨方向滚动，动作缓慢轻柔，避免使用暴力和在耻骨上方直接加压。也可用双手拇指置于髂嵴处，其余手指放在脐下 3 厘米处，逐渐施力，向内下方按压。② Valsalva 屏气方法，患者取坐位，身体前倾，屏气呼吸 10~12 秒，向下用力做排便动作，屈曲髋关节和膝关节，使大腿贴近腹部，防止腹部膨出，增加腹部压力，帮助排出尿液。

**4. 注意事项**

（1）开始训练时必须加强膀胱残余尿量的监测，避免发生尿潴留。

（2）避免由于膀胱过度充盈或者手法加压过度，导致尿液返流至肾脏。

（3）膀胱反射出现需要一定的时间积累，因此训练时应注意循序渐进。

（4）合并痉挛时，膀胱排空活动与痉挛的发作密切相关，因此要注意排尿和解除肌肉痉挛的关系。

# 第六节　肛门牵张技术

肛门牵张技术是指通过手指插入肛门按摩、牵拉肛门括约肌来反射性诱发肛门括约肌收缩的技术。

**1. 训练目的**　诱发肛门括约肌收缩，提高患者大便控制的能力。

**2. 临床应用**

（1）适应证：神经源性直肠患者。

（2）禁忌证：大便失禁、肛门术后患者、腹泻患者禁用；痔疮患者慎用。

**3. 操作步骤**

（1）护士准备：手套一只、液体石蜡少许，向患者讲解肛门牵张的目的以及患者的配合要点。

（2）操作者戴上手套，中指涂足够液状石蜡。

（3）协助患者采取左侧卧位，嘱患者积极配合做缓慢呼吸放松动作。中指缓缓插入肛门，用中指指腹进行肛门括约肌按摩 3~5 圈，每圈 5~10 秒。将直肠壁向肛门一侧缓慢持续地牵拉约 5 秒，牵拉的力度要适宜，不可过度。患者在操作中要保持放松，不可用力或紧张。

**4. 护理注意事项**

（1）肛门功能恢复需要一定的时间积累，因此训练时注意循序渐进。

（2）合并痉挛时，直肠活动与痉挛相关，需要注意。

# 第七节　便秘防治体操

便秘指排便次数减少，排出的粪便干硬且排便不畅和／或排便困难，多见于中枢神经系统损伤、长期卧床等。药物的不合理使用、饮食结构不合理、饮水量不足、滥用泻药也可导致便秘的发生。

**1. 训练目的**　预防便秘，重建排便机制。

**2. 临床应用**

（1）适应证：便秘及肠蠕动减弱的患者。

（2）禁忌证：身体虚弱，脊柱稳定性差的患者禁用。

**3. 操作步骤**

（1）屈腿运动：患者仰卧位，两腿同时屈膝提起，使大腿贴腹，每日 2~3 次，每次重复 10 次以上。

（2）举腿运动：仰卧位，两腿同时举起，膝关节保持伸直，然后慢慢放下，每日 2~3 次，每次重复 10 次以上。

（3）踏车运动：仰卧位，轮流伸屈两腿，模仿踏车运动，伸屈运动范围尽量大些，每日 2~3 次，每次重复 10 次以上。

（4）仰卧起坐：从仰卧位起坐，坐起后两手摸足尖，再躺下，每日 2~3 次，每次重复 5 次以上。

（5）低双桥运动：患者取仰卧位，腹部放松，双腿屈曲，双足底平踏在床面上，指导患者伸髋、抬臀距床面一拳，保持 5~10 秒后放平，每日 2~3 次，每次重复 5 次以上。

# 第八节　保护性约束护理技术

保护性约束指用约束工具适当限制患者冲动、自伤、伤人、紊乱、治疗不合作等行为，以保证患者安全的方法。分析表明，约束保护不仅可提高患者的治疗依从性，还可避免患者伤害他人、破坏物品或自伤、自杀等，最大限度地减少其他意外因素对患者的伤害。

**1. 操作目的**

（1）能满足患者的身体基本需要，患者安全、舒适，无供血液障碍、皮肤破损、坠床、撞伤等并发症发生。

（2）患者及其家属了解保护具使用的目的，能够接受并积极配合。

（3）有利于检查、治疗和护理措施顺利进行。

**2. 临床应用**　适应对象：谵妄、昏迷、躁动等意识不清的危重症患者；特殊治疗期间的临时限制患者；脊髓损伤的患者；不配合治疗的患者；行为或精神障碍患者；病情危重，使用有创通气、伴有各类插管或引流管的患者；易发生坠床、管路滑脱、抓伤、撞伤等患者。

**3. 操作步骤**

（1）评估患者病情，意识状态，肢体活动度，约束部位及皮肤色泽，温度及完整性等。

（2）评估患者需要使用保护具的种类和时间。

（3）向患者及其家属解释约束的必要性，保护具作用及使用方法，取得配合。

（4）用物准备：棉垫数个、绷带。

（5）肢体约束法：暴露患者腕部和踝部，用棉垫包裹腕部或踝部，将保护袋打成双套结套在棉垫外，稍拉紧，使之不脱落。将保护带系于两侧床沿，为患者盖好被，整理床单位及用物。

（6）肩部约束法：暴露患者双肩，将患者双侧腋下垫棉垫，将保护带置于患者双肩下，双侧分别穿过患者腋下，在背部交叉后分别固定于床头，为患者盖好被，整理床单位及用物。

（7）全身约束法：多用于患儿的约束，具体方法如下。将大单折成自患儿肩部至踝部的长度，将患儿放于中间，用靠近护士一侧的大单紧紧包裹同侧患儿的手足至对侧，自患儿腋窝下掖于身下，再将大单的另一侧包裹手臂及身体后，紧掖于靠近护士一侧身下，如患儿过分活动，可用绷带系好。

**4. 注意事项**

（1）严格掌握保护具应用的适应证，维护患者的尊严。使用前应向患者及其家属说明保护具的目的、操作要点及注意事项。如非必须使用则尽可能不用。

（2）保护具只宜短期使用。使用时须注意患者的卧位，保持肢体及关节处于功能位，并协助患者经常更换体位。

（3）使用时，约束带下须垫衬垫，固定松紧要适宜并定时松解。注意观察受约束部位的末梢循环情况，发现异常及时处理。

（4）记录使用保护具的原因、时间、观察结果、相应的护理措施及解除约束的时间。

# 第九节　轮椅减压训练技术

轮椅减压训练技术是运用各种方法减轻患者长时间坐轮椅所造成的压力。

**1. 训练目的**　减轻长时间坐轮椅所造成的压力，预防压疮的发生。

**2. 临床应用**

（1）适应证：由于各种原因需长时间坐轮椅且上肢功能正常的患者。

（2）禁忌证：骨盆骨折未愈合者，缺乏足够视力、判断力和控制能力者，严重臀部压疮患者。

**3. 操作步骤**

（1）评估轮椅是否处于完好状态。

（2）嘱患者关闭手闸，双手抓住轮椅扶手用力将身体撑起、抬起臀部30秒。每隔30分钟减压30秒。

（3）一侧上肢抓住轮椅扶手，身体重心向抓住扶手侧转移30秒，同法转向另一侧减压。

**4. 护理注意事项** 重心转移幅度不宜过大，防止摔倒，护士应在旁保护。

# 第十节 康复辅具的使用指导

神经系统疾病常常导致功能障碍，使患者不能独立完成日常生活活动、学习或工作。因此，需要一些专门的器具来加强其减弱的功能或代偿其丧失的功能，这些器械统称为功能性辅助器具或康复辅助器具，简称康复辅具。

**1. 神经系统疾病常用康复辅具介绍**

（1）矫形器具：是用于人体四肢、躯干和其他部位，通过力的作用以预防、矫正畸形，增强其正常支持能力，治疗骨关节、肌肉及神经疾患，并代偿其功能的一类支具、器械的总称。矫形器具分为上肢矫形器、下肢矫形器和脊柱矫形器 3 大类。

（2）助行器：包括助行架、拐杖、手杖和轮椅。助行器辅助人体支撑体重，保持平衡和行走，主要用于一侧下肢缩短、一侧下肢不能支撑行走、步态异常等行走不稳的患者。

**2. 辅助器具使用指导**

（1）矫形器使用指导：①进行试穿（初检），了解矫形器是否达到要求，舒适性是否符合患者要求，对线是否正确，动力装置是否可靠，并进行相应的调整。②指导患者如何穿脱矫形器，如何穿上矫形器进行功能活动。③训练后，再检查是否达到预期的目的和效果，了解患者使用矫形器后的感觉和反应，这一过程称为终检。终检合格后方可交付患者正式使用。④对需长期使用矫形器的患者，应每 3 个月或半年随访一次，以了解矫形器的使用效果及病情变化，必要时进行修改和调整。

（2）助行架使用指导：①先以双手分别握住助行架两侧的扶把手，提起助行架，使之向前移动 25~30 厘米后，迈出健侧下肢，再移动患肢跟进，如此反复前进。②若是患者下肢仅有一侧能够负重，此时使用助行架行走时，患者将助行架先向前移动 25~30 厘米的距离，然后双手抓握住扶把用力，使双手分别承担一些身体的重量，并向下压助行架，以健肢支撑身体，用力迈出一大步。③注意事项，助行架宜在平地上使用，上下楼梯则不合适；使用助行架前要加强手臂的肌力训练，使之强壮有力。

（3）拐杖的使用指导：①腋拐长度测量的方法为患者的身高减去41厘米。②注意告诉患者拐杖的起始位置及落点处。起始位置：指拐杖底部对准双脚蹞趾趾头，向前15~20厘米，再向外左右各15~20厘米，即是起点处。③正确地操作拐杖包括将身体的重量交于手掌，手腕背屈，手肘弯曲25°~30°，腋横把应离腋窝两指，但须紧靠胸廓以求使拐杖稳固。持拐杖行走时身体略向前倾，使身体的重心置于拐杖与身体之间，同时要抬头向前看，切不可一直看向地面或是直盯着双脚的移动。④健壮的双臂是使用拐杖行走的必要条件，患者切不可将身体的重量加于腋窝，或架在腋横把上休息，拐杖腋横把应与腋窝保持两指的距离，因腋窝下的神经血管很多，避免被压伤。如果患者诉说有臂膀或手指发麻情况，或有手握无力感，护士应立即警觉到有可能是使用拐杖不当所引起的症状，应立即告知其主治医师。⑤拐杖行走的步态包括以下几种。四点式步态，步法接近自然走路，稳定性好，但速度慢；每一次仅移动一个点，始终保持四个点在地面，如左拐→右脚→右拐→左脚，如此反复。三点式步态适用于年轻、上臂健壮有力的患者，一侧下肢功能正常，能够负重，另一侧下肢无法负重时使用，是一种快速移动的步态；方法是拐杖配合患肢行进，健肢再跟进。两点式步态适用于一侧病痛肢体需要拐杖以减轻负重，减少疼痛刺激，四点式步态表现良好以后，可改为两点式步态行走，速度快，但稳定性差；方法是右拐与左脚同时迈出，再左拐与右脚齐出。⑥迈摆式步态与摆荡式步态适用于下肢完全瘫痪、无法呈交互移动的患者（如下半身瘫痪者），上臂和肩膀健壮有力，平衡功能好时，方可使用，该步行法速度快、幅度大，但患者躯干与上肢的控制力必须好，否则易跌倒，是快速移动前进的一种步态。

（4）手杖的使用指导：①调节手杖长度，自然站立，股骨大转子到地面的高度即为手杖的长度。②手杖应握于健侧，因手杖和患肢同出，将身体的部分重量分担到手杖，以减轻患肢的负重。③手杖步行方式如下。两点支持步行，步行顺序是手杖→患腿→健腿；这种步行方式由于总是有两点接触地面，稳定性比较好，但步行速度比较慢，多用于步态训练早期、长期卧床患者开始起床活动时及老年患者。两点一点交替支持步行，步行顺序是手杖和患腿先同时迈出，然后迈健腿；这种步行的特点是手杖和患腿始终共同支撑体重，减少了患腿负重，且步行速度比较快，但需要持杖者有较好的平衡能力。

（5）轮椅使用指导：

1）轮椅的选择：①注意尺寸是否合适，避免皮肤磨损、擦伤及压力性损伤。②轮椅座位的标准宽度：患者坐上轮椅后，双大腿与扶手之间应有 2.5~4 厘米间隙，约 2 指宽。③轮椅座位的标准长度，正确的长度是患者坐下之后，坐垫的前缘离膝后 6.5 厘米，约 4 指宽。④靠背高度，靠背的上缘应在腋下 10 厘米左右，约手掌宽。⑤扶手高度，在双臂内收情况下，前臂放置在扶手背上，肘关节屈曲约 90° 为正常。

2）轮椅的使用：①轮椅的打开与收起，打开轮椅时，双手掌分别放在座位两边的横杆上（扶手下方），同时向下方用力即可打开。收起时，先将脚踏板翻起，然后，双手握住坐垫中央两端，同时向上提拉。②向前推，操纵前先将刹车松开，身体向后坐下，眼看前方，双上肢后伸，稍屈肘，双手紧握轮环的后半部分。推动时，上身前倾，双上肢同时向前推并伸直肘关节，当肘完全伸直后，放开轮环，如此反复进行。对于一侧肢体功能正常，另一侧肢体功能障碍的患者（如偏瘫）或一侧上下肢骨折患者，利用健侧上下肢同时操纵轮椅方法如下：先将健侧脚踏板翻起，健足放在地上，健手握住手轮。推动时，健足在地上向前踏步，与健手配合，将轮椅向前移动。③后轮平衡术，以方便上人行道，也可应用于上坡。头微后仰，上身挺起，两臂拉后，手肘屈曲，手指紧握后轮轮环，拇指按在轮胎上，然后轻轻向后拉起，接着急猛地向前推，小轮便会离地；保持平衡，轮椅前倾时，后仰上身，推动前轮环；轮椅后退时，前倾上身，拉后轮环。

3. **护理注意事项**

（1）调整拐杖长度及高度，检查底部有无橡皮垫或有无破损。

（2）为患者示范拐杖行走步态时动作宜慢，并讲解清楚注意事项和重点，最终选择适合患者的行走步态。

（3）告知患者不能将双臂架于拐杖腋横杆上。

（4）告知患者坐下和站起时应选择有扶手的座椅，准备坐入座椅前，将拐杖由腋下交合到一只手中，另一只手握住扶手，弯曲肘部，逐渐将身体移到椅子上。由坐下到站起时，顺序相反。

（5）指导患者利用拐杖上下楼梯时的操作方法：上楼时，健肢先上，拐杖和患肢留在原阶；下楼梯时，患肢和拐杖先下，然后健肢下。一手抓握住扶手，一手持拐杖上下楼梯会更安全。

# 参考文献

［1］燕铁斌，尹安春．康复护理学［M］．北京：人民卫生出版社，2017．

［2］黄晓琳，燕铁斌．康复医学［M］．北京：人民卫生出版社，2013．

［3］刘伟丽，樊双义，周染云．神经系统常见疾病问答［M］．北京：科学出版社，2018．

［4］尤黎明，吴瑛．内科护理学［M］．北京：人民卫生出版社，2017．

［5］范建中．神经康复病例分析［M］．北京：人民卫生出版社，2015．

［6］PATRICIA M DAVIES．循序渐进偏瘫患者的全面康复治疗［M］．刘钦刚，译．北京：华夏出版社，2014．

［7］杜春萍，梁红锁．康复护理技术［M］．北京：人民卫生出版社，2014．

［8］窦祖林．吞咽障碍康复指南［M］．北京：人民卫生出版社，2020．

［9］李乐之，路潜．外科护理学［M］．北京：人民卫生出版社，2017．

［10］陈燕琴，任红俤．康复专科护士实践手册［M］．北京：化学工业出版社，2014．

［11］杨鸣春，刘雪莲，岑梅．脑卒中康复专科护理服务能力与管理指引［M］．北京：辽宁科学技术出版社，2021．

［12］郑彩娥，李秀云．康复护理技术操作规程［M］．北京：人民卫生出版社，2018．

［13］何桂香．康复护士临床工作手册［M］．北京：人民卫生出版社，2018．

［14］彭淑芬．脑卒中中医康复临床护理规范［M］．武汉：湖北科学技术出版社，2018．

［15］杜春萍．康复医学科护理手册［M］．北京：科学出版社，2015．

［16］贾建平．中国痴呆与认知障碍诊治指南［M］．北京：人民卫生出版社，2010．

［17］王宁华．康复医学概论［M］．北京：人民卫生出版社，2018．

［18］贾建平，陈生弟．神经病学［M］．北京：人民卫生出版社，2018.

［19］GBD 2019 Stroke Collaborators. Global，regional，and national burden of stroke and its risk factors，1990–2019：a systematic analysis for the Global Burden of Disease Study 2019［J］. Lancet Neurol，2021 Sep 3.

［20］中国心血管健康与疾病报告编写组．中国心血管健康与疾病报告 2020 概要［J］．中国循环杂志，2021，36：562–586.

［21］王陇德，刘建民，杨弋，等．我国脑卒中防治仍面临巨大挑战——中国脑卒中防治报告 2018 概要［J］．中国循环杂志，2019，34：105–119.

［22］中华医学会神经病学分会帕金森病及运动障碍学组，中国医师协会神经内科医师分会帕金森病及运动障碍学组．中国帕金森病治疗指南（第四版）［J］．中华神经科杂志，2020，53（12）：973–986.

［23］中华医学会神经病学分会，中华医学会神经病学分会周围神经病协作组，中华医学会神经病学分会肌电图与临床神经电生理学组，等．中国吉兰 – 巴雷综合征诊治指南 2019［J］．中华神经科杂志，2019，52（11）：877–882.